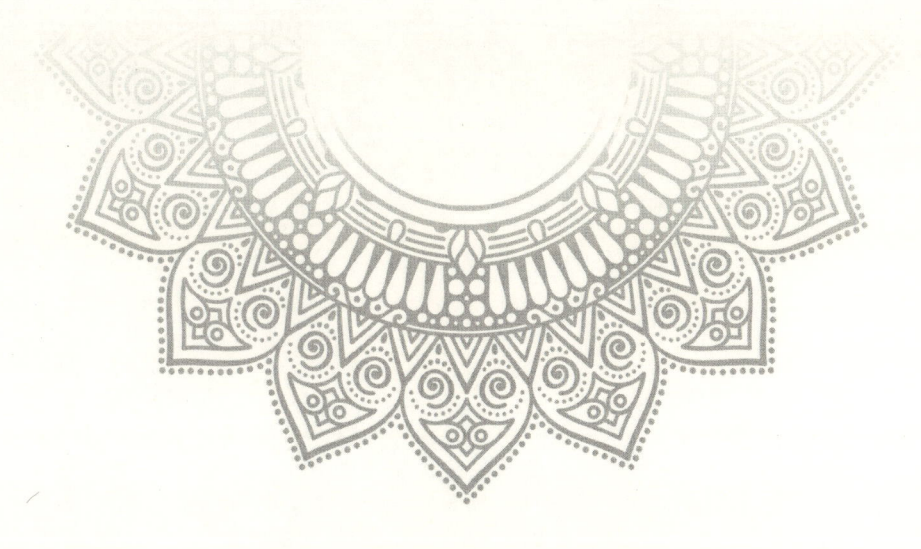

Essencial'mente

Reiki

Uma Leitura Psiconeurocientífica Sobre
Reiki, Yoga, Chakras e Medicina Integrativa

AILLA PACHECO

Essencial'mente
Reiki

Uma Leitura Psiconeurocientífica Sobre
Reiki, Yoga, Chakras e Medicina Integrativa

NOVA SENDA

ESSENCIAL'MENTE REIKI
© 2019 Editora Nova Senda

Revisão: Luciana Papale
Diagramação: Décio Lopes
Créditos fotográficos: Cléo Baptista
Ilustrações: Altemar Domingos da Silva | Erick Araujo de Souza | Depositphotos
Ilustração Aillinha: Casa dos Quadrinhos *(Geraldo Araújo, Cristiano Seixas e Igor Clementino)*

DADOS INTERNACIONAIS DE CATALOGAÇÃO NA PUBLICAÇÃO (CIP)
Angélica Ilacqua CRB-8/7057

Pacheco, Ailla

Essencial'mente Reiki: uma leitura psiconeurocientífca sobre Reiki, Yoga, Chakras e Medicina Integrativa / Ailla Pacheco. – São Paulo: Editora Nova Senda, 2019.
256 páginas: il.

ISBN 978-85-66819-27-4

1. Reiki (Sistema de cura) 2. Yoga 3. Chacras 4. Medicina Integrativa I. Título

19-1344   CDD 615.851

Índices para catálogo sistemático:
1. Reiki (Sistema de cura)

Proibida a reprodução total ou parcial desta obra, de qualquer forma ou por qualquer meio, seja eletrônico ou mecânico, inclusive por meio de processos xerográficos, incluindo ainda o uso da internet sem a permissão expressa da Editora Nova Senda, na pessoa de seu editor (Lei nº 9.610, de 19/02/1998).

Direitos de publicação no Brasil reservados para Editora Nova Senda.

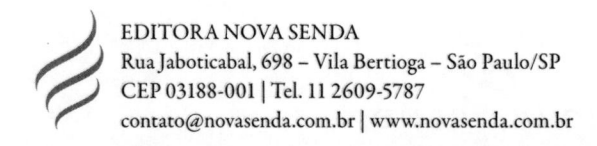

EDITORA NOVA SENDA
Rua Jaboticabal, 698 – Vila Bertioga – São Paulo/SP
CEP 03188-001 | Tel. 11 2609-5787
contato@novasenda.com.br | www.novasenda.com.br

Dedicatória

Dedico este livro a todos os meus alunos, por me ensinarem sobre como ensinar.

A todos os meus professores, por me ensinarem sobre como aprender.

E à vida, por me ensinar como aprender o que ensino.

Agradecimentos

Agradeço a Deus pela grande experiência da vida, e aos meus pais, pela oportunidade de encarnar e lapidar a minha essência, especialmente à minha mãe, por nunca desistir de lutar e de me ensinar.

Gratidão à minha avó, Zelita Pacheco, por ser colo que acolhe e amor que edifica, e também por me ensinar que é possível ser amor, mesmo em meio à luta e à dor.

A minha irmã, Fádua Pacheco, minha grande amiga, por ser aquela que caminhará de mãos dadas comigo até o fim.

Gratidão ao meu mestre e pai espiritual, Johnny De' Carli, por toda sua sabedoria e por me iniciar no caminho do amor. Você é e sempre será um gigante em meu coração.

Ao querido Ricardo Monezi, pela amizade e por desbravar o Reiki à luz da ciência.

Aos meus alunos e pacientes, que são meus verdadeiros mestres e diariamente me ensinam.

Gratidão eterna a toda minha família e a todos os meus amigos que me apoiaram até aqui.

*Vós sois a luz do mundo.
[...] Assim, brilhe também a vossa luz
diante dos homens [...].*
Mateus, 5:14 e 16

Sumário

Prefácio de Ricardo Monezi 13
Prefácio de Johnny De' Carli 15
Introdução 19
    Minha história: um propósito, uma missão 24
Reiki 43
    As mãos como ferramenta de transformação 43
    Os Cinco Princípios do Reiki 45
    Benefícios do Reiki 49
    A História do Reiki 50
    Memorial a Mikao Usui 53
    Senseis essenciais na história do Reiki 57
    A Iniciação (Denju) – A Exoneração 60
    Pesquisas que comprovam o Reiki cientificamente 61
A Física Quântica 71
Chakras e fisiologia energética 75
    Os sete chakras principais 80
        Mūlādhāra Chakra – Centro Básico 80
        Swādhisthāna Chakra – Centro Sacral 82
        Manipura Chakra – Centro do Plexo Solar 84
        Anāhata Chakra – Centro Cardíaco 86
        Vishuddha Chakra – Centro Laríngeo 88
        Ājña Chakra – Centro Frontal 90
        Sahāsrara Chakra – Centro Coronário 92

- Reflexões meditativas sobre os 7 chakras 94
  - *Mūlādhāra Chakra – o Chakra Básico* 94
  - *Swādhisthāna Chakra – o Chakra Esplênico* 95
  - *Manipura Chakra, o Chakra do Plexo Solar* 97
  - *Anāhata Chakra – o Chakra Cardíaco* 98
  - *Vishuddha Chakra – o Chakra Laríngeo* 99
  - *Ājña Chakra – o Chakra Frontal* 100
  - *Sahāsrara Chakra – o Chakra Coronário* 101

Práticas holísticas e integrativas de saúde 103
- Ciência, Psicologia e Espiritualidade 106

A Neurociência 115
- O sistema nervoso 117
- Neurônios e neurotransmissores 118
- Neurociência, neuropsicologia e aprendizagem 120
- O estresse 122

O Reiki na prática 125
- Os três pilares do Reiki 125
- O Tratamento 128
- O tratamento completo 130
  - *Decúbito Dorsal:* 130
  - *Decúbito Ventral:* 132
- Perguntas Essenciais 133

Os Símbolos do Reiki 137
- Formas de utilização dos Símbolos 140
  - *Meditando com os Símbolos* 141

Reiki a Distância 143
- Técnicas para enviar Reiki a distância 146
  - *Técnica da redução* 146
  - *Técnica do joelho* 148
  - *Técnica da foto e técnica da substituição* 149
  - *Técnica do caderno* 149
  - *Técnica da Caixa* 151

A Energia Reiki nos Animais e nas Crianças.................................153

Reiki no Planeta.................................157

Os Cristais.................................159
    Limpeza dos Cristais.................................162
        Formas de purificar os Cristais................................. *162*
        Mandalas de Cristais................................. *162*

Cirurgia Energética – Kahuna.................................165

Essencial´mente importante para o Reikiano.................................169

Os Poemas Filosóficos do Imperador Meiji.................................171

Conteúdo dos Cursos de Reiki.................................175

Técnicas integrativas que contribuem com a vivência do Reiki.................................177
    Técnica Integrativa 1 – Prāṇāyāmas: regulação da energia vital pela respiração.................................178
        As quatro fases da respiração................................. *184*
        Exercícios Respiratórios................................. *192*
    Técnica Integrativa 2 – Meditação.................................199
    Técnica Integrativa 3 – Yoganidrā: o relaxamento yōgi.................................205
    Técnica Integrativa 4 – Hasta mudrās: gestos energéticos feitos com as mãos.................................209
        Principais hasta mudrās utilizados no Yoga................................. *211*
    Técnica Integrativa 5 – Mantra: o poder da palavra.................................218
        Mantras especiais................................. *219*
    Técnica Integrativa 6 – Cromoterapia: as propriedades terapêuticas das cores.................................225
        Principais propriedades terapêuticas de cada cor................................. *227*

Campo áurico e medicina energética.................................229

Seja a sua essência: *essencial'mente!*.................................235

Referências.................................241

Clínica Ailla Pacheco: Núcleo de Yoga e Terapias Integrativas.................................247

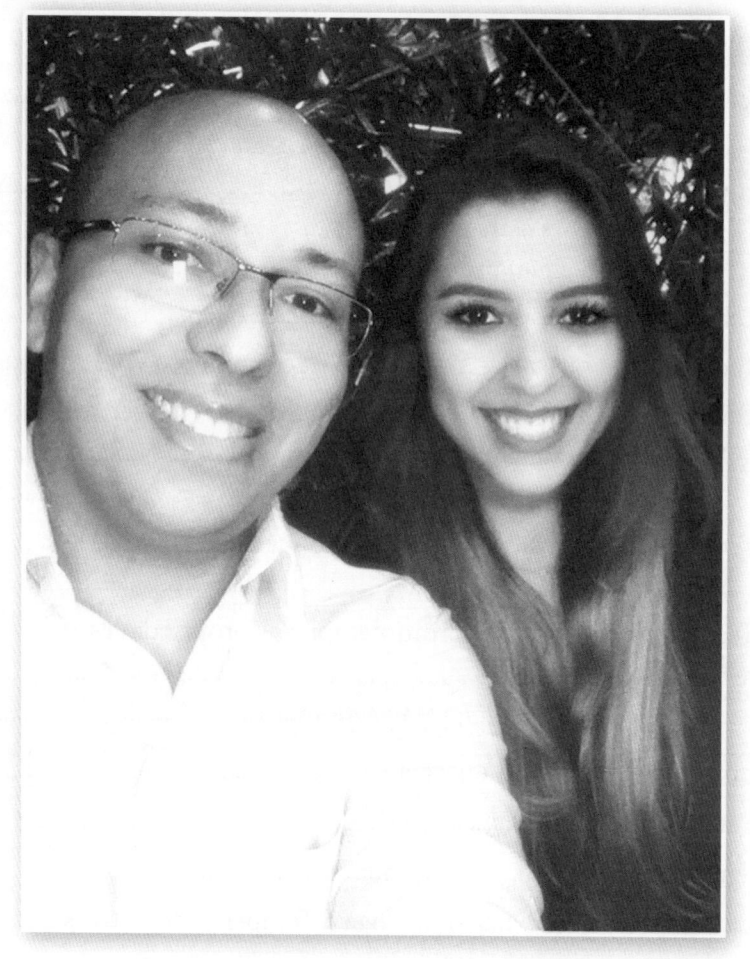

Fig. 01 - Dr. Ricardo Monezi e Ailla Pacheco

Prefácio

Ricardo Monezi

O grande H.G. Wells profetizou, em um dos seus escritos, que "o final de nossas explorações será voltar ao lugar onde começamos e olhar esse lugar como se fosse visto pela primeira vez". Há muitos anos a ciência do cuidar vem em um movimento de "cuidado baseado na doença", na qual a enfermidade precede o ser humano que é realocado (e rebaixado) de sua existência em um número de prontuário, contrariando tudo o que nossos antepassados nos deixaram como legado, como, por exemplo, a certeza de que nossa essência era, e sempre será, humana. Contraria também, o fato de que temos potenciais infinitos e ainda não descobertos, ou pouco compreendidos, e que, sobretudo, não nascemos "doentes": a doença é um momento a ser entendido e manejado pela ciência convencional que, nos últimos 20 anos, vem se "re"-encontrando com as chamadas Práticas Integrativas e Complementares em Saúde – PICS, e inserido dentro deste contexto, o Reiki.

Atualmente, o Reiki figura como uma das PICS mais utilizadas em nosso país, tendo sua aplicabilidade legitimada pela portaria 849/2017 do Ministério da Saúde, que preconiza sua presença em nosso Sistema Único de Saúde. A cada dia, tanto a população como os profissionais da saúde de diversos setores, e também a comunidade científica, se interessam por saber mais sobre o Reiki e seus mecanismos de atuação e por entender como essa técnica pode ser utilizada de maneira racional, ajudando pessoas a atravessar o caminho da doença, prevenindo agravos e, o mais importante, promovendo a verdadeira saúde integral de um ser humano multidimensional – um ser biológico, psicológico, social e dotado de espiritualidade, independentemente de suas crenças ou práticas religiosas.

É fato que, com esse interesse crescente, vem junto a demanda por informações cada vez melhores a respeito da técnica estruturada por Mikao Usui; é compreensível que exista a necessidade de escritos de qualidade superior, advindos de profundos estudos e da experiência prática de vários anos cuidando através das mãos e multiplicando, de maneira consciente, essa técnica.

E quem melhor seria exemplo de personificação desses atributos senão Ailla Pacheco, com toda sua responsabilidade, conhecimento, carinho e humanidade que, por meio deste maravilhoso manuscrito, traz a seus leitores uma visão que consegue, com sua *essência*, movimentar a *mente* rumo ao que o Reiki tem de mais precioso: o amor ao próximo, à vida e à existência.

Essencial´mente Reiki é, por si mesmo, a decantação em letras do amor e da dedicação de anos da autora à técnica, ao cuidado e aos seus pacientes. Escrito pelo coração de uma verdadeira Mestra, é um convite imperdível a conhecer um pouco mais sobre essa prática que já ajudou a transformar muitas vidas... Espero que, por meio de uma leitura atenta, o livro possa trazer ao leitor muitos significados e ressignificados, quem sabe transformações e descobertas, especialmente gratidão pelo conhecimento de que, em essência, somos todos cuidadores, e que o Reiki está ao alcance de todos!

Boa leitura e uma excelente nova vida...
Essencial'mente repleta de Reiki e amor!

Prof. Dr. Ricardo Monezi,
PhD, Pós Doc. [1]

---

1. Coordenador da Área de Pesquisas da Unidade de Pediatria Integrativa do Hospital das Clínicas da Faculdade de Medicina da USP (UPI – HCFMUSP); Coordenador da Área de Assistência com Reiki da UPI – HCFMUSP; Docente da PUC-SP.

Prefácio
Johnny De' Carli

Queridos Irmãos de Caminho e de Luz: saudações reikianas!

Ailla Pacheco e eu tivemos sempre uma relação muito harmoniosa e de respeito mútuo. Nos unimos pelo Reiki, a princípio, como amigos virtuais. Em 2010, essa amizade se estreitou quando estivemos juntos numa viagem de crescimento espiritual ao Peru. Nunca me esqueço: era o dia 14 de outubro, aniversário de 21 aninhos de Ailla. Demos uma mandala inka de presente para ela. Minha mãe, que nos acompanhava, fez questão de abençoar o momento e a mandala, e de colocá-la pessoalmente no pescoço de Ailla: foi um momento sublime!

O Reiki, a energia que nos uniu, é uma das maiores forças deste Planeta para a evolução das pessoas, um caminho de harmonização interior com o Universo. Todos nós temos acesso à energia Reiki. Utilizá-la é nosso direito inato. O Reiki é um presente poderoso, uma oportunidade para o iniciado crescer e se transformar. É uma energia de paz e libertação com a qual o Criador abençoa o Planeta. Ajuda a deter a violência e as tendências autodestrutivas, e ainda é um poderoso antídoto contra o cigarro, o alcoolismo e as drogas que degeneram a humanidade. No Japão, onde nasceu o método Reiki, a técnica se denomina Reiki-Dô (Caminho da Energia Universal). Para os japoneses, cada reikiano traça o seu próprio caminho, desenvolve sua própria maneira de lidar com essa energia maravilhosa de Amor Universal de acordo com suas particularidades e crenças. Não existe um reikiano igual a outro, e o trabalho de muitos pode se complementar como uma verdadeira simbiose.

Sigo um Reiki mais voltado para a reflexão filosófica, como ferramenta de crescimento espiritual. Percebo que Ailla, com muita maestria, segue esse interessante caminho de forma muito similar e integrada à sua experiência pessoal com o Yoga.

Certa vez, disse o cientista inglês Isaac Newton: "Se eu vi mais longe, foi por estar de pé sobre ombros de gigantes". Vejo Ailla como um gigante do Reiki e do Yoga. Quando existir no Reiki mestres esclarecidos, que promovam iniciativas capazes de ajudar a entender e a ensinar a verdadeira filosofia dos Cinco Princípios do Reiki, então, nosso método passará do simbolismo à realidade. Os novos reikianos encontrarão a "Iniciação Verdadeira" e construiremos efetivamente um método de suprema sabedoria humana.

Por acompanhar a jornada de Ailla, não tenho dúvidas de que a obra *Essencial'mente Reiki* será de grande valia para orientar a humanidade.

Ailla, que Deus lhe conceda vida longa, para que possa seguir nessa nobre missão de divulgação do Amor Incondicional.

Luz no coração de todos os que terão acesso a este livro.

Prof. MSc. Johnny De' Carli [2]

---

2. Johnny De' Carli é autor dos livros: *Reiki universal; Reiki, a terapia do terceiro milênio; Reiki, amor, saúde e transformação; Reiki, sistema tradicional japonês; Reiki para crianças; Reiki, os poemas recomendados por Mikao Usui; Reiki, apostilas oficiais; Reiki como filosofia de vida; Tarô do Reiki; Oráculo do Reiki; Diário do Reiki; Mil reflexões de um Reiki Master e O Livro da Gratidão do Reiki.*

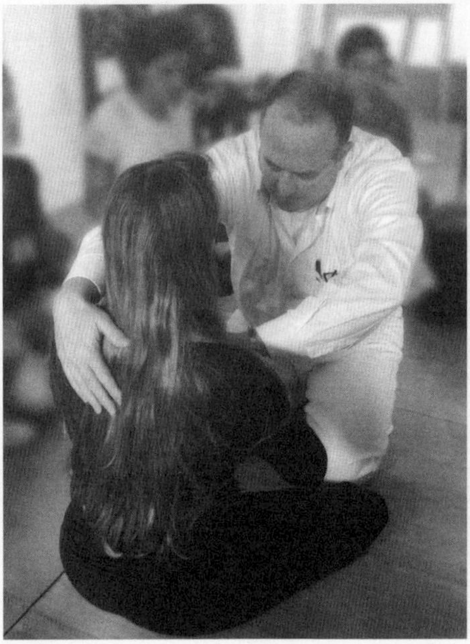

Fig. 02 - O Mestre Johnny De' Carli na Clínica Ailla Pacheco realizando a iniciação da autora no Reiki.

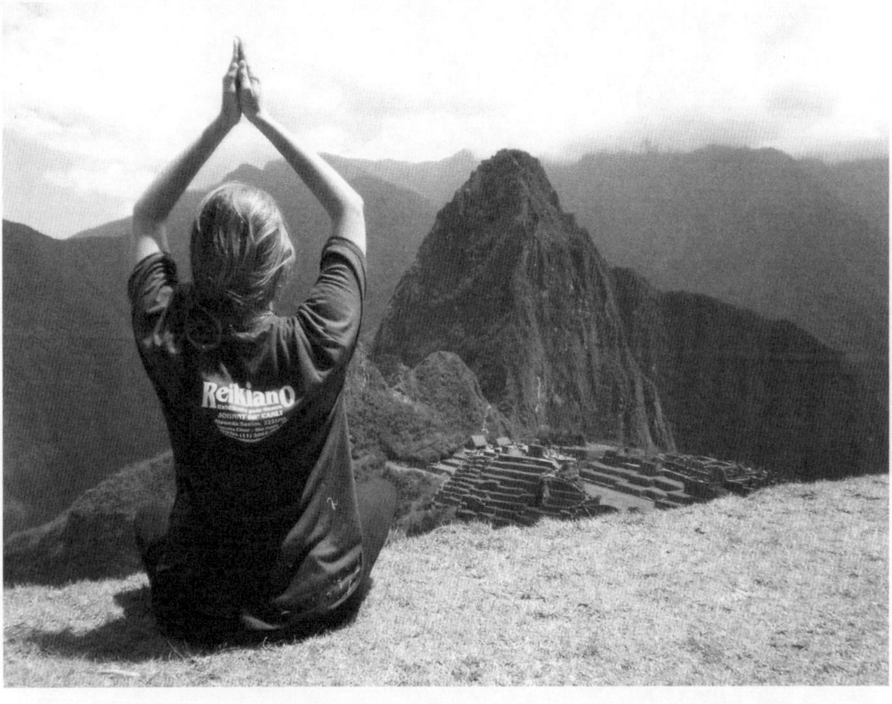

Fig. 03 - Ailla Pacheco em Machu Picchu, no Peru, onde realizou parte de seus estudos de Reiki com o mestre Johnny De' Carli.

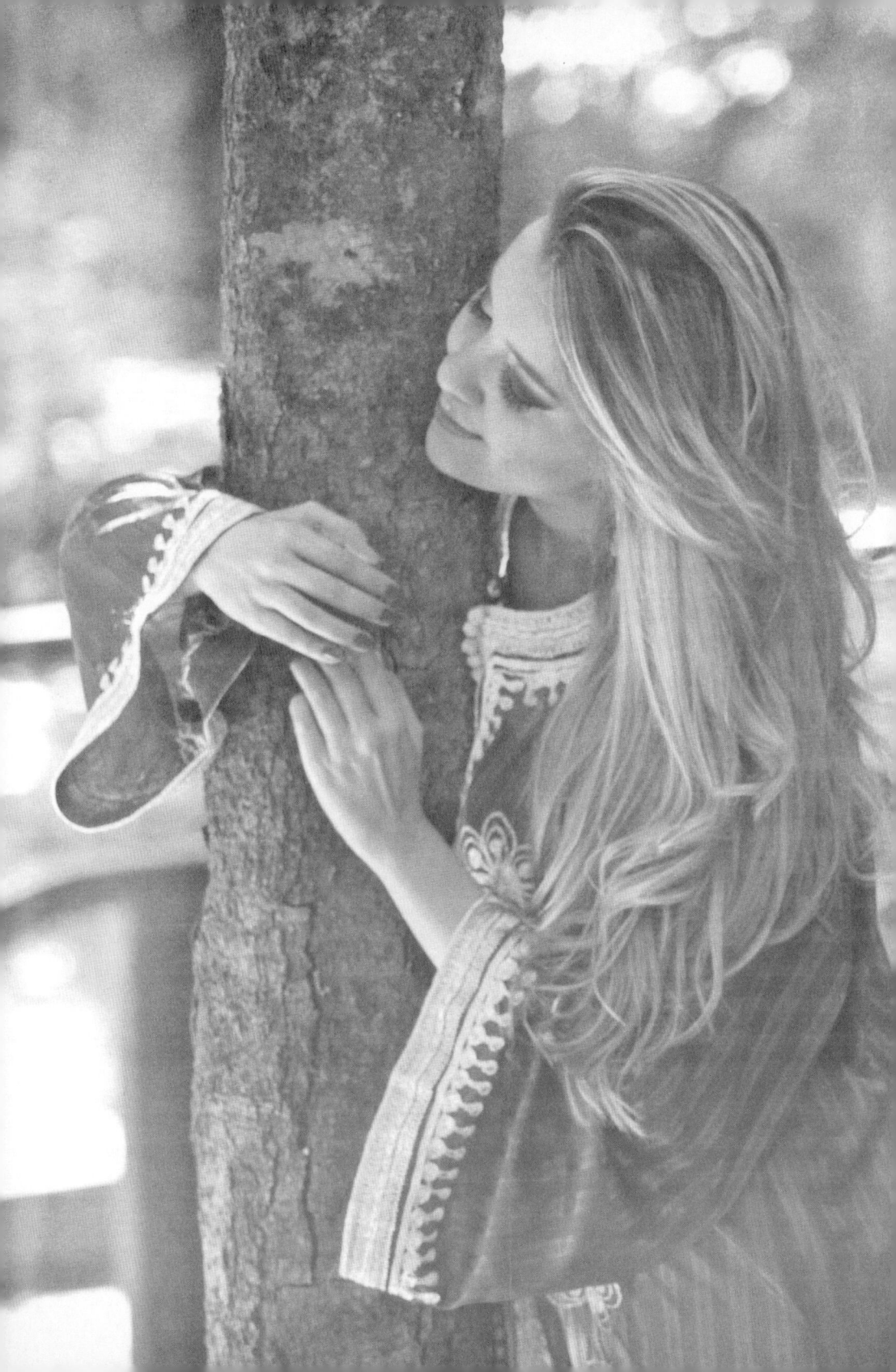

Introdução

Cada um de nós possui uma pedra preciosa em seu coração, uma joia chamada *Pūrusha*. Essa joia é a nossa essência, uma luz brilhante e pura, que permanece muitas vezes oculta, guardada no interior do nosso ser. Sua missão é encontrar a sua luz e fazê-la brilhar, iluminando o seu mundo interior e, também, tudo que o cerca no exterior; e o Reiki é uma ferramenta para isso. Não importa qual seja sua profissão ou o que faz na vida, você pode ser um instrumento de luz e contribuir para um mundo melhor. As camadas e mais camadas de terra que cobrem o seu cristal simbolizam aquilo que precisa transformar para que sua luz seja liberta e a fluidez se manifeste em sua vida, *essencial'mente*.

O Reiki se apresenta como a paz em meio ao caos e a instabilidade da vida. Ele nos ensina que, mesmo que no "externo" tudo esteja bagunçado, existe um templo seguro dentro do nosso coração. Reflita sobre as ondas do mar: em um momento estarão altas no oceano e, logo em seguida, desfeitas na areia. A sabedoria da Mãe Natureza ilustra a postura que devemos adotar diante da impermanência presente nas turbulências, marés e oscilações da vida: recuar quando necessário; entregar-se ao fluxo quando preciso...

Com sua fluidez, o elemento Água nos ensina sobre a impermanência da nossa existência. A vida é como um passeio de barco. Quando menos esperamos, subimos a bordo e precisamos ser marinheiros de uma longa viagem... Dispostos a enfrentar fortes ondas, temporais e ventanias, distantes do porto seguro, num mar de sonhos, remando contra a tempestade. Algumas vezes, queremos parar tudo para descer, mas precisamos manter a força e lidar harmonicamente com toda a tripulação. O maior desafio da viagem é que não sabemos exatamente quando o barco pode perder a direção, ou quando precisaremos nos deslocar dele para voltar para nosso verdadeiro lar: a eternidade. Sem amor, somos um barco sem rumo, navegando sem direção...

As oscilações da água nos ensinam que sempre podemos nos surpreender. Que a vida não segue planos... Que devemos confiar em nós mesmos em primeiro lugar... Que precisamos ouvir nosso coração e nossa intuição... E que precisamos nos autodesenvolver... Que o barco nunca sabe a hora em que pode naufragar, e que, portanto, precisamos ser bons marinheiros e bons guiadores da nossa própria vida. Ensinam, também, que nunca sabemos quando algo ou alguém deixará de "ser"... Que somos muito mais fortes do que pensávamos que poderíamos ser... E que nossa capacidade de ir além transcende o que nossos olhos são capazes de enxergar... Aprendemos que viver é muito menos confortável do que a nossa zona de conforto... E que, quanto maior o conhecimento, maior é a nossa responsabilidade com nós mesmos e com nosso próximo... E por fim entendemos que, quanto mais em equilíbrio estivermos, melhor poderemos guiar a nossa jornada.

Este livro é um convite para que você abra seu coração para a essência mais genuína do navegar: amar *essencial'mente*! A estrada é longa. A jornada é árdua. E sempre há muito mais para evoluir e novas terras a desbravar...O Reiki nos ensina sobre o amor e sobre como podemos ser bons marinheiros de nossas próprias jornadas e missões!

Vamos recomeçar nossa viagem? Por onde? Por dentro! Por meio do autoconhecimento! Eu não tenho todas as respostas para as suas perguntas! Você precisa se autoconhecer e aprender a ler as legendas da sua alma! Se olhar para o espelho, verá ali a única pessoa que pode guiar o seu caminho, aquela que pode transformar radicalmente a sua vida e lhe mostrar o quanto pode ser feliz. Enquanto buscar do lado de fora, eu posso lhe garantir que jamais encontrará o que procura. "Conheça-te a ti mesmo e conhecerás o universo e os deuses". Essa frase, atribuída ao filósofo Sócrates, sintetiza o significado do processo de autoconhecimento: quando você, de fato, mergulha em seu íntimo, não apenas se desenvolve espiritualmente, como também pode encontrar a plenitude da sua essência. O problema não é que Deus não fale conosco. Muitas vezes, nós é que não estamos receptivos a escutá-lo. A busca por orientação no exterior acontece por ainda não entender que seu maior guia reside dentro da sua alma. Sua essência é pura sabedoria e puro amor. E o amor é a luz que não deixa escurecer a vida. A pequena chama de uma vela é capaz de iluminar um grande quarto escuro. Com essa mesma vela, é possível iluminar o caminho para encontrar a porta: a saída ou a entrada! O que o Reiki faz é ser uma grandiosa ferramenta para fazer brilhar a vossa luz!

Quando desperta sua luz interior, você se conecta com o Universo e ilumina tudo que habita dentro e fora de si mesmo, fundindo o microcosmo do seu Eu com o macrocosmo do *Uni'Verso*. Todos nós, seres humanos, somos ao mesmo tempo divinos e terrenos, e nossa missão é encontrar dentro de nós o ponto de equilíbrio dessa dualidade. Quando abrimos nossa consciência para canalizar e absorver a energia divina, quando aprendemos a integrá-la com a energia telúrica, estamos praticando a vivência do caminho do meio, conforme ensinaram os mestres, o caminho do equilíbrio: o equilíbrio entre corpo e espírito, positivo e negativo, feminino e masculino, denso e sutil, vida e morte. Quando as polaridades se unem dentro de cada um de nós, a verdadeira plenitude se manifesta. Tudo é impermanente, mas, dentro de nós, existe um templo de plenitude, centrado no equilíbrio. Entretanto, a estrada do autoconhecimento nem sempre é leve e suave e para se abrir para as transformações do novo, é necessário se libertar do velho.

O Reiki, em especial, simboliza exatamente esse processo de renascimento, uma iniciação na qual, de fato, abrimo-nos para recomeçar uma nova vida e, por isso, eu lhe pergunto: "Você está pronto para morrer?". Sim, foi isso mesmo que perguntei! A fim de iniciar um processo de autoconhecimento profundo, seja por meio do Reiki ou de qualquer outra ferramenta terapêutica, algumas coisas dentro de nós inevitavelmente vão morrer e ceder lugar a um processo de autotransformação. Neste caminho, muitas vezes vamos nos deparar com medos, bloqueios, inseguranças, traumas, angústias ou condicionamentos sociais, culturais e econômicos, dentre outros muitos sentimentos conflitantes.

A estrada para o autoconhecimento não é preenchida somente por sentimentos de paz e, por isso, muitos passam uma vida inteira fugindo inconscientemente de seu próprio Eu. É necessária muita disposição para mudar, assim como para enxergar nossa escuridão e transformá-la em luz.

Enfrentar uma psicoterapia, iniciar o Reiki ou se disponibilizar a um verdadeiro processo de autoconhecimento não é, definitivamente, sinal de loucura ou fraqueza, mas, sim, uma demonstração de lucidez, determinação e coragem! Costumo dizer que os mais saudáveis psiquicamente são exatamente aqueles que buscam se ajudar, encarar os problemas e ajustar seus relacionamentos. É necessário ter força e sabedoria para mudar e ressignificar aquilo que nos impede de ser feliz.

Não devemos buscar terapias e Reiki somente quando estamos em crise ou em desespero, mas também como processos preventivos e, acima de tudo, devemos compreendê-los como uma ferramenta que desenvolve equilíbrio, autocura, assertividade integral e bem-estar emocional, em qualquer momento de nossa vida.

Em *essência*, todos nós somos luz e amor. Porém, quando encarnamos neste Planeta, esquecemos nossa realidade divina e a história de nosso espírito. Em contrapartida, somos presenteados com ferramentas que permitem despertar nossa consciência desse sono profundo, e nos tornarmos conscientes de nossa verdadeira identidade e da existência dentro de nós de tudo aquilo de que necessitamos. O Reiki, a meditação e a respiração podem ser a estrada que o guiará de volta para casa, para seu verdadeiro lar, onde se sentirá acolhido, amado e pleno: a sua própria alma.

Meditar, respirar, energizar e amar são as chaves para uma nova consciência planetária. Quando você se transforma, tudo ao seu redor se transforma também, manifestando a mudança que deseja ver no mundo.

Adquirimos neste Planeta hábitos específicos, que são estimulados por nossa cultura, e que acabam reproduzindo padrões culturais e comportamentais negativos. Esses padrões de comportamentos influenciam diretamente nossa qualidade de vida e nosso nível de bem-estar. Quando um comportamento se repete muitas vezes, o cérebro realiza dinâmicas conexões sinápticas, fazendo com que a mente crie um caminho neural que interliga sentir, agir e pensar. É dessa forma que arquivamos um determinado sistema comportamental em nosso inconsciente. Porém, mesmo após o cérebro registrar uma informação e transformá-la em um hábito ou vício negativo, com disciplina e dedicação é possível iniciar o processo de autocura, programando ou desprogramando o cérebro em relação a qualquer atividade cognitiva que envolva o pensamento, a linguagem, a percepção, a memória, o raciocínio e o intelecto. E é por meio da repetição do positivo que desconstruímos o negativo, reprogramamos e construímos novos hábitos, adotando psiconeurocientificamente uma forma mais eficaz e assertiva de nos comunicarmos com nosso inconsciente, transmitindo um novo padrão comportamental, vibracional e mental.

Meu objetivo com este livro é colocar em suas mãos uma ferramenta acessível e profunda para que possa se conectar consigo mesmo, em qualquer hora e em qualquer lugar. Isso pode ser possível com a descoberta de que a paz que tanto procura no mundo exterior só pode ser verdadeiramente encontrada e vivenciada dentro de você.

Este trabalho é fruto de mais de 15 anos de estudos sobre Reiki, Yoga, espiritualidade e terapias. Com ele, pretendo ensinar de forma facilitada as mais valiosas ferramentas que aprendi, para ajudá-lo a transformar verdadeiramente sua vida, como fiz com a minha.

Nesta obra, vamos explorar o contexto histórico, filosófico e cultural do Reiki, investigando-o como prática terapêutica na prevenção e na promoção da saúde; vamos discorrer sobre contribuições teóricas e pesquisas científicas produzidas pelos diferentes campos da medicina e da psicologia relacionadas ao Reiki, ao Yoga e a outras práticas integrativas de saúde e suas técnicas; e ainda compreender a relação entre neurociência, física quântica, meditação, respiração, chakras (centros energéticos), cromoterapia, cristais e Reiki. Vamos experienciar, vamos vivenciar tudo isso por meio de reflexões filosóficas, de exercícios respiratórios, da meditação e da mantralização, entre outras ferramentas que conduzem ao bem-estar, ao autoconhecimento e ao autodesenvolvimento.

Tudo começa dentro de nós! Somos as escolhas que fazemos.

Como você tem programado a sua mente? Eu lhe convido a respirar, a meditar, a amar, a se energizar e se transformar, e a se reencontrar com sua verdadeira essência, *essencial'mente*!

Minha história: um propósito, uma missão

Meu primeiro contato com o Yoga foi aos 12 anos. Nessa idade, eu era uma menina que fazia coisas comuns como qualquer outra criança; estudava, brincava, mas também já trabalhava. Meus pais não tinham condições de me oferecer muitas coisas; por isso, vendendo uma coisinha aqui, fazendo um bico acolá – como modelo e vitrine viva, entre outras funções – comecei a realizar pequenas tarefas muito cedo, aprendendo a desenvolver um senso de responsabilidade e compromisso perante a vida, valorizando com gratidão cada pequena oportunidade.

Morávamos de favor nos fundos da casa de minha avó, vivíamos uma vida simples, apertada, com muitas dificuldades financeiras, que eram dribladas com muito amor; lembro até hoje com ternura de quando, diariamente, a "Aillinha" e a "Fadinha" (minha irmã) passavam, às gargalhadas, sob a roleta do ônibus para ir à escola. As crianças sempre têm o que ensinar, não veem de forma vitimista as situações e conduzem com leveza as adversidades, colocando a magia da brincadeira em todas as circunstâncias, mesmo diante da privação. Chico Xavier dizia que, "tem gente que é tão pobre, mas tão pobre, que só tem dinheiro". Baseando-me nisso, considero que fui uma criança "rica" e próspera, pelo menos espiritualmente falando. Como todas as crianças, eu tinha meus desafios, enfrentava alguns problemas familiares, outros sociais e, ainda muito jovem, precisei desenvolver maturidade e força para lidar com experiências de escassez, de trabalho, de falta de suporte e até de morte e de momentos impactantes e complexos em minha vida, além de outras dificuldades que não cabe expor aqui, mas que sempre eram dribladas com um grande sorriso. Creio que minha base espiritual contribuía também para que eu compreendesse que todos os desafios tinham um propósito.

Desde muito cedo me encantei com a temática da espiritualidade. Quando aprendi a ler, invadi a biblioteca espiritualista e cristã de meu pai e, apesar de gostar muito de brincar e de dançar, nada era mais prazeroso para minha criança do que passar meus dias devorando aqueles livros. Iniciei meus estudos sobre espiritualidade ainda em minha infância, por volta dos 7 anos de idade, movida por muita vontade e pela necessidade de desenvolver e de compreender minhas percepções energéticas, que, por vezes, me causavam muitos transtornos. Naquela idade eu já tinha premonições, sentia a energia dos lugares, "via" algumas coisas (clarividência), canalizava mensagens (psicografias) e intuía sobre situações e sobre pessoas. Além disso eu gostava de tocar as pessoas com a intenção de aliviar as suas dores, o que, de fato, muitas vezes acontecia. Por isso, elas frequentemente me procuravam para tocá-las novamente e transmitir-lhes essa energia.

Eu enfrentava grande dificuldade para lidar com essa sensibilidade que muitas vezes se manifestava em forma de desconfortos, que refletiam inclusive em meu corpo físico e em meu nível de bem-estar. Eu não queria ser assim, mas era. E serei eternamente grata aos meus pais por terem me conduzido desde muito cedo nessa jornada. De fato, se eu não tivesse podido contar com o entendimento e o suporte espiritual deles, talvez tivesse me perdido em meio a tantas demandas. Sei que, dependendo da família em que encarnasse, poderia até ter sido julgada como "endemoniada" ou "louca", correndo o risco, inclusive, de ser medicada desde muito cedo. Na verdade, tive de meus pais exatamente o suporte de que necessitava: eles, antes da minha chegada a este Planeta, já se preparavam espiritualmente para me ensinar. Evangelizaram-me desde o berço e me deram bases espirituais sólidas de amor e fraternidade, fortalecidas pela crença em um Deus que eu acredito que reside em todos os lugares, independentemente de religião.

Meu pai ministrava palestras em casas espíritas; fui criada e evangelizada desde bebê no kardecismo, porém, muito cedo senti necessidade de conhecer caminhos diferentes, não porque o cristianismo e a filosofia de Kardec não me bastassem, mas porque eles me estimulavam a ir além e ver a semente de conhecimento da consciência crística em todos os lugares. Sou aberta aos ensinamentos que todos outros mestres deixaram a este Planeta: afinal, todos têm muito a nos ensinar. Assim, visitei mais de 15 diferentes religiões e estudei mais de 60 abordagens terapêuticas, e tudo isso me levou a concluir que o melhor caminho é o do amor. É aquilo que toca o coração.

Atualmente considero que minha religião é o amor. E, apesar de me identificar mais com o cristianismo, não me restrinjo a nenhuma religião, pois creio que os caminhos são diferentes porque as pessoas são diferentes, mas todos têm o mesmo objetivo: aprender a amar incondicionalmente, como Cristo e outros grandes mestres amaram. Quando formos capazes de amar verdadeiramente, estaremos vivendo em essência o que todas as religiões e filosofias pretendem ensinar. Limitar-se é adotar uma postura reducionista perante a vida.

Aos 12 anos de idade realizei minha primeira aula de Yoga, em um contexto bem superficial: dentro de uma academia. Uma aula simples, de 45 minutos, que me trouxe paz e reconexão absolutamente profundas. A sensação era de ter reencontrado um caminho do qual nunca deveria ter me desviado. Essa primeira aula abriu verdadeiros portais dentro de mim. Porém, tratava-se de uma época em que o Yoga era acessível somente às pessoas de condições financeiras extremamentes favoráveis, por isso comecei a praticar Yoga e meditação sozinha, em casa, estudando diversos livros e obras sobre o tema. Foi quando comecei a ver profundas transformações florescendo em meu íntimo, deixando-me mais serena diante dos desafios que vivia em casa, eliminando completamente o meu bruxismo, amenizando significativamente as crises estomacais que eu enfrentava desde muito criança, eliminando as tensões musculares que se armazenavam em meu corpo, desenvolvendo uma nova consciência e percepção sobre a vida e uma conexão com a natureza nunca antes experimentada. Essa experiência foi responsável por abrir as portas de um absoluto e indivisível mundo espiritual diante de meus olhos. Um mundo complexo, vasto e amplo que, naquele momento, minha criança talvez ainda não estivesse tão preparada para encarar.

Nessa época, fui realizar um trabalho voluntário. Lá, na hora do café da tarde, uma das voluntárias – uma senhora muito respeitada por sua grande mediunidade –, segurou minhas mãos, olhou em meus olhos e disse: "Menina índigo. Você não faz ideia de onde suas palavras vão chegar, sua missão é grande e seus ensinamentos vão transpor países. Seu caminho é a espiritualidade, e o amor é a sua ferramenta. Desafios virão, mas siga firme seus propósitos, pois suas palavras transformarão vidas".

Naquele momento, não pude compreender e nem dimensionar a força daquelas palavras; eu não me considerava apta para tamanha missão (e digo alegremente que, ainda hoje, às vezes não me considero totalmente preparada). Hoje percebo que era para eu ter enxergado nas palavras daquela senhora uma motivação para seguir esse caminho, mas a verdade é que, inconscientemente, por um tempo, recuei, e me afastei daquela direção. Eu era apenas uma menina entrando na adolescência, ainda não me sentia pronta para aquilo; na verdade, nem sabia do que ela estava falando, muito menos por onde começar. A escola, o trabalho, bem como os compromissos que inevitavelmente tive de assumir centralizavam minhas atenções. Então, dos meus 13 aos 16 anos, apesar de nunca ter abandonado integralmente o Yoga, mantive-me um tanto distanciada; no máximo achava as posturas bonitas. Motivada pela experiência que tive como bailarina bolsista de jazz, executava uma ou outra postura, sem entender a profundidade da filosofia contidas nelas.

Sempre amei movimentar meu corpo, manifestando por meio dele uma sincera dança da minha alma. Porém, a curta e dura experiência que tive como bailarina, me fez questionar se era coerente me expressar fisicamente, submetendo-me a um sistema baseado em cobranças, gritos, competitividade, desumanidade, desrespeito e exigências de corresponder a padrões físicos cruéis, que frequentemente faziam lesionar e adoecer minhas colegas com bulimias e anorexias. Por isso, abandonei minha bolsa e segui o caminho do meu coração. Posteriormente, no Yoga, encontrei uma forma de me expressar com fluidez, espontaneidade, amor, autorrespeito, leveza e felicidade. Com o Reiki, aprofundei essa experiência. Aprendi a seguir minha alma de bailarina em cada movimento, respeitando meu corpo como o templo de morada do meu espírito.

Aos meus 15 anos tive um sonho no qual meu avô, que falecera antes mesmo que eu nascesse, sorria para mim em silêncio e me entregava uma carta e um Buda prateado e gordinho, sentado em postura de meditação. Acordei sem entender nada. **Afinal, como poderia sonhar com alguém que havia falecido 12 anos antes de eu nascer?** Na época, contei o sonho à minha avó e ela me disse que meu avô era católico, estudioso de budismo, grande buscador de espiritualidade, praticante de Yoga e de meditação.

Como cirurgião-dentista, ele usava hipnose como ferramenta para que seus pacientes que tinham intolerância à anestesia pudessem ser tratados com tranquilidade e sem dor. Naquele momento, minha avó me conduziu até o seu quarto, abriu seu armário, pegou uma imagem de Buda e me perguntou: "O Buda com que você sonhou era parecido com este?" Respondi a ela: "Não vovó, não era parecido com esse. Era idêntico a esse. Era exatamente esse". Então, ela o colocou em minhas mãos e disse com um sorriso: "Era dele. Agora, é seu".

Hoje entendo que a meditação e o Yoga já estavam em meu DNA antes mesmo que eu encarnasse; faziam parte da minha ancestralidade.

Posteriormente a isso, aos 17 anos, fiz outra aula experimental de Yoga e li o livro do amado professor Hermógenes, que reacendeu em meu coração a luz do Yoga. Nessa mesma época, o professor concedeu uma palestra à qual tive a honra de comparecer. Depois de ouvi-lo, as pessoas fizeram uma fila para que ele autografasse seus livros. Quando finalmente chegou o meu momento, aproximei-me, bem tímida, e, admirada com a sua luz, entreguei-lhe o livro. Surpreendentemente, o professor se levantou e sorriu, como se já me conhecesse de longa data. Vi em seus olhos o encontro com meu mestre. Ele docemente segurou minhas mãos, sorriu com ternura, beijou-me na bochecha direita, depois na esquerda, em seguida na testa, finalizando em minhas mãos. Depois disse: "Você representa o futuro do Yoga". Todos ao redor, surpresos com sua reação, perguntaram de onde eu o conhecia, se eu era sua neta, e eu afirmava que não, que aquele era nosso primeiro contato e que estava tão surpresa quanto todos.

A escola na qual tinha feito minha aula experimental estava oferecendo um curso de formação para professores de Yoga e, "coincidentemente", procurando também uma pessoa que pudesse contribuir como secretária e auxiliar administrativo. Naquele momento eu já estava completamente apaixonada pelo Yoga e não tinha nenhuma dúvida de que gostaria de ensiná-lo pelo resto de minha vida; faltava-me apenas dinheiro para investir na formação, e o Universo estava ali, oferecendo-me a oportunidade de trabalhar e estudar em total imersão. Não pensei duas vezes; abracei aquela oportunidade com todo o meu coração. Acolhi aquilo como um chamado, uma missão.

A missão da minha alma começava a clarear, eu estava radiante, por isso, e por tudo começar a fazer sentido, como se as peças de um quebra-cabeça começassem a se juntar. Quanto mais me dedicava, mais meu coração se alegrava e mais eu sentia que estava no caminho certo. No caminho do propósito de minha alma. Iniciei ali, onde eu vivia e respirava o Yoga 24 horas por dia, uma árdua jornada. De manhã eu era uma estudante do ensino médio; de tarde e de noite trabalhava como secretária; nos fins de semana e nas horas livres do dia estudava Yoga. Larguei completamente os bicos como modelo, a dança e outras atividades, e comecei a me dedicar integralmente ao Yoga. E foi assim, trabalhando na escola onde estudava, que consegui arcar com meu primeiro curso de formação.

Antes de completar 18 anos, comecei a ministrar aulas, inicialmente nessa escola e, rapidamente, em diversas clínicas e academias de Belo Horizonte. Dali em diante, nunca mais parei. Resolvi fazer jus ao propósito de minha alma, dedicando-me à minha missão e conferindo vida às palavras do mestre Hermógenes, pois no momento em que elas foram proferidas, ondas de energia percorreram todo o meu corpo: sua mensagem se eternizou em meu coração. Nunca mais o vi pessoalmente. No ano de 2015 ele fez sua passagem deste plano para a eternidade, mas para sempre continuará vivo – e será vida – em meu coração. De todas as suas palavras, ficou uma grande lição: "Entrego. Confio. Aceito. Agradeço".

Ser professor de Yoga e mestre em Reiki é uma tarefa árdua, uma missão que exige disposição para olhar para dentro de si e se transformar; para olhar para as mazelas do mundo e dos corações que pulsam neste mundo e não julgar; apenas enfrentar e acolher, pois, mais importante do que ensinar Yoga, é viver *essencial'mente* a sua filosofia. É ser, de fato, cada uma das palavras pronunciadas, o que constitui um desafio constante.

Muitas vezes, escolher o que faz o seu coração vibrar, apesar de todas as consequências, significa aceitar um caminho que não é socialmente apoiado e aceito. Para seguir o caminho do coração, pode ser necessário transpor inúmeros condicionamentos sociais, culturais e econômicos. A partir do momento em que descobri e acolhi minha missão, o Universo me abençoou e também me acolheu. Eu escolhi o Yoga e o Reiki como caminhos e eles me escolheram. Então, ao me formar no ensino médio, optei por não iniciar uma faculdade, escolhi me dedicar integralmente a viver, a estudar e a ensinar Yoga, que foi também uma porta para que eu entrasse na vastidão universal das terapias holísticas e me formasse em diversas delas; foi exatamente assim, que conheci o Reiki.

Especializei-me em diversas terapias integrativas e, aos 20 anos, conheci (ou reconheci) mais um mestre extremamente importante em minha história – Johnny De' Carli –, com o qual tive a oportunidade de me tornar mestre em Reiki e de realizar minha iniciação em Macchu Picchu, no Peru, durante uma jornada xamânica que fazíamos pela América Latina. O Reiki, por suas mãos, foi um verdadeiro presente que atuou ampliando ainda mais minhas conexões energéticas e fortalecendo a missão do meu espírito neste Planeta.

Posteriormente, desenvolvi minha própria abordagem terapêutica, denominada Psiconeuroterapia, que unifica várias filosofias e intervenções no mesmo tratamento, objetivando cuidar do indivíduo integralmente, em uma abordagem holística. Em 2011, já com a chama da intuição acesa dentro de mim, avistei uma casinha verde, bem simples, perto de onde eu morava, e simplesmente disse: "Aqui será a minha Clínica". E, assim, aos 21 anos de idade, com a cara e a coragem, aluguei a casinha e inaugurei ali o *Núcleo de Yoga e Terapias Integrativas*, localizado em Belo Horizonte, Minas Gerais, Brasil. Logo vi meu trabalho se expandir rapidamente para outras cidades e até mesmo para outros países.

Foi nesse momento, depois de já estar trabalhando na área holística há cerca de quatro anos, que comecei a sentir falta de uma abordagem mais científica em meu trabalho. Iniciei, então, minha graduação em Psicologia, na Pontifícia Universidade Católica de Minas Gerais. Era mais um desafio que despontava: conciliar, de forma temporal e financeiramente, a vida acadêmica com a vida de empresária, não deixando de lado a minha missão com a espiritualidade. Diversas foram as oportunidades para desistir, mas eu sabia do meu propósito e persisti até o fim. Durante toda a minha trajetória acadêmica, dediquei-me a pesquisas científicas que envolviam o Yoga e as práticas integrativas de saúde. Quando chegou o momento de escolher o tema de minha monografia, fui ameaçada por uma professora que alegou que o corpo não era tema de estudo da psicologia, e que, se eu insistisse em estudar o Yoga em minha monografia de conclusão de curso, seria reprovada.

Quando procurei a graduação, sabia que ali teria um grande desafio, já que pretendia integrar os estudos do psiquismo ao meu trabalho como professora de Yoga e mestre em Reiki. Mas jamais imaginei enfrentar um campo acadêmico tão fechado ao novo, que, na realidade, diz respeito aos conhecimentos mais antigos da humanidade. Percebi que teria pela frente muitos desafios para me formar, além de cuidar sozinha de uma clínica. Então, precisei aprender a discorrer sobre ideias com as quais muitas vezes não concordava. Precisei ouvir muitos professores e colegas desacreditando as práticas integrativas de saúde e me desvalorizando por desenvolver pesquisas científicas sobre elas e, ainda, tive de ver alguns deles saindo da sala em apresentações sobre o tema. Precisei ouvir que tudo isso era misticismo, charlatanismo, balela e nada científico. Precisei decepcionar-me ao descobrir que, caso eu integrasse meus conhecimentos, poderia ter meu CRP cassado, e precisei correr atrás para provar, cientificamente, quanta incoerência residia naquilo, passando noites em claro, estudando. Precisei dizer "dane-se" para o meu medo de ser reprovada e me posicionar "contra" as resoluções da própria Psicologia. Precisei persistir, enfrentar professores e bater o pé para estudar algo que era vetado, que não podia ser estudado. Precisei despertar minha consciência para o fato de que essa luta não era por mim: sempre seria por todos. Sempre foi e sempre será para que as pessoas descubram que a verdade não é absoluta, não está engessada, não está no outro, não está nos remédios, muito menos exclusivamente em nossa cultura ocidental, que, por vezes, é extremamente reducionista e imediatista[3]. A verdade está dentro de cada um, e não fora.

Hoje, sou imensamente grata por todos os desafios enfrentados e sei que tudo se constrói por meio do Amor! E, pelo Amor, hoje estou aqui. Graduei-me como psicóloga no ano de 2015; fui aprovada com a pontuação total na minha monografia: 100. Pode parecer pouco, mas

---

3. Discorro, neste livro, sobre esse processo de resistência a práticas de saúde ainda hoje consideradas "alternativas" pelo modelo biomédico de saúde ocidental.

significa muito, pois fui autora da primeira monografia em graduação sobre Yoga no âmbito dos processos psíquicos no Brasil.

Pouco tempo depois, meu sucesso era notório. Não havia dúvida de que estava no caminho certo e tinha encontrado a minha missão. Frequentemente eu era entrevistada por grandes veículos de comunicação jornalísticos e televisivos. Todos os fins de semana, quando não estava estudando, estava ministrando cursos ou participando de algum evento ou congresso. Minha clínica funcionava a plena potência. Minha agenda estava sempre lotada com participações em diversos congressos e eventos. Havia milhares de seguidores em minhas redes sociais e constantes mensagens de pessoas gratas ao meu trabalho como educadora, professora, terapeuta; gratas também aos trabalhos voluntários que desenvolvíamos com práticas integrativas de saúde e que chegavam a muitas pessoas necessitadas. O voluntariado da clínica conseguiu atender a milhares de pessoas gratuitamente e levar o Yoga e o Reiki a lugares completamente desfavorecidos – comunidades, associações de prostitutas, crianças com câncer, famílias carentes e postos de saúde –, contribuindo, dessa maneira, para a implementação efetiva da prática de Yoga dentro do SUS. E isso fazia meu coração vibrar de forma inimaginável.

A alegria pulsava em meu ser; a cada dia eu percebia, ainda mais intensamente, a grandiosidade de estar no caminho certo. Eu era plenamente feliz e realizada em todos os aspectos ao desenvolver meu trabalho. Trabalhava noite e dia e não me sentia cansada, pois era nutrida por uma energia que me apoiava em todos os momentos. Descobri, com os cursos que ministrava, que não apenas ensinava os outros, mas também experienciava a dádiva de ter uma missão que, quanto mais compartilhada, mais me fazia crescer como um ser humano e espiritual. Eu enxergava amor e luz em todos os lugares, em todas as pessoas.

Foi quando, aos 26 anos de idade, foi enviado a mim um grande teste divino, e com ele, vivi os momentos mais dolorosos e desafiadores da minha vida: enfrentei graves episódios de abuso e de violência contra a mulher; vítima de homofobia, meu melhor amigo se suicidou; minha cachorrinha se foi, e eu fui traída e perdi tudo: precisei sair da minha clínica recém-construída, na qual havia investido toda a verba que guardara durante toda a minha vida, para realizar o sonho de ter um espaço de luz onde pudesse acolher muitas pessoas com as práticas integrativas de saúde... Sofri a maior decepção – um choque mesmo – com uma das pessoas em quem mais confiei. Adoeci, passei a não me alimentar apropriadamente, fiquei anêmica e comecei a me medicar para conseguir dormir. Fiquei sem nenhuma estrutura emocional, física e financeira, e precisei adiar todos os meus sonhos. Adiei meus cursos nacionais e internacionais. Voltei para a psicoterapia, dessa vez como paciente, e continuei me medicando. Fui ameaçada de diversas formas e, em seis meses, enfrentei mais de dez visitas à delegacia e duas idas ao tribunal. Senti medo. Houve dias em que achei que não conseguiria seguir em frente, que viver não tinha mais o mesmo brilho... Parei de postar em redes sociais para meus seguidores, cancelei meus atendimentos, adiei minha vida e cheguei a pensar que talvez nunca mais pudesse ajudar ou inspirar as pessoas. As lágrimas desciam involuntariamente de meus olhos e eu só queria sair daquela situação. Por mais que me esforçasse, porém, não sabia como. Eu não queria e não podia me esquecer da minha missão, mas não sabia para onde ir e nem por onde recomeçar...

Foi então que minha mãe se sentou comigo e me lembrou de uma história que ela havia me contado; momento em que descobri que minha missão com a espiritualidade fora traçada antes mesmo que eu nascesse. Com 40 dias de gestação, minha mãe se encontrou com um sensitivo, que, ao tocar sua barriga, pediu que ela se preparasse, pois, segundo ele, a criança que em breve nasceria teria toda a sua missão de vida voltada para a espiritualidade e, portanto, seria importante que ela já começasse a estudar e a se preparar para me amparar nessa jornada.

Depois do meu nascimento, minha mãe passou a ter frequentes pesadelos, nos quais eu morria em várias idades. Após sonhar mais de quatro vezes com a mesma cena, ela foi buscar ajuda espiritual, pois, ao contrário da maioria dos sonhos que a angústia passa ao acordar, nesses, especificamente, a angústia não passava nunca; pelo contrário, aumentava, deixando minha mãe com sentimentos de ansiedade e de medo, que cresciam a cada dia. Outro médium então lhe perguntou: "Você já começou a buscar por espiritualidade? A alma dessa criança lhe pede isso. É preciso começar a se preparar. Você tem um compromisso muito grande de conduzir essa criança, pois ela ainda vai alcançar o mundo falando sobre energia e espiritualidade, além de ajudar muitas pessoas". A partir de então, minha mãe começou a se dedicar à espiritualidade e nunca mais deixou de "buscar". E assim, seus pesadelos cessaram.

    Contando minha história, não me sinto melhor nem mais especial que ninguém. Entendo, sim, que quanto maior meu compromisso com as pessoas, provavelmente maior é o compromisso de minha alma e maior a minha necessidade de cuidar das mazelas, não apenas da sociedade, mas das minhas também. Já vivi tantas experiências nesta encarnação, relacionadas inclusive a doenças e procedimentos cirúrgicos, que eu diria com bom humor, que estou resgatando *karmas* de outras dez. E que maravilhosa oportunidade! Afinal, o que seria a dor senão uma ferramenta de aprendizagem? Precisamos desconstruir a imagem do "mestre" superior, dotado de poder e conhecimento inquestionáveis. O terapeuta não é melhor que ninguém, ele apenas escolheu esse caminho para aprender com o que ensina. Não me sinto mais zen nem mais evoluída que ninguém, e confesso que, por vezes, também achava uma balela tantos médiuns de tantos lugares diferentes repetindo a mesma história. Ainda hoje tenho o sentimento daquela menina: "Será que essa missão é mesmo para mim?". Admito que, às vezes, me sinto um ET neste mundo, principalmente no meio das pessoas da minha idade. Mas não me sinto especial. Contudo, o Universo é muito claro. Sempre que duvidei ou questionei (hoje, nem ouso mais fazê-lo), ele fielmente me apontou o caminho e as respostas necessárias, ou as "esfregou na minha cara mesmo". Hoje, simplesmente acolho minha missão espiritual com muito amor, pois nada me faz mais feliz e me dá mais certeza de estar no caminho certo. Minha mãe veio me contar essa história, pela primeira vez, quando eu tinha 19 anos, o que também me deixa muito feliz por não ter sido influenciada por ela ao fazer minhas escolhas.

    Em meio a minha profunda crise existencial, minha mãe me lembrou de quem sou, de minha missão e da força que eu tinha para seguir em frente. Lembrou-me de tudo que eu já tinha vencido até ali e do que ainda seria necessário vencer para transcender o desafio que se apresentava a mim. Ela me disse: "Filha, reaja! Você não me pertence. Você é do mundo e sua missão é para o mundo! Eu sempre soube que você é do mundo". E leu para mim a seguinte mensagem:

> Uma mulher que carregava seu filho nos braços disse: "Fala-nos dos filhos".
> E ele disse: "Vossos filhos não são vossos filhos. São filhos e filhas da ânsia da Vida por si mesma. Vêm através de vós, mas não de vós. E, embora vivam convosco, não vos pertencem. Podeis outorgar-lhes o vosso amor, mas não os vossos pensamentos; porque eles têm seus próprios pensamentos. Podeis abrigar seus corpos, mas não suas almas; porque suas almas moram na mansão do amanhã, que vós não podeis visitar, nem mesmo em sonho. Podeis esforçar-vos por ser como eles, mas não procureis fazê-los como vós. Vós sois os arcos dos quais vossos filhos são arremessados como flechas vivas.
> O Arqueiro mira o alvo na senda do infinito e vos estica com toda Sua força para que Suas flechas se projetem, rápidas e para longe. Que vosso encurvamento na mão do Arqueiro seja vossa alegria; pois assim como Ele ama a flecha que voa, também ama o arco que permanece estável".
>
> (GIBRAN, 1978, p.15)

Diante de toda aquela dor, descobri que precisava mudar. Descobri que as trevas existem, que a maldade existe. Lembrei-me, porém, no meio de todo aquele caos, da minha criança interior, da menina Ailla que habitava dentro de mim. Lembrei-me de quem ela é e de tudo que já tinha feito, enfrentado, estudado e escutado. Lembrei-me da minha essência. E, quando me deparei com a escuridão do mundo, reconectei-me com minha luz. Fui ao fundo do poço como jamais tinha experimentado, e lá, descobri uma mola que me impulsionou para cima. Descobri que nem só de alegria vive o homem, mas que da lama nasce o lótus. Quando acolhi minha dor, consegui transcendê-la. Descobri que sou mais humana do que todos pensam, que também sofro e que uma cicatriz não se forma em um morto; cicatrizes significam que "Eu sobrevivi!". Descobri que, definitivamente, precisava começar de novo... Por onde? Por dentro!

Foi então que resolvi potencializar a utilização das minhas técnicas terapêuticas comigo mesma... Anjos físicos e espirituais estenderam-me suas mãos e percebi que nunca estive sozinha... Recebi do Universo absolutamente todas as respostas que procurava. Usando minhas próprias ferramentas terapêuticas, meditando, respirando, aplicando-me Reiki e praticando Yoga, fui me curando e, aos poucos, comecei a renascer e voltei a sorrir. Descobri em meu íntimo a força da autocura. Em poucos dias larguei as medicações e me tornei a prova viva de uma frase que o velho Chico falava: "Isso também vai passar". Sempre passa e sempre somos mais fortes do que pensávamos ser! Compreendi ainda mais que algumas dores vêm para nosso bem maior. Entendi que ainda tenho medos e desafios, mas que eles existem para serem enfrentados. Descobri quem são meus verdadeiros companheiros na vida e que eu mesma posso ser minha melhor amiga ou, minha pior inimiga. Aprendi que nem todas as pessoas são amor como eu pensava, mas que nosso compromisso é saber ser amor, mesmo que não o sejam conosco.

Reagendei todos os meus sonhos e estabeleci metas para cumprir cada um deles. Todo o Universo conspirou a meu favor quando passei a conspirar novamente com ele. Compreendi que, mesmo quando estamos enfraquecidos, podemos ser luz para nós e para os que nos cercam. Desconstruí a obrigação de ser sempre uma fortaleza de equilíbrio. Hoje, estou aqui mais viva e mais forte que nunca! Repleta de aprendizados e com mais bagagem ainda para todos que necessitarem de mim. E, entendendo o que é uma grande crise emocional, sinto-me pronta para contribuir para que outras pessoas possam superar as suas.

Foi exatamente assim que este livro e o projeto "Essencial'mente" surgiram. Do momento em que saí da escuridão e fui ao encontro da luz, entendi por que o ponto mais escuro da noite antecede a chegada do sol. Minha criança interior floresceu e foi ela quem me deu maturidade para escrever esta obra, criar minha personagem "Aillinha" e expandir meus conhecimentos em forma de novos projetos para o mundo.

Escrevi, inicialmente, o livro *Essencial'mente Yoga* e, logo após concluído e publicado, o *Essencial'mente Reiki* já se formou em minha mente.

Dentro de cada pessoa reside uma criança; muitos de nós nos esquecemos dela! Conforme envelhecemos, os desafios da vida aumentam, as decepções surgem e as responsabilidades crescem. Vamos nos tornando rígidos e nos afastando da leveza, da doçura e da alegria da nossa criança interior. Esquecemo-nos da nossa capacidade de acreditar, do nosso poder de criar, de brincar. Esquecemos até mesmo de crescer espiritualmente. Eu sei que precisamos ensinar nossas crianças sobre dor, maldade e crueldade... Há não muito tempo, minha criança queria "salvar" o mundo e acreditava na bondade de todos os corações. Eu acreditava que todos os seres eram capazes de amar. Mas as experiências me ensinaram sobre as dualidades; quanto mais de perto tocamos a alma das pessoas, mais escuridão podemos perceber. Porém, acredite, mais luz podemos enxergar também. Hoje compreendo com duras lições que a Terra, de fato, não é um local seguro e tranquilo para se viver, e que a perversão grita silenciosamente.

Mas, observem, eu não teria chegado até aqui se por diversas vezes não tivesse falado para minha criança: "Deixe isso pra lá! Vamos brincar? Vamos sorrir? Vamos amar?" Existe muito amor disponível neste mundo, para todos. Enquanto não acolhermos nossa criança interior e a sua forma doce de ver o mundo, vai continuar faltando vida, faltará alegria, faltará amor...

Não importa qual situação está enfrentando no momento, existe uma imensa força dentro de nós, pronta para transformar este momento. Não importa se a pessoa está há muito tempo presa em seu próprio casulo: somente ela pode escolher o momento certo para bater suas asas e se direcionar rumo ao que quiser. Cada um possui alegria suficiente para ressignificar, voar e sorrir. Para metamorfosear sua vida. Algumas vezes, sua luta não deve ser especificamente para combater o mal nos outros, mas, sim, para fortalecer o bem em si mesmo. Não deixemos que a amargura do mundo contamine nossas crianças; vamos, sim, prepará-las para a batalha! Nossa missão é pelo que somos e acreditamos. E eu acredito no amor. O amor é minha missão, e ele, mais do que qualquer outra coisa, pode nos transformar. Eu sou uma sobrevivente. Venci todas as ameaças e os medos que tive e escolhi continuar lutando por mim. Pela minha vida. Pela minha criança interior. Decidi lutar também para fortalecer aqueles que ainda não conseguem lutar por si mesmo. Encontre dentro de si todo o manancial de forças para lutar e se transformar! Para isso, é preciso reconectar-se com sua essência, *essencial'mente*!

Sigamos, então, brincando com seriedade, amando com responsabilidade e vivendo com profundidade.

Para toda dificuldade enfrentada, deixo a minha gratidão, por me fortalecer e por me fazer exatamente quem hoje sou. Pela oportunidade de deixar este livro para as pessoas que buscam, como eu, e por me fazer:

- Florescer...
- Desabrochar...
- Flor e Ser...

Recomecei. Reconstruí. Reabri minha clínica e, mais importante que qualquer reconquista profissional, consegui conquistar o domínio sobre meu próprio eu, sobre minhas emoções. Fortaleci meu propósito de vida e me reconectei com minha própria luz. Recuperei-me emocionalmente e utilizei todos os desafios que passei, como mecanismos para auxiliar outras pessoas. Abri as portas da clínica para um serviço voluntário de apoio a mulheres que sofreram abusos, e que não tinham condições de arcar com o tratamento, e expandi meus atendimentos de Reiki a diversas instituições. Eu tinha duas opções: paralisar minha vida com medo ou vivê-la com enfrentamento. Afinal, o que importa mais: o que fizeram com você ou o que você faz com o que fizeram com você? O vitimismo apenas nos transforma em coadjuvantes de nossa própria história, quando, na verdade, devemos ser os protagonistas e escrevê-la da melhor forma possível. Resgatei no meu coração o verdadeiro significado da palavra *coragem* (do latim, "agir com o coração") e encarei meus medos. Assim, desconstruí a imagem de "mundo bom" e entendi que, muitas vezes, precisamos ter firmeza e atitude, e isso também é amar. "Coincidentemente", após me dedicar energética e terapeuticamente ao resgate do meu sagrado feminino, com a intenção de me curar das situações de abuso enfrentadas, curei meus ovários policísticos que me acompanhavam há mais de dez anos e que nenhum outro tratamento anterior havia resolvido. Exames demonstraram o desaparecimento das pedras que eu tinha nos rins, bem como a necessidade de diminuir a medicação para a tireoide. Livrei-me também de uma anemia e de frequentes infecções devidas à baixa imunidade e à falta de nutrientes em meu organismo. **Transformei-me na prova viva de que temos o poder de curar nossa vida!**

Tudo que vivi fechou um ciclo para que eu pudesse chegar a este livro. Cada ensinamento aqui compartilhado é uma ferramenta valiosa que ajudou a fazer minha própria jornada e, consequentemente, a me salvar. Somos heróis da nossa própria vida. De fato, não é fácil expor minha história e falar sobre isso abertamente, mas sei que com isso, posso contribuir para que outras pessoas que também enfrentaram crises emocionais ou depressivas façam o caminho de volta para casa e se empoderem. Com tudo que vivi, entendi que se perder também faz parte do caminho, e que é integrando nosso lado humano com o divino que realmente encontramos nossa essência.

A Ailla inocente morreu para que pudesse renascer uma Ailla mais forte, porém mais amorosa. O reconhecimento da dualidade e o entendimento de que a luz também atrai mosquitos nos conduz à compreensão de que, mesmo que a maldade exista, isso não é motivo para desistir dos seres humanos; é motivo, sim, para lutar pelos que necessitam.

Atualmente, dedico-me a compartilhar meus conhecimentos com o mundo. Tenho mais de 60 mil seguidores em minhas redes sociais, conquistei mais de 60 certificações, formei quase mil alunos no Brasil e no exterior. Meu foco é trabalhar pelo despertar da consciência, exercitando autoconhecimento, autocura e dedicando-me integralmente à missão de minha alma. Divido meu tempo ministrando cursos, aulas, realizando atendimentos psicoterapêuticos, obras espirituais, trabalhos voluntários, e pretendo nunca parar de estudar e aprender. O Amor é minha principal ferramenta, o elemento primevo para a transformação de vidas, o que se dá pela evolução espiritual e pelo resgate da essência que reside no íntimo de cada ser.

Dentre minhas certificações e conquistas, destaco as seguintes:

- Graduada em Psicologia pela Pontifícia Universidade Católica de Minas Gerais (PUC-MG).
- Professora internacional de Yoga registrada no Yoga Alliance®.
- Mestre em Reiki, especialização com Johnny De' Carli, no Peru.
- Terapeuta floral certificada pelo Bach Centre da Inglaterra.
- Aromaterapeuta e cromoterapeuta com certificação concedida pelo alemão Dr. Dietrich Gumbel.

- Mestre em hipnose clínica e regressão de memória.
- Educadora e pesquisadora de práticas integrativas de saúde e de neurociência, com produções especialmente sobre medicina integrativa, meditação e respiração.
- Idealizadora e diretora do *Núcleo de Yoga e Terapias Integrativas* e do voluntariado *Mãos de Luz*, que já atendeu e atende a milhares de pessoas e a diversas instituições, com Reiki e outras práticas integrativas de saúde.
- Criadora da Psiconeuroterapia, método clínico que integra diferentes abordagens terapêuticas no mesmo tratamento, promovendo a otimização da qualidade de vida com intervenções psiconeurocientíficas, de modo a transformar o paciente em agente de seu autoconhecimento, de sua autocura, de seu despertar de consciência.
- Criadora da Neuromeditação, método que apresenta um conceito de meditação totalmente inovador e 100% adaptado para as necessidades do mundo de hoje, possibilitando um novo paradigma de saúde, por meio de uma metodologia psiconeurocientífica, teórica e prática que preconiza a integração e o autodesenvolvimento. O método pretende ensinar ao praticante técnicas de meditação, relaxamento e respiração imensamente assertivas, abordando a relação da neuromeditação com a neurociência, a física quântica, a medicina energética, o psiquismo, dentre outros, além de integrar conhecimentos do Yoga, do Reiki, da Cromoterapia e de diversas outras práticas integrativas de saúde.
- Criadora do programa "Essencial'mente Yoga" e da personagem animada Aillinha que, no universo online, chegam a milhares de pessoas em todo o mundo.
- Escritora, desenvolvendo atualmente minha quinta obra.

Minhas redes sociais cresceram muito e aumentaram significativamente os pedidos para eu ministrar cursos e workshops em outras cidades e países. Assim, comecei a pensar em soluções para chegar a mais pessoas. Meus seguidores e alunos que estavam distantes começaram a solicitar que eu fizesse vídeos, aulas e materiais para que pudessem estar mais "próximos" de mim e aprendessem comigo. Criei, então, a personagem Aillinha e tive a ideia de, com ela, lançar um curso online para que eu estivesse perto, ou melhor, dentro da casa dos meus alunos, de forma que eles pudessem me ver e fazer exercícios práticos no momento em que quisessem e pudessem. E foi assim que surgiu as obras *Essencial'mente Yoga* e *Essencial'mente Reiki*. Na verdade, eu nem tinha a pretensão de escrever livros, mas em livros se tornaram. Comecei a realizar um roteiro de gravações para ministrar um curso online de respiração e, de repente, surgiu a intuição de escrevê-los.

No fim, compreendi que tudo era uma questão de aprendizado. Era sobre aprender uma nova linguagem; a linguagem do amor incondicional. E, em seguida, ensiná-la, com a consciência de que, na realidade, ensinar é aprender. Foi então que percebi: não importa o que eu enfrente, por mais difícil que seja e por mais triste que eu esteja, sempre posso encontrar dentro de mim um manancial de força para seguir em frente, ser luz e iluminar o caminho de outras pessoas.

Fazendo uma retrospectiva da minha história, reflito sobre o significado do meu nome. *Ailla* é um nome árabe. Algumas pessoas perguntam se meu nome é artístico ou espiritual, mas, "misteriosamente", recebi esse nome de batismo, no momento do meu nascimento. Um nome oriental, carregado da força de minha missão. Segundo minhas pesquisas, meu nome tem o mesmo significado de *Yoga*, "união", "integração", e é equivalente ao significado de *holístico* [do grego *holos*, "inteiro", "totalidade"], e da Psiconeuroterapia, método terapêutico que desenvolvi e que anteriormente era chamado de Psicoterapia Uno. Minha filosofia de vida flui na integração.

A grande reflexão, porém, é que, sem amor e união nada faz sentido neste mundo. Que nosso coração esteja sempre aberto para aprender com a diversidade do *Uni'Verso*. Nenhum caminho é melhor que outro, eles são diferentes porque existem pessoas diferentes, mas todos possuem o mesmo destino: a União e o Amor! O melhor caminho é aquele que faz o SEU coração vibrar! Jesus não era cristão e Buda não era budista, assim como Maomé não era muçulmano. Eles eram mestres que ensinavam a AMAR.

Que o amor seja eternamente o nosso caminho! E o respeito e a humildade seus grandes aliados! Encontre o propósito de sua alma e lute por sua missão até o fim. Não importa os obstáculos que surjam: se for o caminho do seu coração, sempre terá forças para vencer. Dizem que "alma mole e vida dura, tanto bate até que cura". Eu prefiro dizer que "alma *forte* em vida dura, tanto bate até que cura".

Coloque agora tudo do mundo no modo mudo e aumenta o volume do seu coração! Acredite em você! Os caminhos são tortos. As portas largas nem sempre são as melhores, as decepções chegam... mas há muita coisa linda lhe esperando lá na frente e, especialmente, no sagrado aqui e agora. Tudo passa: da alegria exacerbada à tristeza profunda, tudo passa. Não importam os espinhos do caminho; se eles o espetarem, aprenda com eles e escolha enxergar as flores. Insista e invista no amor, principalmente no amor-próprio. Comece seus dias e projetos sorrindo para o Universo e para seu o coração! A alegria está aí! Regue-a e verá que ela crescerá! Conecte-se, encontre seu centro e permaneça nele. Os dias desafiadores (ou angustiantes) existem para nos provar que podemos ser luz, mesmo em meio às trevas. Dias difíceis existem para que exercitemos a paciência, a doçura, a fé e a confiança no Universo. O Planeta Terra é uma escola: estamos aqui para crescer, aprender e depois voltar para casa. Façamos do nosso lar temporário um templo de amor e aprendizado constante. Que a esperança pulse em você. Hoje e sempre!

Nãos e iluda com estereótipos, ser professor(a) de Yoga ou mestre em Reiki não nos torna melhor que ninguém. Considero-me uma pessoa "iluminada", sou uma pessoa "zen" pelo que sou, por tudo que aprendi com meus alunos e com meus pacientes; muito mais do que tudo que ensino a eles.

Posso contar um segredo? A maior postura *yōgi* é aquela adotada diante de cada tombo da vida: sorrir, superar, aprender e reerguer-se!

Seja o herói da sua vida.

Eu acredito em você!

Seja a sua essência, *essencial'mente*!

Reiki

As mãos como ferramenta de transformação

O toque para tratar, para amenizar as dores ou para fazer relaxar é um velho instinto que compartilhamos com outras espécies. Quando um filhote de gato ou de cachorro se fere, o primeiro instinto de sua mãe é lamber o local afetado. Quando uma criança cai, ela também quer que sua mãe a toque e a acaricie. Quando nos machucamos, imediatamente tocamos a região lesionada.

O próprio mestre Jesus utilizava-se da imposição de mãos para aliviar os desconfortos físicos e emocionais das pessoas. O toque é fonte de calor, é fonte de carinho, de amor e de cura.

Técnicas de imposição de mãos com intenção de cura sempre existiram em diversas culturas e religiões, e ainda hoje são utilizadas em práticas terapêuticas em todo o mundo. A benção do padre, o passe espírita, as orações de intercessão dos pastores, a benção das benzedeiras, a canalização do Johrei, a doação de Deeksha, os *hasta mudrās* do Yoga e o Reiki, entre outras práticas, também exemplificam a imposição de mãos com intenção de cura.

Totalmente independente de crenças e de religiosidade, o Reiki é uma energia disponível e inerente a todas as formas de vida. Ele trabalha principalmente com a imposição de mãos para a harmonização energética e pode ser aplicado em pessoas, animais, plantas e até mesmo em residências ou ambientes de trabalho, trazendo proteção, paz interior e expansão da consciência.

Segundo De' Carli:

O Método Reiki é um sistema natural de harmonização e reposição energética que mantém ou recupera a saúde. É um método de redução de estresse. Reiki é um sistema próprio para despertar o poder que habita dentro de nós, captando, modificando e potencializando energia, funcionando como instrumento de transformação de energias nocivas em benéficas. [...] Rei significa "universal" e refere-se ao aspecto espiritual, à Essência Energética Cósmica que permeia todas as coisas e circunda tudo que existe. Ki é a energia vital individual que flui em todos os organismos vivos e os mantêm. Quando a energia Ki sai de um corpo, ele deixa de ter vida. A energia Reiki é um processo de encontro dessas duas energias, a Energia Universal e nossa energia física.

(De' Carli, 2011, p. 28)

O Reiki é um sistema terapêutico que utiliza principalmente o toque das mãos para transmitir energia, mas que pode também ser aplicado por meio do pensamento, de meditações e até mesmo a distância. Sua utilização certamente é mais antiga do que qualquer relato escrito a seu respeito. Sua história oficial, no entanto, começa no final do século 19, no Japão, com Mikao Usui, a pessoa responsável por fundamentar o método Reiki tal como é hoje conhecido (fig. 04).

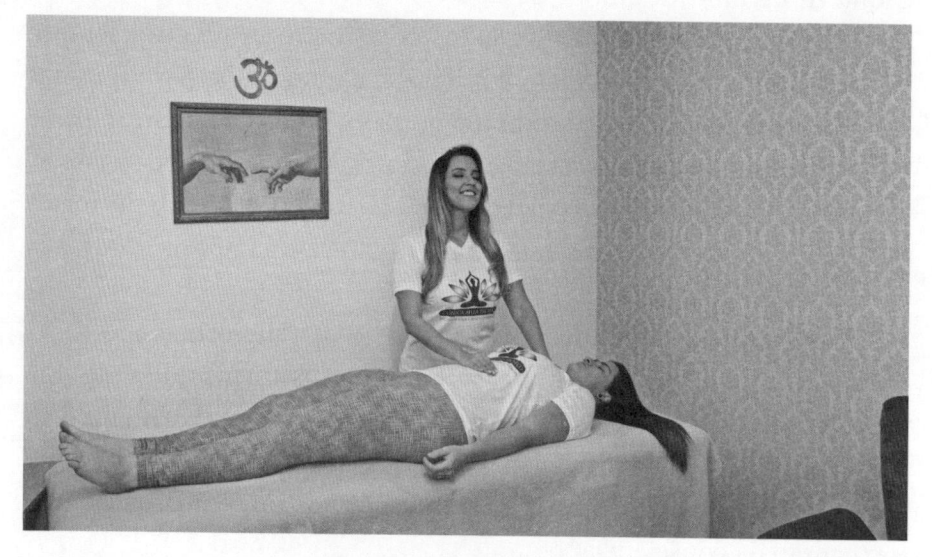

Fig. 04 - Aplicação de Reiki

Os Cinco Princípios do Reiki, formulados por Mikao Usui, mostram que, para ele, o Reiki era mais que uma terapia: era um caminho espiritual ou uma filosofia de vida:

Os Cinco Princípios do Reiki

1. *Somente por hoje, não se aborreça.* A raiva baixa o padrão energético do ser humano drasticamente e prejudica sua saúde física e emocional. As pessoas que nos cercam geralmente estão envolvidas karmicamente conosco, apesar de serem centelhas independentes. Por isso, tenha paciência com o ritmo de cada um e tenha receptividade com os desafios de sua vida, que chegam para seu crescimento. Somente por hoje, não se aborreça.
2. *Somente por hoje, não se preocupe.* Preocupações, dificuldades, karmas, limitações, assédios do mundo, provações e barreiras surgem para que o aperfeiçoamento contínuo se processe. A preocupação com o amanhã retrata a falta de fé. A fé inabalável é o primeiro atributo de um caminho espiritual. Compreender as lições divinas é dar sequência ao movimento energético universal. Faça sua parte e entregue sua vida nas mãos do Universo. Deus, ou a força da atração, como quiser chamar, lhe direcionará o que for necessário. Preocupar-se é inútil. Desapegue-se e deixe fluir. Somente por hoje, não se preocupe.
3. *Somente por hoje, expresse sua gratidão e honre seus pais, os mestres e os idosos.* Já ouviu dizer que quanto mais agradecemos, mais teremos a agradecer? Os acontecimentos que consideramos bons nos trazem sorrisos, as circunstâncias que nos trazem dor se transformam em aprendizado. Nada é em vão. Seja grato por tudo e entenda que, na maioria das vezes, a alegria está no simples. Quando nos sentimos gratos, ativamos o sistema de recompensa do cérebro, localizado numa área chamada *nucleus accumbens*, responsável pela sensação de bem-estar e de prazer. Quando o cérebro reconhece nosso sentimento de gratidão por algo que nos aconteceu, dá-se a liberação de

dopamina, importante neurotransmissor que aumenta a sensação de regozijo e faz com que pessoas frequentemente gratas experimentem níveis elevados de vitalidade, otimismo, relaxamento e satisfação. A gratidão estimula também a liberação de ocitocina, hormônio que gera paz interior e tranquilidade, estimula os vínculos afetivos e reduz a angústia, o estresse e a ansiedade, facilitando o controle de estados mentais negativos e desnecessários.

Cada um oferece o que tem. Os pais, embora com defeitos e erros, visam (ou visaram) a oferecer o melhor para seus filhos. Em último caso, se isso não ocorreu, devemos entender que, mesmo assim, eles concordaram, antes de você encarnar, em lhe conceder a vida. Se hoje você está envolvido com o aprendizado do Reiki e com a vida, é porque lhe foi permitido encarnar por meio de seus pais. Portanto, honre-os.

Todos os mestres espirituais, independentemente da linhagem, estão encarregados de contribuir com nossa evolução. Por isso, honrá-los é uma obrigação. Respeite todos os mestres.

Os idosos merecem o respeito de todos devido ao aprendizado da vida. Mesmo que você considere que eles não tenham aprendido nada, não julgue. Respeite-os e honre-os.

4. *Somente por hoje, seja aplicado em seu trabalho e ganhe sua vida honestamente.* Honestidade não é virtude, é obrigação. Somente por hoje, ganhe sua vida honestamente.

5. *Somente por hoje, seja gentil e tenha amor por tudo o que é vivo.* Tudo está vivo, porém vibrando em diferentes níveis de energia. Amar tudo o que é vivo é amar toda a criação de Deus e, assim, AMÁ-LO. Toda consciência é Deus! Somente por hoje, seja gentil com todas as formas de vida.

Todos os princípios do Reiki começam com "Somente por hoje", isso porque o agora é o momento mais importante de sua vida, o único no qual você pode viver, sentir, aprender e amar verdadeiramente.

Em Japonês

- *Kyo dake wa* – Somente por hoje.
- *Okoru na* – Não se zangue.
- *Shinpai suna* – Não se preocupe.
- *Kansha shite* – Expresse sua gratidão.
- *Gyo wo haga me* – Seja aplicado em seu trabalho.
- *Hito ni shinsetsu ni* – Seja gentil com os outros.

O Reiki proporciona enormes benefícios, tanto para a saúde física quanto para a espiritual, auxiliando no tratamento de inúmeras doenças e proporcionando muito mais qualidade de vida. É uma técnica natural, maravilhosa e transformadora, que atua como uma incrível ferramenta para a evolução pessoal daqueles que a recebem. A prática consiste em uma terapia séria e se pauta em um trabalho respaldado e comprovado cientificamente, garantindo máxima segurança para todos que se submetem ao tratamento. Não existe qualquer tipo de restrição quanto à terapia, que é absolutamente indicada para qualquer ser vivo. Reiki é um sistema natural de harmonização e reposição energética que objetiva restabelecer a conexão consigo mesmo e cuidar da saúde física, mental, emocional, espiritual e energética, totalmente independente de crença ou de religião.

Na apostila *Usui Reiki Ryoho Hikkei* entregue pelo mestre Mikao Usui – criador do método Reiki – aos seus alunos, consta parte de uma entrevista concedida pelo próprio Dr. Usui sobre seu método:

> A técnica objetiva primeiro a saúde da mente e, depois, a saúde física para treinar e fortalecer a mente e o físico. Serve também para direcionar um caminho correto de vida, observando as palavras deixadas pelo imperador Meiji. Se a mente estiver no caminho correto e saudável, o corpo físico será fortalecido naturalmente. Sendo assim, será missão da *Usui Reiki Ryoho* completar física e psicologicamente uma vida com paz e prazer, ajudando no tratamento de problemas de saúde, dentre outros, promovendo, assim, a felicidade de si próprio e de terceiros.

O Reiki é uma energia completa por si só. É uma energia de completo equilíbrio, pois contempla a junção de uma vibração inteiramente espiritual *(Rei)* com uma vibração inerente ao mundo físico *(Ki)*.

Como vimos, Johnny De' Carli afirma que *ki* é a energia vital que flui em todos os organismos vivos. Essa energia é captada, produzida e armazenada pelo corpo, e sua quantidade determina o grau de saúde de uma pessoa. Quando o ki deixa o organismo, a vida cessa; portanto, *ki* é uma energia essencial para vida na Terra. Tudo o que tem vida contém *ki* e o irradia: o *ki* é a energia biomagnética da aura. Essa energia recebe nomes diferentes em cada cultura: na Índia é *prāna*; nos países islâmicos, *baraka*; na China, *chi* e no Japão, *ki*. Os polinésios a chamam de *mana*; os índios americanos de *orenda*; os judeus de *ruach*. Pitágoras a chamava de *fogo central*; Hipócrates, de *fogo interior*; os alquimistas, de *fluido da vida*; Mesmer, de *magnetismo*; Reich, de *orgônio* e a antiga União Soviética, de *energia bioplasmática*. É uma energia oriunda do Sol, e pode ser captada da radiação desse astro, de alimentos frescos, do ar e também de aplicações do Reiki. (De' Carli, 2006)

Essa energia permite que o ser possa entrar em contato com sua essência e com Deus, relembrando sua verdadeira identidade, que já é similar à perfeição Divina, isto é, o autoconhecimento. Um de seus diferenciais é que *não ocorre desgaste da energia vital do reikiano,* porque a pessoa é apenas uma ponte (ou um canal) da energia superior. Ao aplicar Reiki, o reikiano recebe grande parte da energia, por isso, recomenda-se chamar seu paciente de colaborador, afinal, um colabora com a evolução do outro. A energia é por si só inteligente, portanto, sabe exatamente como e onde atuar.

Em nosso auxílio estão nossos mentores e anjos guardiões, mas não é necessário ouvi-los ou ser intuitivo para aplicar o Reiki, pois ele depende apenas da iniciação, do amor, da conexão com Deus e da autoentrega para fluir. É muito importante que usemos a intuição na aplicação do Reiki. Tenha consciência sempre de que, mesmo que a energia Reiki seja pura, a pessoa que aplica *deve estar bem para direcioná-la ao outro.* O toque é muito importante e também transmite energias, se a pessoa não estiver bem, deve se cuidar primeiro para depois atuar como um terapeuta reikiano. É essencial que o terapeuta trabalhe sua autoaplicação, autocura e autoconhecimento.

Dica Essencial

Caso você seja reikiano, jamais considere que foi responsável por alguma cura. Por mais que alguma melhora tenha acontecido após a sua intervenção com a aplicação de Reiki, conscientize-se de que você é apenas um instrumento da energia Universal.

Benefícios do Reiki

- Reduz o estresse e a ansiedade.
- Fortalece o sistema imunológico.
- Contribui com a saúde mental.
- Aumenta a qualidade de vida.
- Gera autoconhecimento e autocura.
- Elicia o equilíbrio energético e espiritual.
- Aumenta o foco e a concentração.
- Elimina vibrações negativas e protege energeticamente.
- Diminui os sintomas de depressão e síndrome do pânico.
- Possibilita que você trabalhe como um voluntário ou profissionalmente.
- Gera bem-estar e harmonização emocional.
- Simplicidade e praticidade.
- Rompe energeticamente as fronteiras de tempo e de espaço.
- É holístico, ou seja, trata o indivíduo em todas as suas dimensões.
- Sem conotação religiosa ou credos.
- Não desgasta energeticamente o reikiano.
- Possibilita o autotratamento.
- É seguro e complementar a qualquer tratamento.

Em nosso Planeta há muitos terapeutas e médicos do corpo físico, pois a natureza dessa humanidade, ainda muito materialista, fez com que o ser humano priorizasse cuidar inicialmente da matéria. O reikiano, por sua vez, tem a missão de cuidar de outros aspectos da consciência do ser, sem se esquecer, é claro, do mundo material. Por isso, podemos afirmar que o reikiano possui a missão de dedicar-se ao alívio das dores da alma de seus semelhantes. Entretanto, apesar de todos os benefícios científicos que comprovam a eficiência do método Reiki, não é ético que um terapeuta Reiki prometa qualquer tipo de "cura" ao seu colaborador. E é muito importante que o reikiano sempre reconheça e respeite a importância de intervenções relacionadas a tratamentos convencionais. O Reiki não descarta a utilização de nenhuma ferramenta da medicina tradicional. E caso algum reikiano interfira nas orientações de seu médico, desconfie! Atualmente, observa-se um número cada vez maior de curadores de corpos energéticos, pois a humanidade precisa trabalhar as vibrações sutis para desenvolver a transformação planetária e a evolução espiritual. Neste cenário cósmico, o papel do reikiano é importantíssimo e, antes de tudo, consiste em iluminar e a amar. Somos seres físicos, energéticos e espirituais e precisamos integrar os cuidados que abrangem todos esses campos.

A História do Reiki

O Reiki teve origem nos primórdios da humanidade. A utilização dessa energia certamente é mais antiga que qualquer registro escrito. Acredito que, quando o corpo humano foi projetado para este Planeta, o Reiki foi incorporado em nosso código genético, afinal, ele é uma parte de cada um de nós e um dia foi universal. Segundo algumas canalizações, nos primórdios do Planeta Terra, as crianças das antigas civilizações aprendiam sobre o Reiki e as energias mantenedoras do cosmos ainda em sua infância, porém, as mudanças na Terra, que destruíram as antigas civilizações, produziram vários conflitos culturais, fazendo com que os sistemas terapêuticos ancestrais fossem aprendidos somente pelas pessoas que estavam preparadas.

Quando, no século 19, um japonês chamado Mikao Usui buscou a origem dos métodos de cura que Jesus e outros mestres utilizaram, ele realmente encontrou vestígios similares a essa técnica nas culturas mais antigas da civilização e, inclusive, encontrou relação entre o berço de estudo do Reiki e diversos ensinamentos compartilhados na Índia antiga, que envolvem a filosofia do Yoga.

A presença de Jesus na história das técnicas de imposição de mãos é um fato, o que nos faz pensar que, se ele ensinou essa imposição a outros, muito provavelmente ela se espalhou pelo mundo antigo. Esses ensinamentos se perderam devido à intervenção egoísta do homem que ocultou e reinterpretou muitos conhecimentos de acordo com seus interesses, e assim, muitos ensinamentos permaneceram ativos apenas entre algumas culturas orientais que utilizavam, mas não divulgavam sua existência. Lembremos as palavras de Jesus: "Em verdade, em verdade vos digo, que aquele que crê em mim fará também as obras que eu faço e outras maiores fará, porque eu vou para junto do Pai". Todos temos acesso à energia Reiki e utilizá-la faz parte de nossas raízes ancestrais.

Técnicas de imposição de mãos similares à do Reiki sempre existiram em todas as culturas. Mas a história oficial do método Reiki começa em março de 1922, com o *Sensei* (mestre) Mikao Usui, que teve somente quatro anos para divulgar a técnica, pois, durante uma viagem a Fukuyama, em 1926, aos 62 anos de idade, Usui desencarnou.

Existem muitas controvérsias a respeito da história oficial do Reiki, acredita-se que isso aconteceu porque, com a chegada do Reiki no Ocidente, algumas versões foram criadas para ampliar a aceitabilidade dessa técnica. Conta a lenda que, uma das mestres mais importantes do Ocidente, precisou, inclusive, começar sua atuação por meio de uma licença de massoterapeuta. Antes de julgar qualquer acontecimento, precisamos compreender que habitamos um mundo no qual, em um passado não muito distante, ainda se queimava mulheres curandeiras como bruxas, pelo simples fato de fazerem uso de medicinas naturais e ancestrais.

O Reiki existiu sim antes de Mikao Usui – pois trata-se de uma energia que não pode ser criada, mas, sim, mantida e ampliada. Porém, constituiu-se como método por intermédio de Mikao. Dentre as informações EQUIVOCADAS compartilhadas, podemos destacar:

- *Dr. Usui era Padre*: sabe-se hoje que o relacionamento de Usui com as religiões teria perpassado especialmente pelo budismo, tendo ele inclusive sido sepultado no Templo Budista Saihoji, em Tóquio.

- *O Reiki é Tibetano*: conforme explicado anteriormente, ao longo da história da humanidade, diversas culturas e religiões têm estudado essa energia, porém, o método Reiki, desenvolvido por Mikao Usui não é oriundo do Tibet, mas, sim, do Japão.
- *Dr. Usui era Professor Universitário de Teologia*: não foram encontrados registros de Mikao Usui como aluno ou professor nem nas universidades do Japão nem em outras universidades presentes em outros países, que afirmassem que ele tenha passado por elas. Usui não havia concluído nenhuma formação universitária e o título de "Doutor" lhe foi atribuído respeitosamente pelos seus próprios alunos de Reiki.

História oficial do Reiki

Com o passar dos anos, o sucesso do método Reiki somente aumentou e, com isso, diversas pessoas começaram a escrever sobre sua possível origem. Alguns autores afirmaram que o Reiki nasceu no Tibet, outros, no Egito, já outros afirmaram que ele tenha nascido na antiga civilização de Atlântida ou na Lemúria, ou ainda que os mestres ascensos ou seres extraterrestres o trouxeram para nosso Planeta. O fato é que, embora algumas dessas informações possam fazer sentido, ainda são escassas do ponto de vista científico e histórico.

Em fevereiro de 1927, logo após a morte de Mikao Usui, um memorial foi construído e até hoje se mantém em um cemitério público, junto ao templo Sajinami, em Tóquio, onde foram colocadas as cinzas de Usui, as de sua mulher e as de seu filho. O memorial consiste em uma grande pedra que, escrita em antigo *Kanji*[4] japonês, descreve uma parte vida de Mikao Usui. Meu mestre, Johnny De' Carli, costuma dizer que "no memorial não há lendas". Em seus livros ele nos apresenta a tradução do memorial, conforme se vê a seguir:

---

4. Os *kanji* são caracteres da língua japonesa, adquiridos a partir de caracteres chineses, da época da Dinastia Han. No mundo ocidental, *kanji*, também é sinônimo de ideograma.

Memorial a Mikao Usui

(Extraído do livro *Reiki: Apostilas Oficiais*, de Johnny De' Carli)

Monumento ao Sensei Usui por sua honrada obra

Aquilo que se pode realizar naturalmente, por meio do desenvolvimento e da educação, é chamado de VIRTUDE. É chamado de MÉRITO difundir um método de liderança e ajudar praticá-lo. Somente as pessoas de muitos méritos e de grande quantidade de virtudes é que podem ser consideradas grandes criadoras: pessoas que começam um novo aprendizado e criam uma nova seita entre sábios, filósofos, gênios, etc., tornam-se conhecidas desde tempos remotos. Podemos dizer que Sr. Usui é uma dessas pessoas.

Ele começou, de um modo novo, um método de aperfeiçoar o corpo e o espírito baseado na energia Reiki do Universo. Ao ouvirem rumores sobre a técnica, pessoas que queriam aprender esse tratamento terapêutico e se tratar afluíram de todas as regiões imediatamente.

Sr. Usui, cujo nome popular é Mikao e o nome de batismo é Gyohan, veio de Taniai – Village, distrito de Yamagata, prefeitura de Gifu. Ele tinha um antepassado chamado Tsunetane Chiba que teve participação ativa como comandante militar entre o término do período Heian e o início do período Kamakura (1180-1230). O nome real de seu pai é Taneuji e o nome popular é Uzaemon. Sua mãe era oriunda da família Kawai.

Usui nasceu em 15 de agosto de 1865. Educou-se em meio as dificuldades de sua infância. Estudou com afinco e bastante esforço. Suas habilidades sempre foram muito superiores as de seus amigos.

Depois de crescido, foi para Europa e posteriormente para a América (USA) e também estudou na China. Apesar de seu talento, nem sempre foi bem-sucedido na vida. Embora compelido a levar uma vida infeliz e pobre, amiúde tinha de redobrar esforços para fortalecer o corpo e a mente sem esmorecer ante as dificuldades.

Um dia, Usui subiu o monte Kurama, onde iniciou penitência. Enquanto jejuava, sentiu, no vigésimo segundo dia, a grande energia Reiki sobre sua cabeça. Assim, ao mesmo tempo em que era despertado espiritualmente, adquiriu o poder terapêutico da energia Reiki.

Quando tentou usá-la em seu próprio corpo e em seus familiares, obteve resultados imediatos. Ele disse: "É muito melhor dar esse poder largamente para um número grande de pessoas no mundo e desfrutá-la entre eles, do que mantê-la exclusivamente entre os membros própria família".

Sensei Usui mudou sua residência para Aoyama Harajuku, Tóquio, em abril de 1922, onde estabeleceu um instituto no qual o tratamento com a energia Reiki era amplamente ministrado ao público. As pessoas, vindas de todas as distâncias para pedir orientação e tratamento para seus problemas de saúde, faziam enormes filas.

Em setembro de 1923, Tóquio sofreu um grande incêndio ocasionado por um terremoto no distrito de Kanto. Pessoas feridas e doentes padeciam de dores em todos os lugares. Sensei Usui ficou muito tocado com tudo aquilo e se mobilizou com a terapia Reiki, percorrendo toda cidade diariamente. Não podemos calcular quantas pessoas foram salvas da morte por sua devoção. Sua atuação ao estender suas mãos de amor por sobre aquelas pessoas que sofriam, naquela situação de emergência, se destacou.

Depois disso, a clínica ficou pequena para receber visitantes e ele teve de construir uma nova casa em Nakano, fora da cidade (em fevereiro de 1925), transferindo-se para lá. Como sua reputação aumentava bastante, com frequência recebia convites vindos de todos os lugares do país. Atendendo a seus pedidos, viajou para Kure e Hiroshima. Em uma estalagem em que se hospedou durante seu trajeto, contraiu uma doença, vindo a falecer abruptamente, aos 62 anos (60 anos na visão ocidental).

Sua esposa, oriunda da família Suzuki, chamava-se Sadako. Usui teve um filho e duas filhas. O nome do filho era Fuji, que o sucedeu à frente da família.

Sensei Usui era de natureza gentil e prudente e não dava importância às aparências. Tinha corpo grande e vigoroso, sua face estava sempre iluminada com um sorriso. Quando enfrentou dificuldades, seguiu adiante com determinação e perseverança, mantendo-se extremamente cuidadoso. Era um homem de talentos variados e um amante dos livros.

Detinha vasta gama de conhecimentos, que iam desde história, ciência médica, psicologia, cristianismo e budismo, até o mágico reino das fadas, as ciências divinatórias e a fisiognomonia.

Em minha opinião, fica evidente para todos que o desenvolvimento e a instrução do Sensei Usui foram baseados em seu conhecimento sobre a arte e a ciência, e se tornaram a chave para criar a terapia Reiki.

Revendo os fatos, entendo que a terapia Reiki objetiva não somente tratar problemas de saúde, mas também corrigir a mente por meio da habilidade espiritual enviada por Deus, mantendo o corpo saudável e desfrutando uma vida de bem-estar. Ao ensinar essa terapia às pessoas, devemos primeiro fazer com que elas percebam as últimas instruções do Imperador Meiji e que celebrem os Cinco Princípios, pela manhã e à tarde, a fim de mantê-los sempre em mente.

Os Cinco Princípios são:

Somente por hoje...

1. Não se zangue;
2. Não se preocupe;
3. Expresse sua gratidão;
4. Seja aplicado e honesto em seu trabalho;
5. Seja gentil com os outros.

Realmente, esses importantes preceitos para o desenvolvimento são exatamente os mesmos com o qual os antigos sábios se aconselhavam mutuamente. Sensei Usui enfatizava: "Este é, seguramente, um processo desconhecido para trazer a boa sorte, e também para levar à humanidade um milagroso bálsamo para todos os tipos de problemas de saúde". Por esse processo, ele tornou seu propósito de ensinar mais claro e primoroso. Além disso, tentou tornar sua orientação tão fácil e simples quanto possível, de maneira que nada fosse difícil de ser entendido.

Sempre que você se sentar calmamente e unir suas mãos para rezar e cantar, pela manhã e à noite, vai desenvolver um som mental puro, que é a essência de fazer do dia a dia o melhor que ele pode ser. Essa é a razão pela qual a terapia Reiki pode ser facilmente ensinada para qualquer pessoa.

As fases da vida são mutáveis hoje em dia, e os pensamentos das pessoas tendem a se modificar também. Felizmente, podemos ter êxito em difundir a terapia Reiki em todos os lugares. Estamos certos de que essa energia contribui muito para impedir que as pessoas tenham seu senso de moral desordenado. A terapia Reiki jamais proporciona às pessoas qualquer coisa que não seja o benefício da recuperação de problemas de saúde de longa duração, de problemas crônicos e maus hábitos.

O número de alunos que aprenderam com Sensei Usui chegou a mais de dois mil. Alguns alunos que se destacaram e viviam em Tóquio, juntaram-se no Centro de Treinamento levando adiante seu trabalho, enquanto outros alunos no país também tudo fizeram para popularizar a terapia Reiki.

Apesar de nosso professor já ter falecido, temos de fazer o melhor para continuar passando adiante a terapia Reiki para as pessoas, difundindo-a sempre e cada vez mais.

Ah! Que grande coisa ele fez: ter generosidade, dando às pessoas o que sentiu e realizou por si mesmo!

Como resultado de nosso recente encontro e discussão de alunos, decidimos erigir um monumento em pedra, em seu túmulo, no templo de sua família, para trazer à luz sua virtuosa obra e transmiti-la à posteridade. Eu fui encarregado de fazer o epitáfio para o monumento. Como fiquei muito impressionado com seus grandes e meritórios feitos, e também fui tocado pelo calor humano de nossos alunos, que muito fazem do vínculo entre mestre e pupilo, não ousei recusar o pedido e fiz o resumo.

Do fundo do meu coração, portanto, espero que as pessoas das gerações futuras jamais se esqueçam de olhar para esse monumento com olhos abertos e maravilhados.[5]

(De' Carli, 2011)

---

5. Fevereiro de 1927. Editado por Masayuki Okada. 3º Rank, 3º Ordem do Mérito, Doutor em Literatura. Escrito por Juzaburo Ushida. 4º Rank Junior, 3º Ordem do Mérito, 4º Classe de Serviços. Contra-Almirante.

Senseis essenciais na história do Reiki

Toda filosofia conta com grandiosos mestres para que seja disseminada e ensinada em sua profunda essência. Com o Reiki não foi diferente. E para que esse precioso ensinamento acesse cada reikiano de forma fidedigna, um mestre precisa passar por uma iniciação no mestrado, realizada, necessariamente, por outro mestre que também foi iniciado por outro mestre e assim, sucessivamente, até chegarmos no criador do método: Mikao Usui. Sendo assim, temos uma verdadeira árvore genealógica do Reiki, onde torna-se possível que, cada reikiano saiba exatamente qual o trajeto seguido por essa energia, até que ela chegasse até ele. A seguir, apresentarei três grandes mestres de Reiki que compuseram os primórdios de sua história e contribuíram imensamente para que hoje, essa energia acesse tantos corações.

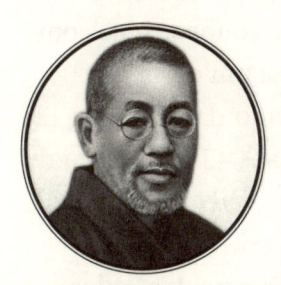

Mikao Usui

Mikao Usui era, entre outras coisas, um monge budista. Nasceu no Japão, em 15 de agosto de 1865, numa pequena vila chamada Taniai, Distrito de Yamagata. Usui estudou Kiko (a versão japonesa do Chi Kung – uma arte oriunda da China para melhorar a saúde por meio de meditação, exercícios de respiração e exercícios em movimento) num templo de budismo, no monte Kurama, em Kyoto.

Segundo William Rand, Usui viajou por todo o Japão, China e Europa em busca de conhecimento nas áreas de medicina, psicologia, religião e desenvolvimento espiritual.

Em 1914, Usui se tornou um monge budista, posteriormente, voltou, ao Monte Kurama. Ali, Usui iniciou um retiro de vinte e um dias, onde jejuou, cantou mantras, meditou e orou. No final do retiro, em março de 1922, Mikao Usui teve a sua experiência de iluminação e recebeu intuitivamente a "chave" para fazer o método Reiki funcionar. Usui aplicou então a energia em si próprio e depois na sua família e, em abril de 1922, fundou sua escola, que existe ainda hoje, denominada, Usui Reiki Ryoho Gakkai, em Tóquio.

Após seu desencarne, seus poucos discípulos passaram a difundir a técnica no Japão, só chegando ao Ocidente pelas mãos de uma havaiana chamada Hawayo Takata (1900-1980), que se submeteu a um tratamento com Reiki devido a graves problemas de saúde. Depois de curada ela passou um tempo no Japão, estudando a técnica com um dos discípulos diretos de Usui, Chujiro Hayashi. Posteriormente, Hawayo voltou para sua terra natal, onde passou a ensinar e divulgar o Reiki, sendo uma das grandes responsáveis por disseminá-lo no Ocidente.

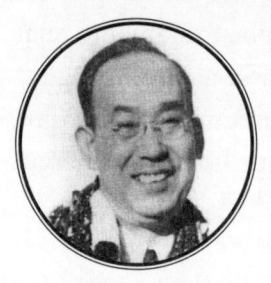

Chujiro Hayashi

Na pedra memorial que os alunos de Usui mandaram erguer para colocar em seu túmulo, está escrito que o criador do Reiki teria ensinado mais de 2000 pessoas; tendo poucas delas chegado ao Nível Shinpiden, **aquilo que** se conhece hoje como Mestrado de Reiki; **Hayashi** era um deles.

Chujiro Hayashi era médico e oficial aposentado da Marinha. Ele recebeu de Usui os ensinamentos de Mestre Reiki aos 47 anos, criando posteriormente o seu próprio método, denominado *Reiki Hayashi Shiki Ryoho*, que significa: "Método de Cura Natural Reiki de Hayashi".

Hayashi abriu uma clínica em Tóquio, onde terapeutas reikianos trabalhavam em grupo e visitavam também as casas das pessoas incapacitadas de se deslocarem. Uma dessas pessoas que recorreu à clínica de Hayashi para se curar, em Shina No Machi, foi Hawayo Takata. Hayashi faleceu com 63 anos, em 10 de maio de 1941, cometendo o autoextermínio, conforme se narra abaixo:

> Em 1938, Dr. Hayashi, como militar, sabia que uma grande guerra estava começando e que muitos homens faleceriam. Decidiu então dar o mestrado para sua esposa Chie Hayashi e para Sra. Hawayo Takata. Conta-se que Chie Hayashi dizia que seu marido sabia que a guerra era eminente e como ex-integrante das forças armadas seria convocado para lutar. Como um dedicado mestre de Reiki, Hayashi sentia-se impossibilitado de matar outro ser humano ou mesmo de participar da guerra como médico. Teria que voltar a utilizar a medicina convencional, da qual não mais concordava. Tinha também acabado de voltar de uma

viagem ao Havaí, o que o tornara suspeito de espionagem. Se ele não fosse para a guerra seria preso e executado como desertor. Preferiu morrer com dignidade pondo fim a sua própria vida na presença de sua esposa, de sua família e de amigos e alunos. No dia 11 de maio de 1940, uma terça-feira, Hayashi promoveu sua própria morte em uma vila particular, em Atami, uma estação termal perto do Monte Fugi.

(DE' CARLI, p. 77, 2011)

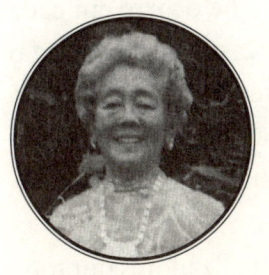

Hawayo Takata

Nascida em 24 de dezembro de 1900, em uma família de cortadores de abacaxi, na Ilha de Kauai, no Havaí, Hawayo Kawamuru casou-se com Saichi Takata – do qual adotou o sobrenome –, e teve duas filhas. Seu esposo faleceu em 1930, com apenas 32 anos de idade, de um ataque cardíaco. Durante os cinco anos seguintes, Hawayo Takata, viúva e com duas crianças pequenas, passou a ter graves problemas de saúde, dentre eles, um tumor. Pouco antes de uma arriscada intervenção cirúrgica – que poderia lhe custar a vida – Takata questionou o cirurgião se não haveria outro método para a sua cura. O médico então lhe indicou a clínica de Reiki de Chujiro Hayashi; em quatro meses ela estava completamente curada de todas as doenças no nível físico, mental e espiritual e sua cirurgia de fato não foi necessária.

Hawayo Takata começou a estudar Reiki na primavera de 1936, em seguida regressou ao Havaí onde inaugurou a sua primeira clínica de Reiki em Kapaa e recebeu os ensinamentos do Shinpiden (Mestrado) no dia 21 de fevereiro de 1938, ocasião em que Hayashi a apresentou como sua mestre sucessora.

Em 1939, inaugurou seu segundo Centro de Reiki, em Hilo, e, graças a ela, o Reiki se espalhou por todo o Ocidente.

Hawayo Takata viveu até os 80 anos, falecendo no dia 11 de dezembro de 1980, no Condado de Van **Buren**, Michigan, Estados Unidos.

A Iniciação (Denju) – A Exoneração

Uma pessoa se torna reikiano(a) somente após passar por uma iniciação que só pode ser feita por um mestre Reiki iniciado no mestrado por outro mestre. A iniciação não é uma sessão de Reiki, mas concede o "nascimento" do agente reikiano, é como um batismo. Na iniciação ocorre a abertura dos chakras para transformá-los em um canal de passagem da energia Reiki. A partir do momento da iniciação – que ocorre em cada curso de Reiki –, abre-se uma porta que, uma vez transposta, introduz o aluno a uma nova realidade. O iniciado se converte em um verdadeiro canal de energia e se torna um meio pela qual a energia do amor é conduzida, desencadeando o estado de autoconhecimento, da autocura, do despertar da consciência e da transformação.

Uma vez realizada a iniciação, os canais serão canalizadores por toda a vida, mesmo que por um longo período não sejam utilizados. Porém, esses canais se tornam mais fortes com a prática e enfraquecem por pouca utilização, mas poderão ser reativados pela simples volta à prática do Reiki.

Em cada nível do curso o aluno recebe uma nova iniciação, diferente da anterior, após cada iniciação, o iniciado poderá sentir reações emocionais, magnéticas, mentais e espirituais. Isso se deve ao processo de limpeza e expurgo que se processa no início do tratamento, mas obviamente algumas pessoas podem não sentir nada. Acontece que, tanto na iniciação quanto no tratamento de Reiki, pode acontecer de o colaborador aparentemente "piorar" um pouco, e em seguida melhorar repentinamente, algumas pessoas podem inclusive sentir desconfortos corporais durante esse processo.

A limpeza ocorrerá fisiologicamente, pelas fezes, pela urina e pelo suor, mas também por pensamentos, sonhos e pela liberação de emoções negativas que estavam anteriormente acumuladas. Após a remoção desses registros o corpo estará pronto para funcionar de forma mais harmoniosa, positiva e ser um canal mais puro da energia Reiki. Durante a eliminação é importante que o reikiano realize a autoaplicação diariamente, para facilitar o processo de limpeza. É aconselhável evitar neste período – ou pelo menos minimizar – o consumo de drogas, de álcool ou de carnes, além de outros hábitos negativos. O ideal é se alimentar de forma saudável e adequadamente. Tudo de tóxico armazenado no organismo do iniciado será transmutado com os sentimentos e os pensamentos nocivos. Por esse motivo, recomenda-se muitas vezes que aguarde o processo de 21 dias para a purificação antes da próxima sintonização.

Pesquisas que comprovam o Reiki cientificamente

Em todo o mundo existem diversas pesquisas científicas que demonstram a efetividade do Reiki enquanto técnica terapêutica, bem como seus benefícios. No Brasil, o Reiki foi comprovado cientificamente pela tese de doutorado (2013) e dissertação de mestrado (2003) do Dr. Ricardo Monezi Julião de Oliveira,[6] autor de um dos prefácios desta obra.

Em sua dissertação de mestrado, Oliveira avaliou a imposição de mãos sobre camundongos com parâmetros hematológicos e imunológicos. E os resultados demonstraram que:

> [...] nos animais que receberam a imposição de mãos, houve diminuição significativa do número de plaquetas, elevação do número de monócitos na leucometria específica e elevação da atividade citotóxica de células não aderentes [...]. Os grupos controle e placebo não mostraram qualquer alteração. Os resultados encontrados nos levam a concluir que há uma alteração fisiológica decorrente da imposição de mãos, e que há de se estudar por que ela ocorre.
>
> (OLIVEIRA, 2003, p. 19)

Já em sua tese de doutorado, o autor analisou os efeitos da prática do Reiki sobre aspectos psicofisiológicos e de qualidade de vida de idosos com sintomas de estresse. Segundo ele:

---

6. Ricardo Monezi Julião de Oliveira é docente da PUC-SP, onde leciona Anatomia, Fisiologia e Neurologia desde 2000. É pesquisador do Núcleo de Medicina e Práticas Integrativas da UNIFESP, tem Mestrado pela Universidade de Medicina da USP, doutorado e pós-doutorado pela UNIFESP.

> O estresse constitui-se como um desvio da homeostase, podendo contribuir para o desenvolvimento de uma série de sintomas que podem representar prejuízo à saúde do idoso. Esta crescente parcela da população mundial tem procurado práticas integrativas e complementares como o Reiki, técnica de imposição de mãos, para o controle de doenças crônicas e significativa melhora do bem-estar. Com o objetivo de avaliar se a terapêutica Reiki poderia produzir alterações psicofisiológicas e de qualidade de vida em idosos com sintomas de estresse, esse estudo, que durou oito semanas, mensurou em um grupo de voluntários que receberam Reiki e em um grupo que recebeu um tratamento placebo, respostas psicológicas como níveis de estresse, de ansiedade e de depressão; níveis de percepções de tensão e de bem-estar; qualidade de vida; além de respostas fisiológicas como temperatura periférica, tensão muscular e condutância elétrica da pele. O conjunto dos resultados obtidos sugere que a terapêutica Reiki produz alterações psicofisiológicas e de qualidade de vida em idosos compatíveis com uma redução significativa de estresse.
>
> (Oliveira, 2013, p. 22)

Além de Monezi, diversos outros autores investigaram a eficácia do Reiki enquanto prática terapêutica. No ano de 2018, Freitag realizou uma pesquisa com o objetivo de identificar e analisar os benefícios vivenciados com a prática de Reiki em pessoas idosas com queixas de dor crônica não oncológica, submetidos a cinco sessões de Reiki. Concluiu-se que essa prática terapêutica melhora de forma significativa as queixas de dor crônica, além de contribuir para o equilíbrio das necessidades física, mental, emocional e espiritual dos idosos.

Também em 2018, Salles realizou uma pesquisa experimental na qual foi verificado o efeito imediato do Reiki na pressão arterial. Nesta, foram incluídos 66 hipertensos, randomizados para três grupos de estudo: CONTROLE, PLACEBO e EXPERIMENTAL. A intervenção teve duração de 20 minutos, o grupo controle permaneceu em repouso, o grupo placebo recebeu uma imitação da técnica estudada, e o grupo experimental recebeu a técnica Reiki. A pressão arterial foi aferida antes e depois da intervenção pela mesma pessoa e com o mesmo aparelho, e o resultado indicou que houve diminuição da pressão arterial nos três grupos; a redução maior foi no grupo experimental, seguido pelos grupos placebo e controle. Ou seja, os sujeitos experimentais submetidos à energia Reiki obtiveram melhores resultados, sugerindo ser o Reiki uma técnica complementar para o controle da hipertensão.

Em um estudo realizado por Ferraz, em 2017, demonstrou-se que há evidências de diminuição significativa no escore de dor quando do uso de Reiki na cesariana, indicando que tanto a energia Reiki quanto a meditação e a oração podem estar associadas ao controle e a diminuição da dor nesse quadro.

No artigo "Terapias não farmacológicas no alívio da dor neuropática diabética" de Franco (2011), realizou-se uma pesquisa bibliográfica, por meio de seis fontes de dados, entre 1998 a 2010, utilizando os descritores "diabetes, diabetes mellitus, neuropatia dolorosa, dor neuropática" e similares. A autora selecionou 13 artigos que abordaram o uso do Reiki e outras práticas integrativas de saúde que já estão sendo utilizadas com o propósito de aliviar a dor neuropática diabética, e concluiu que, muitas pessoas com dor de difícil controle, expostas ao tratamento, relataram melhora no padrão de sono e na redução do estresse, com impacto na qualidade de vida. Pontuando que, novos estudos, com tratamentos mais longos, tornam-se necessários para que se conheça a real importância dessas terapias no alívio da dor.

No estudo experimental "Efeito do Reiki no bem-estar subjetivo" (BESSA, 2017) realizado com 60 pessoas – designadas para os grupos de intervenção (Reiki) e controle (concentração de indução sem manipulação de energia) –, constatou-se que depois de 21 dias e três sessões de tratamento, o Reiki aumentou a satisfação com a vida, o afeto positivo e o nível de bem-estar dos sujeitos experimentais. No artigo, explana-se sobre o quanto "as práticas integrativas e complementares têm sido reconhecidas como métodos que estimulam os mecanismos naturais de prevenção de doenças e recuperação da saúde por meio de tecnologias eficazes, com ênfase na escuta, no desenvolvimento da relação terapêutica e na integração do ser humano com o ambiente." Isso retrata que os estudos comprovam os efeitos do Reiki sobre a saúde e mostra efeitos benéficos, tais como a diminuição da pressão, da ansiedade, do estresse e da dor.

Em 2016, Kurebayashi retratou em seu ensaio clínico que, em nossa sociedade, os altos níveis de estresse tornaram-se um problema de saúde infelizmente comum e comprometedor, desencadeando inúmeras doenças que geram prejuízo para a qualidade de vida e produtividade do ser humano. Segundo o autor, os principais tratamentos realizados para tratar enfermidades relacionadas à saúde mental – decorrentes do estresse e da ansiedade – estão relacionados ao tratamento médico e farmacoterápico. O Reiki, por sua vez, enquanto terapia natural, pode contribuir com o fortalecimento da capacidade do corpo de se reestabelecer. O autor realizou uma amostra com 122 pessoas, submetidas à oito sessões terapêuticas que utilizavam o Reiki e, com esse estudo, comprovou significativas melhoras nos níveis de ansiedade e estresse psicológico dos sujeitos experimentais.

Freitag, Andrade e Badke (2008) realizaram uma revisão de literatura que identifica a produção científica sobre a terapia Reiki, entre 2007 a 2012. Nessa pesquisa foram encontrados 398 artigos, pelos quais se pode afirmar que o Reiki, enquanto dispositivo de cuidado, provoca mudanças significativas no indivíduo, principalmente em relação à redução da ansiedade, do estresse e de dores, bem como o fortalecimento do sistema imunológico, o aumento das células de defesa e a diminuição dos níveis pressóricos. Segundo os autores:

> Pode-se aferir que a prática de Reiki foi efetiva na diminuição da ansiedade e da intensidade da dor em várias situações, bem como na diminuição dos índices pressóricos dos sujeitos analisados e no aumento das células imunológicas. [...] Os resultados sugerem que essa terapia, enquanto modalidade complementar não invasiva, pode beneficiar pessoas submetidas a exames como colonoscopia, quimioterapia, pacientes oncológicos e pessoas com síndrome de burnout.
>
> (Freitag, Andrade e Badke, p. 354, 2008)

No artigo "Impactos das práticas integrativas e complementares na saúde em pacientes crônicos" (2018), objetivou-se apresentar os impactos do Reiki e outras práticas na saúde de pacientes crônicos atendidos em um centro especializado em endocrinopatias, no qual, observaram-se a partir da análise dos dados, impactos aparentes das terapias complementares no alívio de sintomas psicológicos, emocionais e físicos, tais como ansiedade, estresse e dores no corpo. Além disso, conforme mencionado pelas autoras:

> Quanto às melhoras dos sintomas percebidos pelos pacientes após acompanhamento [...] tem-se que 51% dos pacientes relataram melhora nas dores no corpo e no estado de estresse, além da melhora percebida em: cansaço (39%); ansiedade e inchaço nas pernas e nos pés (ambos, 34%) e insônia (27%). Os pacientes ainda perceberam melhoras em sintomas como: pressão arterial (17%); depressão (15%); ganho de peso (13%); constipação (7%); glicemia alta (7%); cólicas (2%) e sintomas da menopausa (2%). Vale destacar que o maior percentual (51%) de pacientes que relataram melhoras percebidas refere-se, também, aos maiores percentuais relativos às queixas iniciais: dores no corpo (85%) e estresse (78%). [...] Os pacientes também avaliaram a intensidade da redução dos sintomas, numa escala de 0 a 100%, obtendo-se um resultado médio de 64% de intensidade de melhora quanto à queixa inicial, o que sugere um impacto importante na qualidade de vida dos participantes desse estudo. Ressalta-se que a maioria dos pacientes realizou apenas até cinco sessões [...]. Comparando-se os grupos de pacientes, no que diz respeito ao quantitativo de sessões realizadas, observa-se que o grupo que realizou até cinco sessões (N=41, 69% da amostra) obteve percentual médio de intensidade de melhora de 62%, enquanto o grupo que realizou de 6 a 10 sessões (N=17, 29% dos pacientes) apresentou resultado médio na intensidade da melhora de 69%. O paciente que realizou acima de quinze sessões (N=1, 2% da amostra) referiu percentual de 100% com relação à intensidade de melhora dos sintomas.
>
> (Dacal, Silva, p. 729, 730. 2018)

Os dados indicam que o acompanhamento com práticas integrativas e complementares favorece a redução dos sintomas com pouca quantidade de sessões (cinco), assim como é possível observar que o prolongamento do acompanhamento tende a gerar maiores resultados, uma vez que a intensidade da melhora se potencializou com o acréscimo de atendimentos. (Dacal, Silva, 2018)

Em sua tese acadêmica, para a obtenção do título de mestre em medicina veterinária, Garé (2008) se propôs a demonstrar os efeitos do Reiki na evolução do granuloma induzido pela inoculação de BCG em hamsters, e do tumor ascético de Ehrlich induzido em camundongos. Nesse estudo, no que diz respeito à avaliação dos camundongos com tumor ascítico de Ehrlich, observou-se maior taxa de sobrevida nos camundongos inoculados que receberam o Reiki. Com relação aos hamsters inoculados com BCG foi observada significativa redução no edema de pata dos animais tratados com o Reiki.

Em sua discussão teórica, Garé enfatiza que as medicinas energéticas e o Reiki têm ganhado espaço de estudo e pesquisa, comprovando não somente a existência do conceito, mas também sua eficácia. Garé também menciona algumas pesquisas que comprovaram a funcionalidade do Reiki enquanto prática de saúde, como se pode ler em seguida:

> Olson et al. (2003) em seu trabalho com Reiki para manejo da dor em pacientes com câncer avançado, demonstrou, entre outras diferenças, que o tratamento com opioide associado ao Reiki reduz significativamente a dor, se comparado a dos pacientes que receberam apenas o tratamento com o opioide.
>
> Mackay et al. (2004) estudou as mudanças no sistema nervoso autônomo durante o tratamento com o Reiki. Eles utilizaram três grupos: grupo controle, grupo placebo e grupo Reiki. No grupo placebo e no grupo Reiki a taxa de batimento cardíaco diminuiu, enquanto o tônus vagal cardíaco e a sensibilidade cardíaca ao baroreflexo aumentaram, indicando aumento na atividade parassimpática. A pressão sanguínea diastólica e a pressão sanguínea média mostraram significativa redução no grupo Reiki, enquanto que não houve nenhuma mudança no grupo controle ou no grupo placebo.
>
> Estudos realizados por Wirth et al. (1993) demonstraram a eficácia do tratamento com o Reiki no alívio da dor em pacientes submetidos a cirurgia para extração de terceiro molar. [...] os índices de alívio de dor sempre foram maiores no grupo Reiki em relação ao grupo controle.
>
> Baldwin e Schwartz (2006) em estudo prévio demonstraram que o estresse sonoro induzido em ratos provoca extravasamento de sangue na microvascularização, atentando para o possível problema a pacientes de hospitais que ficam submetidos a estresse sonoro também. Em trabalho recente, o mesmo grupo demonstrou a eficácia do Reiki na redução desse efeito em relação ao grupo controle que não recebeu tratamento e um grupo placebo em que uma pessoa não reikiana imitava o tratamento Reiki.
>
> Wardell e Engerbretson (2001) relataram que durante sessões de tratamento com o Reiki, o nível de imunoglobulina a aumentou, houve diminuição da pressão sanguínea sistólica, aumento da temperatura da pele e diminuição na leitura da eletromiografia (EGM), sugerindo mudanças bioquímicas e fisiológicas que levam ao relaxamento.

Estudos também estão sendo feitos com o Toque Terapêutico, uma terapia semelhante ao Reiki, desenvolvida pela Dra. Dolores Krieger, docente da Universidade de Nova Iorque, e que trabalha com o mesmo conceito e técnicas semelhantes.

Savieto e Silva (2004) realizaram um trabalho no qual foi pesquisado o efeito do toque terapêutico na cicatrização de lesões da pele de cobaias. Foi feita uma incisão reta de dois cm na região cervical dorsal de dois grupos de ratos, sendo que o grupo experimental recebeu o Toque Terapêutico e o grupo controle dependeu apenas da cicatrização natural do organismo, sem a associação do Toque Terapêutico. Ao término de 20 dias, 100% dos ratos do grupo experimental haviam cicatrizado suas feridas, o que não aconteceu com 40% do grupo controle; enquanto as primeiras cicatrizações totais do grupo controle ocorreram no 16º dia (50%), as do grupo experimental ocorreram no 12º dia (30%) e mais 40% no 16º dia. Durante todo o tempo da colheita, a média do tamanho das feridas do grupo experimental foi sempre menor que a do grupo controle.

Sá e Silva (2003) demonstraram dados significativos na aplicação do Toque Terapêutico em mulheres portadoras de câncer de mama sob tratamento quimioterápico. O grupo controle recebeu apenas a terapia quimioterápica, enquanto o grupo experimental recebeu a terapia quimioterápica associada ao Toque Terapêutico. Os resultados demonstraram a eficácia dessa terapia energética na redução dos efeitos gastrointestinais do protocolo quimioterápico utilizado, nível de hemoglobina mais elevado e estável, além de manterem um índice de Massa Corpórea com menor variação que aquelas pertencentes ao grupo controle, evidenciando menores perdas de massa muscular e água, conferindo-lhes melhor estado nutricional; condição essencial à recuperação do indivíduo sob tratamento quimioterápico.

Gronowicz et al. (2008) demonstraram que padrões específicos de tratamento com o Toque Terapêutico promovem a proliferação de cultura celular de fibroblasto e osteoblasto.

(GARÉ, p. 18 a 20, 2008)

Mencionando esses estudos, o autor afirma que fica claro a existência de interação entre o campo magnético dos seres vivos com campos magnéticos externos, e que essa interação pode ser benéfica ou maléfica, podendo gerar patogenias no organismo:

[...] em outra pesquisa, utilizando-se de uma técnica de imposição sem contato físico com os animais, o Toque Terapêutico, Savieto e Silva (2004), demonstraram o efeito dessa terapia também na aceleração do processo cicatricial de uma ferida induzida experimentalmente em ratos. Estamos sujeitos também a campos magnéticos de ocorrências naturais e artificiais, os quais podem ser esses efeitos benéficos ou maléficos, levando a diversas patogenias. Parece haver uma correlação entre distúrbios no campo magnético da Terra decorrente da influência da atividade solar e de problemas psiquiátricos, bem como do aumento desses pacientes em hospitais psiquiátricos (RAPS; STOUPEL; SHIMSHONI, 1991/1992).

Mortes súbitas em pacientes epiléticos relacionado a mudanças na atividade noturna do campo magnético da Terra (Persinger et al., 2005).

Tontura e hipotermia em ratos sob atividade geomagnética (BUREAU; PERSINGER, 1995/1996).

Extremamente preocupantes são os resultados das pesquisas de um grupo liderado por Liburdy no Lawrence Berkeley National Laboratory, na Universidade da Califórnia em Berkeley, demonstrando os efeitos de campos magnéticos na ordem de 50 a 60 Hz, correspondente à maioria dos aparelhos eletrônicos, no organismo animal, dentre os quais temos:

- Alteração das propriedades de imunoglobulinas humanas (LIBURDY; WYANT, 1984).
- Aumento da permeabilidade ao sódio de eritrócitos de ratos (LIBURDY; VANEK, 1985).
- Promoção da proliferação de células neoplásicas pelo bloqueio da ação oncostática natural da melatonina (LIBURDY et al., 1993a).
- Efeito na cascata regulatória do processo de transdução de sinais (LIBURDY et al., 1993b).
- Bloqueio dos efeitos inibitórios do câncer de mama humano promovidos pela melatonina e pelo tamoxifen (HARLAND; LIBURDY, 1997). (GARE, p. 52-53, 2008)

Segundo ele, esses campos eletromagnéticos contribuem para explicar e teorizar como o tratamento com o Reiki e outras terapias semelhantes funcionam e agem nos seres animados. Ele explica também a relação existente entre o campo magnético terrestre e a vida dos seres vivos, conforme se lê:

A Lei de Ampére diz exatamente que, quando uma corrente flui através de um condutor, como fios ou tecidos vivos, um campo magnético é produzido na área circundante. As correntes elétricas produzidas pelo coração, músculos, cérebro e nervos, consequentemente geram um campo magnético de baixa frequência [...]. Talvez a diferença para um terapeuta reikiano ou de outra terapia semelhante, que trabalhe com a imposição de mãos sem haver o contato físico e obtendo resultados positivos, seja exatamente que ele consiga, de alguma forma, modular essa frequência. A frequência de seu campo magnético que está em um contato dinâmico com o paciente ou experimento, influenciando assim em transdução de sinais intracelulares, probabilidade de abertura de canais de Ca+, níveis de NO, produção de hormônios, citocinas, etc.

(GARE, p. 53, 2008)

Outros autores de suma importância também pesquisaram sobre o campo de energia humana. BRENNAN (2006) registrou o processo histórico dessa energia a partir da ótica de diferentes povos e pensadores que, desde a antiguidade, já falavam sobre o assunto e impactam diretamente nossa forma de compreendê-lo até os dias atuais. A autora relata inúmeras culturas milenares e diversos trabalhos que referenciavam a energia vital e o campo eletromagnético do ser humano, mencionando a Cabala, que teve início por volta de 538 a. C.; as pinturas religiosas cristãs, que retratam Jesus e outras figuras espirituais cercadas de campos de luz; e o antigo Testamento, que faz menção ao aparecimento de luzes ao redor das pessoas. Segundo Brennan, os antigos textos védicos, os teosofistas, os rosa-cruzes, o povo da Medicina Americana Nativa, os budistas e os tibetanos, e até mesmo a Sra. Blavatsky, descreveram pormenorizadamente o Campo da Energia Humana.

Brennan cita ainda Mesmer, o fundador do mesmerismo, que afirmou que os objetos poderiam ser carregados por fluidos energéticos e que os corpos materiais podiam exercer influência uns sobre os outros mesmo a distância. Conforme se lê abaixo, a autora cita ainda outros autores e suas descobertas:

> Nos meados da década de 1900, Dr. George De La Warr e Dra. Ruth Drown construíram novos instrumentos para detectar radiações de tecidos vivos. Ele desenvolveu a Radiônica, sistema de detecção, diagnóstico e cura a distância, utilizando o campo da energia biológica

humana. Seus trabalhos mais impressionantes são fotografias tiradas usando o cabelo do paciente como antena.

Essas fotografias mostravam formações internas de enfermidades em tecidos vivos, como tumores e cistos no interior do fígado, tuberculose nos pulmões e tumores malignos no cérebro. Até um feto vivo, de três meses de idade, foi fotografado no útero.

Dr. Wilhelm Reich, psiquiatra e colega de Freud nos primórdios do século 20, passou a se interessar por uma energia universal a que deu o nome de "orgone". Ele estudou a relação entre os distúrbios do fluxo do orgone no corpo humano e as doenças psicológicas. Desenvolveu uma modalidade psicoterapêutica, em que as técnicas analíticas freudianas para descobrir o inconsciente são integradas em técnicas físicas a fim de liberar bloqueios para o fluxo natural de energia do orgone no corpo. Liberando os bloqueios de energia, Reich clareava estados mentais e emocionais negativos.

(BRENNAN, p. 56, 2006)

Brennan explica que, com um estudo mais profundo acerca do Campo da Energia Humana, pode-se perceber que muitos elementos sobre ele já foram medidos em laboratório, como os fatores eletrostáticos, magnéticos, eletromagnéticos, sônicos, térmicos e visuais desse campo.

A Física Quântica

> *Você se torna aquilo que pensa.*
> *Sua vida é forçosamente o resultado de seus pensamentos.*
> *Melhore sua maneira de pensar.*
> *Pensamentos melhores, provocações melhores.*
> (SIVANANDA, 1978, p. 32)

Considerado um físico conservador do século passado, Max Planck, na tentativa de compreender a energia irradiada pelo espectro da radiação térmica, demonstra como ondas eletromagnéticas produzidas por qualquer organismo emissor de calor, a determinada temperatura, pode chegar a uma constante fundamental. Depois de muitas experiências e cálculos, nascia a constante de Planck, que, de forma revolucionária, subverteu os princípios da física clássica.

A partir daí, deu-se início à *física* ou *mecânica quântica*. A Física Quântica, como ficou popularmente conhecida, estuda os eventos que surgem nas camadas atômicas e subatômicas, ou seja, entre moléculas, átomos, elétrons, prótons, pósitrons e outras partículas. O criador da Teoria da Relatividade, Albert Einstein, foi o primeiro a utilizar a expressão *quantum* em uma pesquisa publicada em março de 1905, sobre as consequências dos fenômenos fotoelétricos, desenvolvendo, portanto, o conceito de fóton. A conexão da mecânica quântica com conceitos como não localidade, levou essa disciplina a uma ligação mais profunda com conceitos filosóficos, psicológicos e espirituais.

Por outro lado, a teoria da relatividade geral de Einstein permitiu investigar as grandes estruturas do nosso Universo, como as estrelas, os buracos negros e as galáxias, e descobrir que esse Universo teve origem aproximadamente há 13,7 bilhões de anos, a partir de uma grande explosão conhecida popularmente como Big Bang. Assim, partindo de uma singularidade, iniciou-se a dança cósmica que originou as inúmeras partículas que até hoje vibram em altas velocidades no interior da matéria e se camuflam, dando origem ao nosso mundo material, que nos parece sólido e em repouso.

Cinco anos antes de Einstein lançar a sua teoria da relatividade especial, precisamente em 1900, outro alemão, Max Planck, descobriu, segundo ele num ato de desespero, que o interior da matéria é constituído por níveis de energia associados aos números inteiros 1, 2, 3..., e por isso não havia continuidade no interior da matéria. Planck associou os níveis de energia a uma qualidade vibracional da matéria, que é conhecida como frequência. A frequência está associada ao número de vezes que um fenômeno se repete no tempo. Por exemplo, [...] no caso das cores, o vermelho é a cor de mais baixa frequência no espectro visível, e o violeta a cor de mais alta frequência. Também sabemos que, quanto maior a frequência, maior a velocidade de propagação. Quando fornecemos energia para matéria, possibilitamos que partículas que se encontram em níveis mais baixos saltem para níveis mais altos, associados a uma dada frequência. No caso da energia térmica, as partículas, quando saltam, tornam-se visíveis, pois expressam as cores do espectro de luz visível que vai do vermelho ao violeta. A essas partículas de luz visível, em trânsito de uma órbita para outra, Planck chamou de "Quanta", que veio dar origem ao nome "Física Quântica".

(LIIMAA, 2013, p. 31)

O trabalho do fotógrafo e pesquisador Masaru Emoto[7] ilustra essa relação de teia referida no texto de Wallace Liimaa. Segundo ele, nossos pensamentos conseguem alterar a água em nível subatômico a ponto de influenciar a formação de cristais de gelo. A água é uma substância maleável, assim como nossos pensamentos e emoções. Não podemos tateá-los, mas

---

7. No dia 3 de setembro de 2013, tive a honra de ganhar e receber em minha Clínica um convite para conhecer o trabalho do pesquisador e escritor Masaru Emoto, que estaria em minha cidade (Belo Horizonte) no dia 10 do mesmo mês, ministrando uma palestra denominada "Mensagens da água para uma vida saudável". Pude, assim, conhecer pessoalmente o fotógrafo e seu trabalho. Posteriormente, reencontrei-o em São Paulo, em um simpósio de saúde no qual ele fez uma palestra e eu apresentei um artigo científico.

Emoto conseguiu mostrar, fotograficamente, que a estrutura molecular da água se altera de acordo com as vibrações de nossos pensamentos, das nossas emoções e de nossas ações sobre ela. Ele congelou gotas de água e examinou-as ao microscópio, descobrindo diferenças fascinantes. Cristais de águas poluídas e tóxicas das áreas industriais ou de regiões que viveram guerras e conflitos também mostraram estruturas distorcidas, desorganizadas, bem como os cristais formados após a expressão de palavras negativas ou formuladas com sentimentos negativos. Em contrapartida, a vibração de palavras de amor, de músicas usadas em musicoterapia, de áreas em que a natureza estava preservada levou a formações bem estruturadas e harmônicas (Emoto, 2004) (fig. 05).

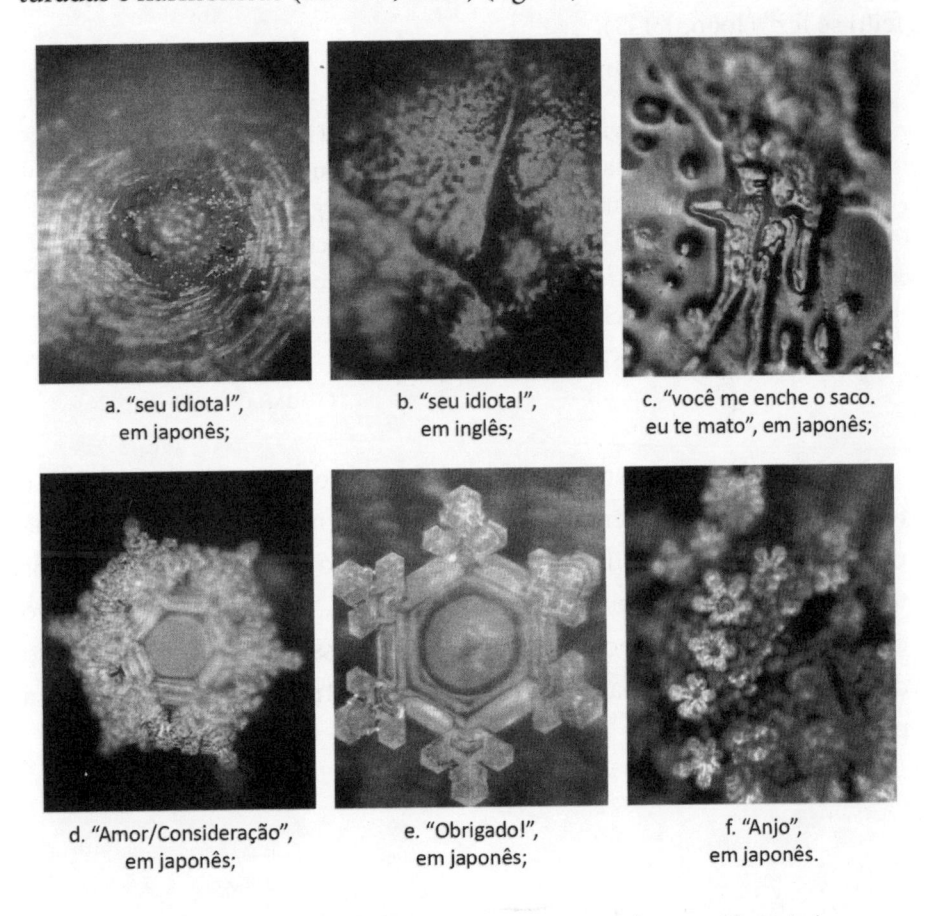

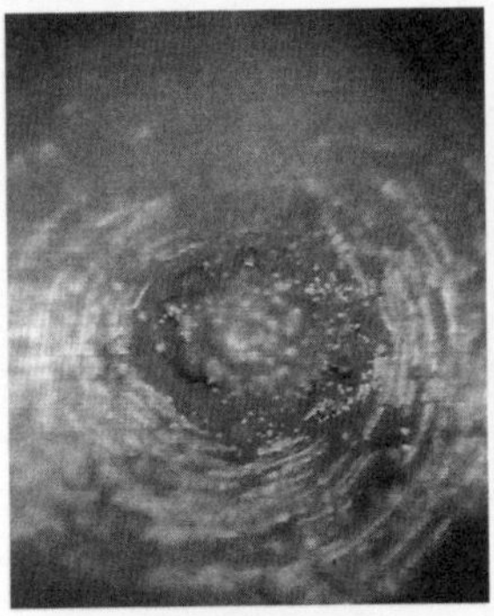

a. "seu idiota!", em japonês;
b. "seu idiota!", em inglês; 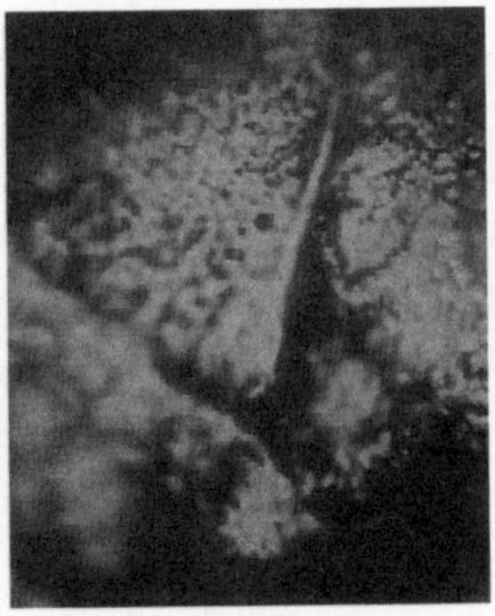
c. "você me enche o saco. eu te mato", em japonês; 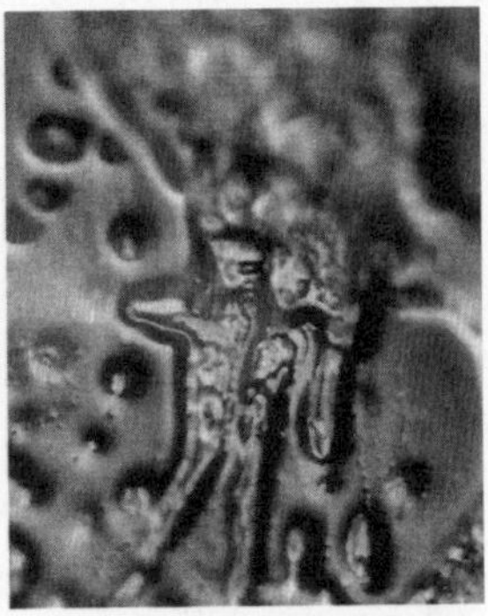
d. "Amor/Consideração", em japonês; 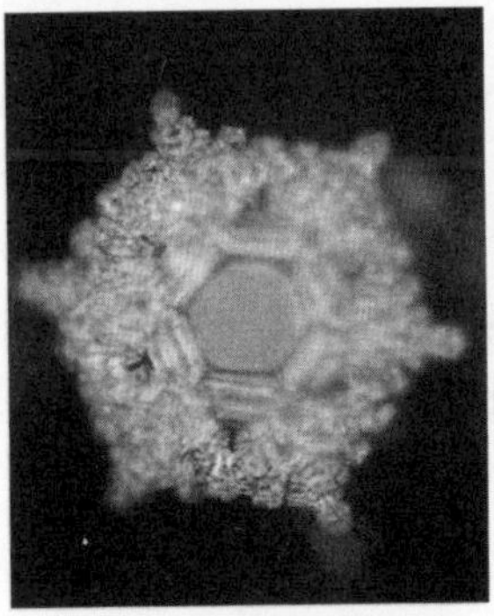
e. "Obrigado!", em japonês;
f. "Anjo", em japonês.

Fig. 05 - Reações de moléculas de água expostas à expressão verbal de diferentes sentimentos (Fonte: Emoto - 2004).

Se as vibrações e as circunstâncias externas impactam diretamente a estrutura molecular da água, e nós, assim como o nosso Planeta, somos predominantemente constituídos de água, imagine, então, o impacto que pensar, realizar e agir tem em nossa vida. Reflita sobre a sua responsabilidade diante do Planeta e sobre o tipo de energia que você está irradiando. Somos células de um mesmo sistema, por isso, não podemos machucar o outro sem nos machucarmos, ferir o outro sem nos ferirmos, amar o outro sem nos amarmos.

Considere a passagem bíblica que diz que "No princípio era o Verbo, e o Verbo estava com Deus, e o Verbo era Deus. Ele estava no princípio com Deus. Todas as coisas foram feitas por ele, e sem ele, nada do que foi feito se fez" (João, 1:1-3).

Paramahansa Yogananda afirma:

> [...] "verbo" significa vibração inteligente, energia inteligente, emanando de Deus. A pronúncia de qualquer palavra, como "flor", por exemplo, expressa por um ser inteligente, consiste em energia sonora ou vibração, mas é o pensamento que impregna essa vibração de um significado inteligente. De maneira parecida, o verbo, que é o princípio e a fonte de todas as substâncias criadas, consiste na vibração cósmica impregnada de inteligência cósmica (consciência crística).
>
> (YOGANANDA, 2010, p. 26)

Com a forte tendência existente de unir os conceitos quânticos a teorias sobre a consciência, hoje, estamos caminhando rumo a uma nova perspectiva científica, na qual saímos do papel de vítimas e nos tornamos autores de nossas próprias histórias. Por isso, nem sempre o caminho do autoconhecimento é fácil. É necessário disposição e senso de responsabilidade para ser um agente de transformação de nossa própria vida.

Chakras e fisiologia energética

O registro mais antigo dos chakras é proveniente das Upanishads, tratados filosóficos acerca do conhecimento revelado dos Vedas, as escrituras sagradas do hinduísmo. Segundo esses tratados, os chakras se encontram e se fundem nas *nādīs*, canais invisíveis dentro do nosso organismo, condutores de *prāna*, a energia vital.

Há muitos e muitos milênios, quando nada se sabia sobre glândulas e funcionamento hormonal, os povos hindus escreveram obras citando pontos específicos do corpo responsáveis pela manutenção física e energética do organismo. Posteriormente, com o avanço da ciência e dos estudos científicos sobre medicina, constatou-se que, exatamente nesses mesmos pontos citados pelos hindus, residiam as principais glândulas e plexos do organismo, responsáveis por regular todo o corpo. Os pontos energéticos profundamente estudados pelos hindus eram chamados de *chakras*.

Chakra é a denominação sânscrita dada aos centros de força existentes nos corpos sutis, pontos energéticos também chamados de lótus ou rodas (fig. 06). São centros energéticos e psíquicos, pelos quais as energias circulam pelo corpo. Quando esses centros estão em desarmonia, ocorrem desequilíbrios energéticos; quando harmonizados, promovem o desenvolvimento de diferentes aspectos da autoconsciência.

Não somos seres humanos que vez ou outra experienciam espiritualidade por meio da meditação, da religião ou da filosofia. Somos seres espirituais que experienciam, *provisoriamente*, uma experiência física. À nossa volta existe um enorme campo eletromagnético que pulsa, vibra, absorve e distribui energia constantemente. É por esses pontos energéticos que interagimos, absorvemos, filtramos e trocamos energia, com o meio externo e com as pessoas.

- Chakra Coronário
- Chakra Frontal / do Terceiro Olho
- Chakra Laríndeo
- Chakra Cardíaco
- Chakra do Plexo Solar
- Chakra Sexual / Umbilical
- Chakra Básico

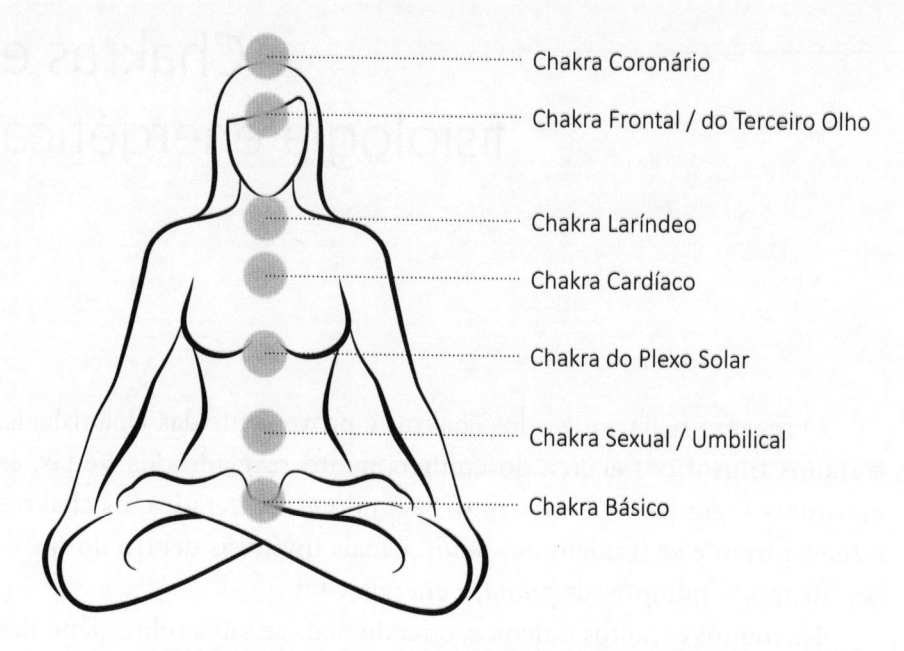

Fig. 06 – Os sete chakras principais do corpo humano

O indiano Amit Goswami, PhD em Física Quântica[8], baseia-se nos conceitos da Física para apresentar provas científicas sobre o impacto da meditação e da espiritualidade na saúde integral. Segundo o autor (2013), o corpo vital funciona como se fosse um projeto para a elaboração do corpo físico, no qual os órgãos físicos são a representação das funções do corpo vital e do corpo energético. As medicinas orientais (indiana e chinesa), bem como a homeopatia, baseiam-se com profundidade no tratamento do corpo energético. Goswami nos apresenta, inclusive, como citado a seguir, doenças que são associadas a desequilíbrios ou movimentos anormais nos chakras. Em síntese, a medicina dos chakras consiste em complementar o tratamento dos sintomas físicos desenvolvido pela alopatia, e também em desenvolver um processo de autorreflexão.

---

8. Tive a honra de conhecer pessoalmente o trabalho de Amit Goswami, em setembro de 2013, em um Congresso Internacional de Saúde, em São Paulo, quando apresentei meu artigo científico sobre respiração.

- CHAKRA BÁSICO: constipação, hemorroidas, colite e diarreia.
- CHAKRA SEXUAL: impotência, vaginismo, doenças da próstata e do sistema reprodutor.
- CHAKRA DO PLEXO SOLAR: síndrome do intestino irritado, diabetes, úlcera péptica e gástrica, doenças do fígado e hérnias de hiato.
- CHAKRA CARDÍACO: doenças cardíacas, doenças do sistema imunológico, alergias e câncer.
- CHAKRA LARÍNGEO: hiper ou hipotireoidismo, asma, alergias, infecções na garganta, doenças do ouvido.
- CHAKRA FRONTAL: enxaquecas e dores de cabeça, tensões musculares, doenças oculares, sinusite.
- CHAKRA CORONÁRIO: epilepsia, doença de Alzheimer, doenças da mente e do cérebro, como depressão, por exemplo.

(GOSWAMI, 2013, p. 17.)

Os chakras estão localizados no *prānamāyākosha*, o chamado corpo sutil ou energético. Para cada um desses centros de energia, nosso corpo tem plexos nervosos e glândulas endócrinas correspondentes.

Os textos sagrados do hinduísmo fazem referência a 72 mil canais de energia distribuídos ao longo de nosso corpo, denominados *nādīs*. Quando várias *nādīs* se integram em um ponto específico, temos ali um chakra.

Segundo o *Hatha Yoga de Pradīpikā*, "O *prāna* não pode passar pelo canal central, porque está cheio de impurezas" (SVĀTMĀRĀMA, *sūtra II*: 4 apud MARTINS, 2017).

E qual a principal ferramenta para limpar esses canais de energia? Respirar e meditar é a resposta!

Somos energia, e os chakras e os *nādīs* atuam captando o *prāna* e alimentando, regulando e distribuindo a energia para nossos plexos espinhais, para nossos órgãos, músculos, nervos, sangue e todo o nosso corpo. A fonte das *nādīs* é um centro de nervos chamado *kanda*, que está logo acima do *Mūlādhāra Chakra*, centro energético localizado na base da coluna. Os textos antigos fazem referência a 14 *nādīs* principais e destacam três delas por se cruzarem com todos os principais chakras: *Idā, Pingalā e Sushumnā* (fig. 07).

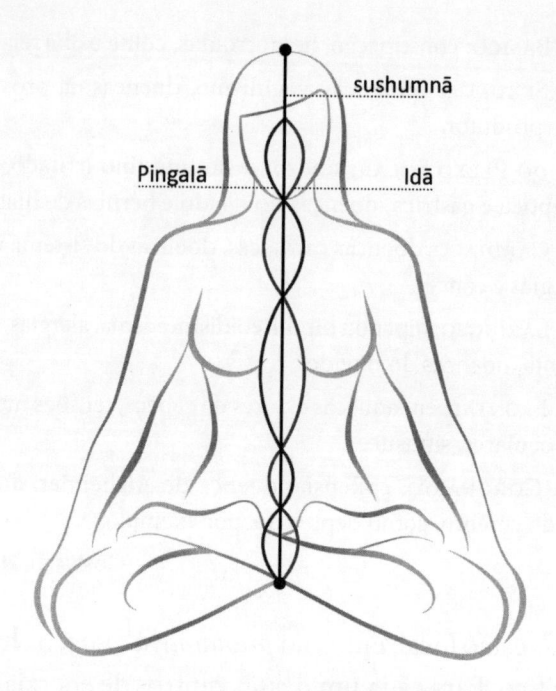

Fig. 07 - Idā, Pingalā e Sushumnā

Idā nādī é um canal que se inicia na base da coluna, no primeiro chakra (*Mūlādhāra*), eleva-se pela coluna vertebral e termina na narina esquerda. Sua energia é feminina, emocional, de polaridade negativa, lunar, intuitiva, introspectiva, ligada à mente inconsciente e ao sistema nervoso parassimpático. Relaciona-se com o hemisfério direito do cérebro.

Pingalā nādī inicia-se na base da coluna, no primeiro chakra (*Mūlādhāra*), eleva-se pela coluna vertebral e termina na narina direita. Sua energia é masculina, racional, de polaridade positiva, solar, objetiva, extrovertida, ligada à mente consciente e ao sistema nervoso simpático. Relaciona-se com o hemisfério esquerdo do cérebro.

Sushumnā nādī é o canal central que vai da base da coluna (*Mūlādhāra Chakra*) até o topo da cabeça (*Sahāsrara Chakra*). Está ligado ao sistema nervoso central e, quando em equilíbrio, desperta e integra a plenitude energética da consciência humana (*Kundalinī*) com a plenitude energética de nossa consciência espiritual (*Ātman*).

> Quando a *Kundalinī* adormecida desperta pela graça do guru, então todos os lótus (*Padma*) e os nós (*Grantha*) são atravessados.
>
> (Svātmārāma, *sūtra* III: 2 apud Martins, 2017.)

As obras clássicas se referem aos "nós energéticos" (*granthīs*) como obstáculos a serem vencidos, são barreiras para que nossa energia cresça e possamos despertar todo nosso potencial com plenitude, que é a verdadeira manifestação da energia *Kundalinī*. Esses nós energéticos estão localizados no *Mūlādhāra Chakra* (*Brahmagrantī*), no *Anāhata Chakra* (*Vishnugranthī*) e no *Ājña Chakra* (*Rudragrantī*). Analisados mais profundamente, eles dizem respeito aos desafios internos que o ser humano precisa superar para, de fato, conquistar o profundo e verdadeiro despertar de sua consciência. Cita-se, como exemplo, o domínio da sexualidade e dos processos mundanos, a vivência do amor e a profunda experiência da espiritualidade.

> De acordo com a tradição indiana, existe grande número de canais (*nādīs*) em nosso corpo, que são percorridos pelos diversos tipos de forças vitais (*prānas*), bem como algumas estruturas especiais, chamadas chakras (roda) e simbolizadas por flores de lótus (*padma*). Essa estrutura deve ser purificada, ativada e transformada de dentro do yogin por meio de uma série de práticas, como as de *prānāyāmas*, que despertam o poder primordial (*Kundalinī*) dentro do corpo humano. Durante o processo de transformação do yogin, a *Kundalinī* sobe pela principal nādī (*sushumnā*) e perfura certos nós (*granthīs*) que obstruem sua passagem.
>
> (Martins, 2017, p. 13)

Os sete chakras principais

Mūlādhāra Chakra – Centro Básico

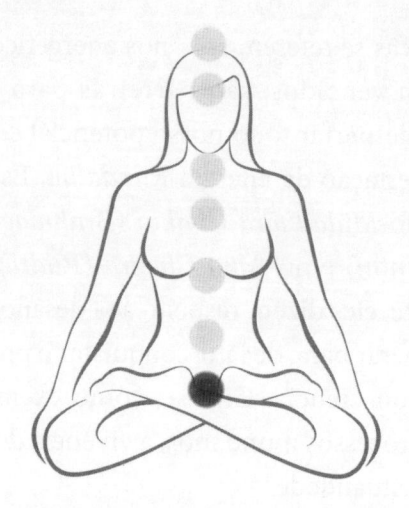

Aspectos estimulados: força, sobrevivência e criação.
Cor: vermelho.
Corpo áurico: etérico/físico.
Cristal: jaspe, rubi e ágata-de-fogo.
Elemento: Terra.
Função: catabolismo e limpeza do organismo.
Glândula: suprarrenais.
Instrumento musical: tambor.
Localização: na base da coluna, na altura dos órgãos genitais e na pélvis.
Mantra: *Lam*.
Nota musical: Dó.
Óleo essencial: patchouli, cedro, canela e vetiver.
Ordem interna: "Eu sobrevivo".
Órgãos relacionados: rins, bexiga, intestino grosso, reto e ânus.
Qualidades negativas: preconceito, intolerância, ira, materialismo, medo, luxúria, inveja e competitividade.
Qualidades positivas: coragem, lealdade, firmeza e perseverança.
Sentido: olfato.

Chakra que se relaciona com o corpo físico e o instinto de sobrevivência, representando a ligação com a terra, com o momento presente, com o mundo material. Arquiva a energia *Kundalinī*, localizada na base da coluna, e representa o grau mais denso de manifestação. Canaliza a energia da terra, a força telúrica, representando nossa ligação com a Mãe Natureza. Simboliza o verdadeiro sentido do religar-se com nossa natureza e com a vida, vibrando segurança, abrigo, alimento, conexão com o sobreviver e com o reino animal. É a nossa base neste mundo. Liga-se à vida, à sobrevivência, ao trabalho e à disposição para combater as circunstâncias adversas. Representa nossos instintos mais primitivos e, por isso, está associado às glândulas suprarrenais, que são responsáveis pela reação de fuga. Conhecidas como "glândulas de emergência", secretam adrenalina; hormônio que prepara o corpo para situações de risco, acelerando os batimentos cardíacos, levando o sangue a irrigar os músculos para a ação e estimulando o fígado a liberar mais açúcar para dar mais energia ao corpo.

Por esses fatores, o Chakra Básico está relacionado ao medo de ser ferido, atacado, e ao instinto de autopreservação, responsável por reações de defesa. Esse centro energético se relaciona também com a energia da encarnação durante a concepção, o desenvolvimento intrauterino e as particularidades ligadas ao nascimento e à chegada do ser a este Planeta, bem como a tudo o que foi experienciado durante a gestação, causado por movimentos reacionais familiares. Rege o amor em relação a nossa realidade sexual, feminina ou masculina. É a base das relações afetivas e pode ser compreendido a partir das seguintes perguntas: "Eu fui desejado? Posso receber amor? Posso oferecer amor?".

É o motor da segurança afetiva. O caminho para o equilíbrio entre emoções polarizadas. Por meio dele, realizamos a descoberta do amor, do ódio, da verdade, da morte e do aprendizado, que estimulam ou inibem nossas emoções. Dentro dessa energia polarizada precisamos encontrar o sentido de amar e de ser amado na vida, exprimir o início da realidade e da compreensão do mundo.

Swādhisthāna Chakra – Centro Sacral

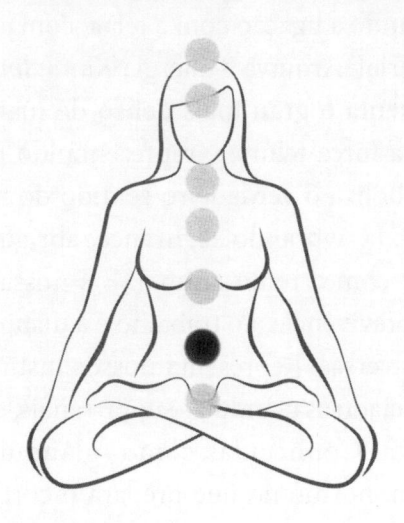

Aspecto estimulado: emoção.
Cor: laranja.
Corpo áurico: emocional.
Cristal: calcita.
Elemento: Água.
Função: reprodução.
Glândula: gônadas e glândulas sexuais.
Instrumento musical: instrumento de sopro de madeira.
Localização: abaixo do umbigo (frente) e lombar (costas).
Mantra: *Vam*.
Nota musical: Ré.
Óleo essencial: sândalo, gerânio, jasmim e ylang-ylang.
Ordem interna: "Eu reproduzo".
Órgãos relacionados: útero, ovários, próstata e testículos.
Qualidades negativas: indecisão, confusão mental, desvirtuamento da sexualidade, inveja, desejo exacerbado e impulsividade.
Qualidades positivas: sexualidade plena, abertura, disposição, intuição e criatividade.
Sentido: paladar.

O Centro Sacral se relaciona com o aspecto sexual, com os prazeres e com os desejos, sendo considerado o centro da reprodução. Está ligado à criatividade e ao impulso emocional. É nele que se inicia a ligação materna e familiar e que se processam os relacionamentos interpessoais. Correlaciona-se com a alegria e o entusiasmo perante a vida e com as motivações do indivíduo. Por estar conectado com o elemento Água, é o chakra que está ligado a todos os líquidos de nosso corpo: menstruação, urina, sêmen, saliva, suor e circulação sanguínea. Está também associado ao prazer, à sociabilidade, à criação, à vida e aos nossos desejos e impulsos sexuais. Precisamos valorizar o sexo como um presente que nos possibilita dar continuidade à vida. Aplicar a energia sexual de forma saudável é um desafio que rege esse chakra.

Manipura Chakra – Centro do Plexo Solar

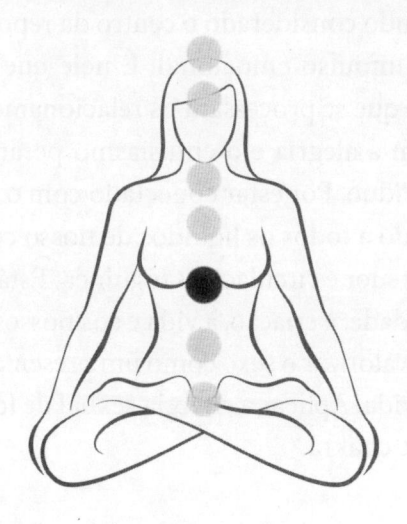

Aspectos estimulados: vontade própria.
Cor: amarelo dourado.
Corpo áurico: mental.
Cristal: quartzo-citrino.
Elemento: Fogo.
Função: manutenção (anabolismo).
Glândula: pâncreas.
Instrumento musical: órgão.
Localização: um pouco acima do umbigo.
Mantra: *Ram*.
Nota musical: Mi.
Óleo essencial: sálvia, alecrim e gengibre.
Ordem interna: "Eu ajo".
Órgãos relacionados: estômago, intestino delgado, vesícula biliar e pâncreas.
Qualidades negativas: abuso de poder, egocentrismo, raiva, baixa autoestima, ressentimento, insegurança, orgulho e vaidade.
Qualidades positivas: entusiasmo, confiança e liderança.
Sentido: visão.

Pela atividade do Centro do Plexo Solar, a saúde se desenvolve e se mantém: ele regula o calor do corpo e controla todos os órgãos internos e a força da vontade e da realização. É responsável pela energização geral do organismo: por ele, as energias do meio externo penetram o corpo e são distribuídas.

É também por meio desse chakra que as energias inferiores se manifestam, razão pela qual é importante mantê-lo sempre selado e em harmonia, formando um bloqueio contra vibrações mal qualificadas. O chakra do Plexo Solar estabelece ligação com o sol, fonte de *prāna*, e se relaciona com a sabedoria, a criatividade, o ego, o poder pessoal, a capacidade de concretização e a manifestação do nosso poder.

Relaciona-se também com a prosperidade, a realização e a abundância neste plano da matéria. É nesse centro de energia que as vibrações são assimiladas e transformadas.

Anāhata Chakra – Centro Cardíaco

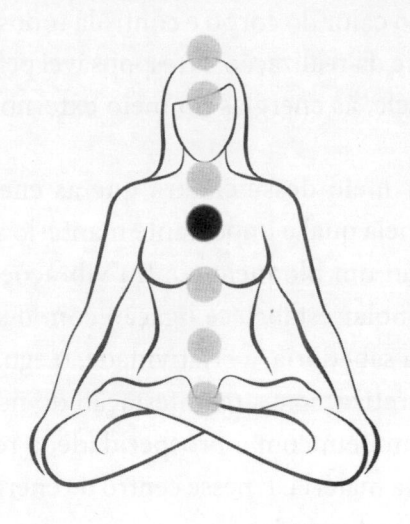

Aspecto estimulado: amor incondicional.
Cores: verde e rosa.
Corpo áurico: astral.
Cristais: quartzo-rosa, ou verde, e amazonita.
Elemento: Ar.
Função: sabedoria emocional.
Glândula: timo.
Instrumento musical: harpa.
Localização: centro do peito (tórax).
Mantra: *Yam*.
Nota musical: Fá.
Óleos essenciais: rosa, laranja, limão, lavanda e erva-doce.
Ordem interna: "Eu sinto".
Órgãos relacionados: sistema imunológico.
Qualidades negativas: apego, posse, ciúme e dor.
Qualidades positivas: devoção, amor incondicional, compaixão e altruísmo.
Sentido: tato.

O *Anāhata Chakra* intermedeia os chakras superiores e inferiores, conduzindo-nos a observar o mundo de uma nova perspectiva: amando. *Anāhata* gera o impulso da verdade e da compaixão. Por meio dele, elimina-se o egoísmo e desenvolve-se a caridade, o amor e o discernimento. É responsável pelo funcionamento do sistema imunológico e contribui para que o ser possa alcançar equilíbrio entre razão e emoção, devoção e compaixão. Relaciona-se à manifestação do amor incondicional e está ligado à comunicação energética com outrem, à superação de dúvidas, crenças e medos para aumentar nossa força de vida e nosso poder energético. A inteligência do coração está aberta para o mundo e é receptiva ao desenvolvimento das inspirações que nascem da introspecção e da interiorização. É o amadurecimento considerado essencial para que possamos amar de forma profunda e sem limites, experienciando o verdadeiro sentido de realizar a nossa alma neste mundo.

Dica Essencial

A glândula timo: na anatomia humana, o timo é um órgão linfático que está localizado na porção anterossuperior da cavidade torácica. Limita-se superiormente com a traqueia, a veia jugular interna e a artéria carótida comum; lateralmente com os pulmões; inferiormente e posteriormente com o coração. O timo é um dos pilares do sistema imunológico, associado com glândulas adrenais e com a espinha dorsal, está diretamente ligado aos sentidos, à consciência e à linguagem. Funciona como uma central telefônica por onde passam todas as ligações, fazendo conexões para fora e para dentro. Se somos invadidos por micróbios ou toxinas, o timo prontamente reage produzindo células de defesa. Esse órgão é sensível a imagens, a cores e luzes, e também a cheiros, sabores, gestos, toques, sons, palavras, pensamentos e sentimentos. Ideias negativas impactam essa glândula, assim como vírus ou bactérias. Porém, como ideias não existem de forma concreta, o timo fica tentando reagir e enfraquece, abrindo brechas para sintomas de baixa imunidade, como o herpes, por exemplo. Em compensação, ideias positivas, meditação, respiração e relaxamento estimulam nele uma ativação geral em todos os poderes, fortalecendo o organismo como um todo.

Vishuddha Chakra – Centro Laríngeo

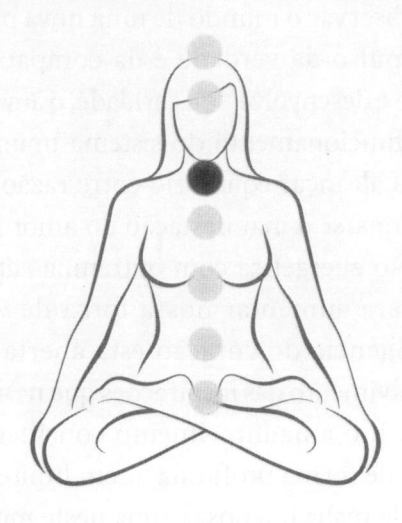

Aspectos estimulados: comunicação e expressão.
Cor: azul celeste.
Corpo áurico: espiritual/etérico padrão.
Cristal: água-marinha.
Elemento: éter.
Função: comunicação assertiva.
Glândulas: tireoide e paratireoides.
Instrumento musical: metais.
Localização: garganta.
Mantra: *Ham*.
Nota musical: Sol.
Óleos essenciais: camomila, cravo, bergamota e hortelã-pimenta.
Ordem interna: "Eu expresso".
Órgãos relacionados: pulmões, garganta e órgãos da fala e da audição.
Qualidades negativas: desânimo, inquietude, desvalorização e preguiça.
Qualidades positivas: assertividade, comunicação plena e expansividade.
Sentido: audição.

Vishuddha Chakra está ligado à inspiração, à comunicação, à expressão e ao cumprimento da missão do ser. Relaciona-se também com a força da palavra, com a flexibilidade para lidar com desafios, com a assimilação de sons e vibrações, com a expressão da gratidão e dos sentimentos e com o fato de sermos e manifestarmos quem somos, de encontrarmos e seguirmos nosso caminho e nossa missão neste mundo.

Representa o equilíbrio perfeito entre o que pensamos, sentimos e expressamos. Permite-nos que conectemos as funções da palavra com a escrita, ou seja, falar e escrever, expressar, dançar, concretizar, estar no mundo plenamente: a manifestação verdadeira da nossa personalidade rumo aos nossos objetivos e concretizações mais íntimas.

Ājña Chakra – Centro Frontal

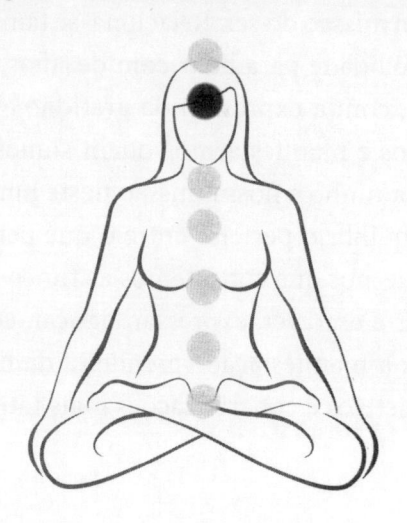

Aspecto estimulado: percepção extrassensorial.
Cor: azul-índigo.
Corpo áurico: cósmico/celestial.
Cristais: quartzo-branco e sodalita.
Elemento: manas.
Função: autoconhecimento.
Glândula: hipófise (pituitária).
Instrumento musical: piano.
Localização: entre as sobrancelhas.
Mantra: *Om*.
Nota musical: Lá.
Óleos essenciais: olíbano e mirra.
Ordem interna: "Eu intuo".
Órgãos relacionados: cerebelo, cérebro e olhos.
Qualidades negativas: confusão e agitação mental e racionalidade excessiva.
Qualidades positivas: autoconhecimento, intuição, foco e inteligência racional e emocional.
Sentido: percepção.

Conhecido como "terceiro olho", é o chakra sede das faculdades do conhecimento: *buddhi* (conhecimento intuitivo), *ahāmkara* (eu), *indriyas* (sentidos) e *manas* (mente). Quando bem desenvolvido, capacita o ser a enxergar além do que os olhos físicos podem ver: enxergar com os olhos da alma e com o coração.

Está ligado à capacidade intuitiva e à percepção sutil. O Chakra Frontal é o ponto do autoconhecimento, da intuição e da clareza. Relaciona-se à mente, às manifestações espirituais e à abertura dos planos intelectual e afetivo. Está a serviço do conhecimento, da inteligência espiritual e da realização pessoal. Desenvolve o senso de análise, de crítica e de compreensão associado ao comprometimento afetivo, espiritual e intelectual para que possamos desempenhar melhor nosso papel na sociedade. Torna-nos livres para pensar, agir e sentir.

Por meio dele, podemos utilizar o conhecimento dos ensinamentos adquiridos na vida para desbravar o mundo e fazer desabrochar na sociedade a essência da inteligência Universal.

Sahāsrara Chakra – Centro Coronário

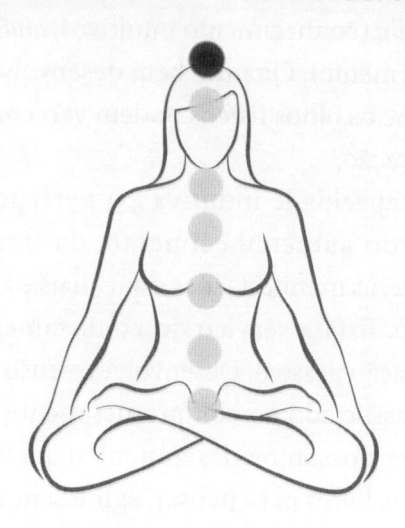

Aspectos estimulados: evolução e espiritualidade.
Cor: violeta.
Corpo áurico: nirvânico/causal.
Cristal: ametista.
Elemento: todos os elementos.
Função: expansão da consciência.
Glândula: pineal.
Instrumento musical: não há.
Localização: topo da cabeça.
Mantra: não definido.
Nota musical: Si.
Óleos essenciais: lavanda, lírio e breu branco.
Ordem interna: "Eu sou".
Órgão relacionado: neocórtex.
Qualidades negativas: desconexão com o Universo, isolamento, desespero, desmotivação, falta do sentido de viver e sentimento de não pertencimento.
Qualidades positivas: espiritualidade, expansão da consciência e integração com o todo.
Sentidos: todos os sentidos.

Sahāsrara é o portal de conexão com as dimensões superiores, com os seres de luz, com o Eu Essencial, com a energia Reiki e com a força cósmica (Deus). Expande a espiritualidade, a supraconsciência, a sensibilidade e a percepção extrassensorial, despertando-nos para o reconhecimento de Deus em nós e nos outros.

O indivíduo que atinge a plenitude de controle e de equilíbrio do sétimo chakra realiza os planos da iluminação, das vibrações primordiais, da supremacia sobre o *prāna*, do intelecto positivo e do contentamento absoluto. Além disso, esse centro é o frontispício da completa libertação (*moksha*), que capta e distribui a energia vital cósmica para todo nosso Ser.

Quando se fala que a energia *Kundalinī* eleva-se pela coluna e chega ao *Sahāsrara*, fala-se sobre uma integração perfeita entre o corpo e o espírito, de um processo de iluminação e ampliação da consciência: nesse momento, ocorre uma abertura do ser para a consciência universal. O *Sahāsrara*, então, torna-se apto a receber plenamente a energia cósmica e a redistribui-la por todos os outros chakras. *Sahāsrara* desenvolve o despertar dos sentidos, das percepções sutis, da intuição e da compreensão profunda da grande teia espiritual que envolve a vida, todos os seres, os acontecimentos e o Universo.

Reflexões meditativas sobre os 7 chakras

Mūlādhāra Chakra – o Chakra Básico

Esteja presente no momento mais sagrado e importante de sua vida: o aqui e agora. Sinta os pés firmes no chão, a conexão com a Mãe Natureza, a vida que pulsa em seu coração. Você está seguro. A paz que procura está no silêncio que você não faz, e no amor que você não vivencia. Respirar e acalmar-se em meio ao caos é seu maior desafio!

Eu sei que não é fácil lidar com o desequilíbrio do mundo e, ainda assim, resgatar a paz interior. Mas isso faz parte da sua missão! O mundo externo está em colapso e realmente não vai adiantar buscar nele o seu refúgio ou esperar que a solução para seus problemas venha de fora, do exterior. Você não está aqui por acaso, nem a passeio. Portanto, precisa encontrar sua missão e, com todo o seu coração, dedicar-se a ela. Todas as respostas que procura estão dentro de si mesmo. Não precisa se isolar nas montanhas dos Himalaias para meditar e encontrar o equilíbrio... A verdadeira experiência espiritual acontece aqui e agora, quando não é preciso mais se isolar para ser. Acontece quando o ser se integra ao todo e aprende a lidar com o mundo e amar a experiência da vida, neste Planeta que nos acolhe. Ou quando enfrentamos os desafios do dia a dia com força e serenidade. Acontece também quando enxergamos a manifestação do sagrado em todos os lugares. Quando, em vez de nos desencorajarmos, transformamos as dificuldades em ferramentas para nosso crescimento pessoal. E também quando utilizamos o amor como instrumento primordial para nos relacionarmos com o outro. Ou, ainda, quando, mesmo imerso no caos, conseguimos ser luz e iluminar. Não podemos nos esquecer de que até os planetas se chocam, e desse impacto, nascem as estrelas. A vida é agora e o desafio está aqui. Encare-o! Seja luz em meio à escuridão. Assim na Terra como nos Céus. Eu acredito em você!

MantralizAÇÃO de autocura

Eu sinto coragem, perseverança e conexão com
a Mãe Natureza, e estou presente aqui e agora.

Swādhisthāna Chakra – o Chakra Esplênico

Por mais duras que tenham sido todas as dificuldades enfrentadas ao longo de sua vida, elas tiveram a finalidade de lhe preparar e lhe fortalecer. Existe uma força imensa dentro de cada ser, força essa capaz de impulsionar, orientar e guiar cada passo de nossa jornada. Neste momento planetário, estamos vivendo desafios extremos; em contrapartida, se estivermos conectados com a força universal, estaremos vivendo uma enorme expansão de consciência. Que tal começar seu dia acreditando em si mesmo e acreditando que o Universo pode trabalhar a seu favor? E ainda, acreditar que todos os relacionamentos ao seu redor podem contribuir para sua jornada evolutiva? Dentro do seu ser existem virtudes e potenciais a qual, talvez, nunca tenham sido acessados. Possuímos uma enorme força para estar em harmonia com nós mesmos e com as pessoas ao nosso redor. Já parou para pensar que as pessoas mais difíceis de conviver são seus maiores mestres? São elas que lhe ensinam a lidar com suas dificuldades internas, com suas emoções e a controlar suas raivas e seu medo de não ser compreendido e amado. Quando saímos da vibração do medo, tornamo-nos capazes de entrar na vibração do amor.

Enquanto acharmos que o mundo está contra nós, que ninguém nos entende e que ninguém nos ama, somos nós quem não entendemos nada e não estamos amando. Entender não é o mesmo que concordar. Nós pensamos: "Eles deveriam me entender". Mas será que conseguimos entender de fato o quanto o outro não nos entende? Ou o fato de o outro nos respeitar, mas não concordar com aquilo em que acreditamos? Será que a humanidade hoje consegue ver de fato que somos diferentes e ao mesmo tempo iguais, e que isso se dá exatamente por sermos diferentes?

Tudo isso é muito mágico: quando entendemos que não é somente o outro que não nos compreende, mas que nós também não os compreendemos, despertamos! E então, finalmente entendemos: "Nossa! Não somos tão diferentes assim! Somos duas pessoas com dificuldade de compreender. Que oportunidade maravilhosa para nós dois. Na verdade, nós nos parecemos!". E, assim, podemos nos abraçarmos e nos amarmos!

Não existe separação: somos todos UM! Somos células de um mesmo Planeta. Não posso ferir o outro sem me ferir. O sofrimento é útil, mas nem sempre é necessário. E agora, escolha! O que é melhor? Aprender pela dor ou pelo amor?

Mantralização de autocura

Eu controlo meus impulsos e minhas emoções.
Eu me relaciono bem com as pessoas que me cercam.
Eu confio em meu próprio poder...

Manipura Chakra, o Chakra do Plexo Solar

Assim como as estrelas, cada ser possui luz e brilho próprios. "Vós sois deuses", disse um dia o grande mestre Jesus. Nunca esqueça que Deus tudo pode, que Deus é amor. Não entenda Deus como um velho barbudinho que manda, desmanda, pune e castiga. Entenda como uma energia que tudo move e a tudo ama. Essa manifestação de Deus se encontra em todos os lugares, religiões e formas de vida. E Deus, onipotente e onipresente, restaura corações feridos e, se preciso for, faz um coração novo...

Quando não puder controlar uma situação, controle sua postura diante dela e entregue-se. Confie! Você não pode mudar o mundo externo, mas pode modificar sua visão sobre ele e seu universo interior. Porque somos luz! E nada pode apagar o brilho de Deus em nós. Quando escolhemos cultivar pensamentos, vibrações ou sentimentos específicos, eles impactam diretamente em nossa vida. No exato momento em que escolhemos um caminho, esse caminho nos escolhe. Nesse ínterim, optamos também em qual frequência vibrar, e essa frequência se identifica conosco. Nossos caminhos e nossas escolhas moldam o nosso presente e constroem o nosso futuro.

Que sua coragem seja maior que seu medo! E que sua força seja tão grande quanto o amor de Deus! Não coloque impedimentos em seus sonhos, coloque esperança! Coloque Deus! Coloque poder! Coloque amor e confie!...

Mantralização de autocura

Eu confio no meu poder. Eu confio no Universo.
Eu estou protegido e seguro.
Eu tenho plena saúde física, emocional e mental.

Anāhata Chakra – o Chakra Cardíaco

Em que proporção você tem se amado? Em que medida tem escutado o seu coração? Onde você encontra as respostas que busca incessantemente no mundo exterior?

O problema não é que Deus não fala conosco. Muitas vezes, nós é que não estamos receptivos a escutá-lo.

Buscamos orientação no exterior porque ainda não entendemos que nosso maior guia reside dentro da nossa alma. Nossa essência é pura sabedoria e puro amor. E o amor é a luz que não deixa escurecer a vida. Lembre-se, a pequena chama de uma vela é capaz de iluminar um grande quarto escuro. Com essa mesma vela, podemos iluminar o caminho para encontrar a porta: a saída ou a entrada! Acenda sua luz! Mesmo que comece a fazê-la brilhar gradualmente... Quando despertamos nossa luz interior, conectamo-nos com o Universo. E isso ilumina tudo que habita dentro e fora de nós, fundindo o microcosmo do nosso eu com o macrocosmo do *Uni'Verso*.

Encontre-se! Escute seu coração! E sua vida será banhada pela luz e pelo amor do sagrado. Ame-se! E, assim, estará pronto para amar aos outros verdadeiramente.

MantralizAÇÃO de autocura

Eu sou amor. Eu sou devoção. Eu sou compaixão.

Vishuddha Chakra – o Chakra Laríngeo

Desenvolver a espiritualidade não é ser tolo ou aceitar tudo e se calar diante de situações arbitrárias. Não se diminua para caber no mundo de ninguém. Pessoas assim esperam que fiquemos calados, acomodados em comportamentos inadequados, naturalizados nos padrões reducionistas da nossa sociedade. Mas estar zen é ser ativo, forte e decidido. É caminhar com leveza, porém com firmeza, imbuídos de profundidade e de intensidade. Ser espiritual é morrer para a dualidade caótica, para a inverdade e a injustiça. Para algumas coisas não existe meio termo: ou é ou não é! Já dizia Chico Xavier: "Não dá para amar mais ou menos, estar mais ou menos, ter fé mais ou menos, ser amigo mais ou menos, ser fiel mais ou menos, se relacionar mais ou menos ou acreditar no outro mais ou menos... Senão corremos o risco de ter uma vida mais ou menos".

Respeite e ame quem você verdadeiramente é... sem medo! Relaxe e não se cobre tanto! Somos humanos. Yoga não torna ninguém imune a sofrimentos e decepções. Terapia não isenta ninguém das adversidades da vida e nem tornam a pessoa 100% equilibrada o tempo todo, o Reiki também não. Não existe processo de autocura sem se indignar com o desrespeito. Não existe vivência de Yoga sem questionamentos profundos sobre a vida e sobre os relacionamentos. Não existe mudança sem ter se indignado em algum momento com o caos e as injustiças. Entenda que não há meditação sem revolução interior. Não há Reiki sem reflexão sobre o sistema! Em uma sociedade que nos desrespeita e lucra com a nossa insegurança, ser quem verdadeiramente somos e amar de forma profunda é um autêntico ato de força e resistência.

Somos especiais e merecemos o amor do *Uni'Verso*. Comece por você!

MantralizAÇÃO de autocura

Eu me comunico de forma assertiva. Eu tenho clareza sobre minhas emoções e expresso meus sentimentos com harmonia.

Ājña Chakra – o Chakra Frontal

Quando você se abre verdadeiramente para o Universo, ele se manifesta em cada atitude sua para consigo mesmo e para com o mundo. E, então, o que existe é o Todo: você se integrou ao Todo e encontrou a sua essência. Entendeu que é feito da mesma partícula de que são feitas todas as formas de vida manifestas na Terra.

As pessoas temem aqueles que conseguiram se encontrar na vida, porque eles vivenciam o poder da libertação, o poder de conhecer a verdade e experienciar Deus em todos os lugares! São livres e, a partir do momento em que se tornam livres, não podem mais ser manipulados. O ser humano tem muito medo do autoconhecimento. Isso porque, ao se conhecer, ele desenvolve independência e manifesta uma força arrebatadora de transformação. Tudo muda o tempo todo no mundo, o Universo continua se transformando, mas, a experiência de Deus, e a energia que tudo rege, são as únicas coisas permanentes no Universo. Quem se encontra com essa verdade vive um verdadeiro milagre, que age exatamente agora, no momento presente, iluminando-o. Ao abrir seu coração, os milagres se abrem diante de seus olhos. Mas se sua escolha for a de fechar os olhos, os milagres desaparecem. Com a percepção de que absolutamente tudo é um milagre e uma oportunidade para simplesmente ser, perguntas como "por que isso está acontecendo?", desaparecem, e a pessoa passa a se perguntar: "o que posso aprender com isso?". Quando passamos a ver o mundo com os olhos da espiritualidade, um novo mundo se abre diante de nós.

Mantralização de autocura

Eu me conheço profundamente. Eu tenho clareza mental e foco para lidar com meus desafios diários.

Sahāsrara Chakra – o Chakra Coronário

Todos nós, seres humanos, somos ao mesmo tempo terrenos e divinos, e nossa missão é encontrar dentro de nós o ponto de equilíbrio dessa dualidade. Quando abrimos nossa consciência para canalizar e absorver a energia divina, quando aprendemos a integrá-la com a energia telúrica, estamos praticando a vivência do caminho do meio, conforme os ensinamentos de Buda, o caminho do equilíbrio; o equilíbrio entre corpo e espírito, positivo e negativo, feminino e masculino, denso e sutil, vida e morte. Quando as polaridades se unem, a verdadeira plenitude se manifesta. Tudo é impermanente, mas, dentro de nós, existe um templo de plenitude centrado no equilíbrio.

Diante de um desafio, sejamos firmes e determinados com os problemas, mas flexíveis e doces com todas as formas de vida. Na realidade, essa harmonia é a sua natureza, está tudo aí, dentro de você. Apesar de todas as dificuldades do mundo, ainda há muito amor aqui, para todos nós. Bem no fundo, no sagrado e milagroso coração de cada um de nós, reside uma essência que é divina e que grita. Perceba que, mesmo sendo humano, podemos canalizar a força divina. Encontre-se!

Mantralização de autocura

Eu expando minha consciência e me conecto com o fluxo universal de bênçãos do Universo.

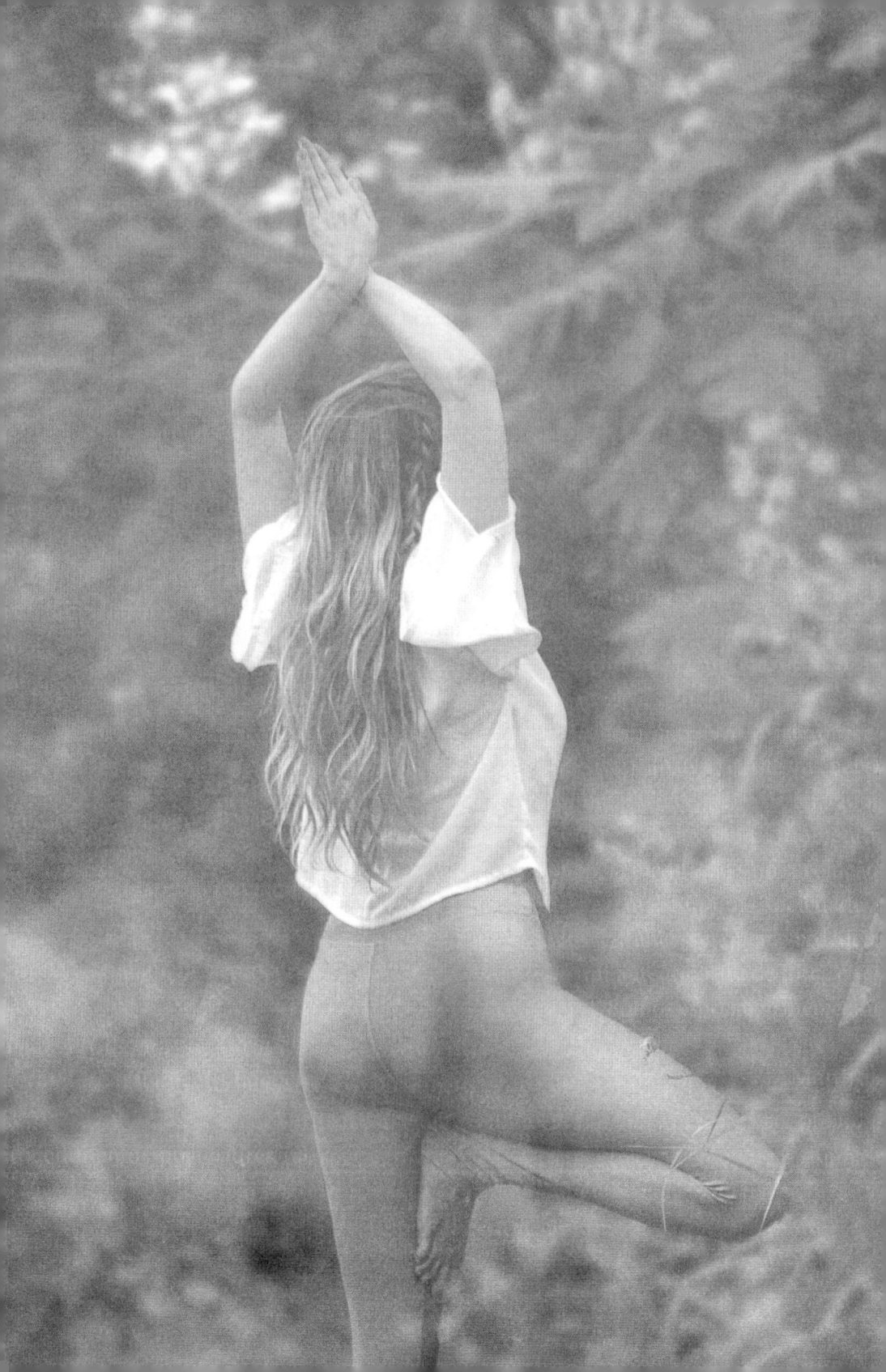

Práticas holísticas e integrativas de saúde

Para o psiquiatra *Ajai Singh* (2010), a medicina moderna deve corrigir seu rumo de uma medicina que busca o alívio da doença, para uma que busque a cura e a prevenção. O autor enfatiza que existe atualmente certa insatisfação com a medicina medicamentosa que, voltada para a estabilização, deixa de fazer pesquisas que visem à prevenção e à cura. Influenciados pela cultura ocidental e pelo modelo biomédico de saúde, a maioria das formações dos profissionais de saúde, inclusive dos psicólogos, segmenta e distancia as práticas do corpo e da mente. Segundo *Queiroz* (1986), a epistemologia adotada em grande parte dos hospitais e também reconhecida na comunidade popular é a de caráter ocidental, que tem como base teórica o Positivismo. Essa medicina considera as doenças e os fenômenos que se manifestam no corpo humano como um objeto passível de ser estudado de forma isolada. Isso, certamente, trouxe inúmeras colaborações para a ciência, mas tal realidade positivista é frequentemente questionada quanto à sua eficácia na cura efetiva dos problemas, por tratar a doença como objeto e estudá-la no âmbito laboratorial, não considerando os fatores ambientais, sociais e econômicos. Para que as pessoas pudessem suportar o sistema capitalista, a medicina ocidental racionalizou o objeto a tal ponto que, em vez de lidar com as causas verdadeiras da doença, oferece uma cura temporária ou o alívio dos sintomas com a indicação de medicamentos que os amenizem.

Sousa e *Vieira* (2005) explicam que a medicina oriental visa à prevenção de doenças e à manutenção da saúde por meio de práticas que consideram o ser humano como um ser em movimento, um ser dinâmico que pode ter inúmeras razões para que as energias se desequilibrem e se manifestem em forma de doenças. Segundo elas, as práticas da medicina oriental, muitas vezes chamadas de alternativas, têm características menos intervencionistas na medida em que, em vez de apenas retirarem os sintomas, buscam também a compreensão das causas e um envolvimento do indivíduo em seu processo de cura e autoconhecimento. A ênfase é dada ao doente, e não à doença. As autoras concluem ainda, que a medicina oriental tem a possibilidade de acolher a singularidade de seus pacientes, e do próprio profissional, por acreditar que o paciente é um ser humano dotado de consciência e valores. E também salientam que essas práticas de saúde exercem importante papel político na medida em que defendem os saberes deslegitimados pelo modelo de saúde tradicional.

Embora as duas medicinas – a ocidental e a oriental – busquem a cura do ser humano, elas têm conceitos diferentes de doença e formas diferentes de lidar com ela: uma se destaca por seu caráter mais imediatista, objetivo e rápido; a outra, por não apenas tratar, mas também prevenir doenças, de forma integrativa e holística, observando o indivíduo em sua totalidade.

Segundo *Silva* e *Sousa* (2011), as transformações ocorridas na estrutura econômica, a partir das décadas de 1950 e 1960, impulsionadas pela industrialização, geraram alterações nas esferas social, política, demográfica e epidemiológica. As cidades cresceram, ampliando seus espaços periféricos, mas sem satisfazer as necessidades básicas de seus habitantes. Verificaram-se mudanças nas relações sociais e de trabalho (cargo, ritmo, carga horária e outros), no estilo de vida (tabagismo, consumo de álcool, comportamento sexual, atividade física, locomoção, tempo dedicado ao lazer, medicalização) e nas condições de vida (alimentação, educação, habitação, saneamento, destino do lixo, acesso à água, a bens e serviços, entre outros). Simultaneamente, a população ficou exposta a diversos riscos, como acidentes de trabalho, estresse, ansiedade, transtornos de ordem emocional, doenças psicossomáticas, etc.

O enfrentamento desses problemas pela população e pelos serviços de saúde implicou, na maioria dos casos, ao aumento do uso diário de medicamentos caros, muitas vezes indutores de muitos efeitos colaterais e de abordagens focadas em um modelo biomédico imediatista.

Com a proposta de um novo olhar sobre a medicina feita por Singh, na qual a medicina moderna precisa corrigir seu rumo, substituindo o enfoque no controle e na paliação (alívio de sintomas) da doença pelo da cura e na prevenção e levando em conta que a ênfase em tratamentos paliativos e imediatistas, identificados como "controle", é, segundo o autor, uma manifestação de "Tanatos"; a medicina, portanto, deveria buscar "tornar-se a mais gloriosa manifestação de um 'Eros', que previne e cura doenças".

Para *Roquette* et al. (2012), a transdisciplinaridade não constitui uma nova religião ou filosofia, nem mesmo uma nova metafísica ou ciência: ela preconiza o reconhecimento da existência de diferentes níveis de realidade regidos por lógicas diferentes. Os diferentes níveis de realidade compartilhados pela elite intelectual europeia no século 13, baseavam-se na ideia do ser humano constituído de corpo, alma e espírito, integrado aos níveis do cosmo. No final desse século, ocorreu uma ruptura epistemológica: esses níveis de realidade foram descartados e o ser humano, reduzido às suas funções corporais, passou a ser visto como uma máquina. As epistemologias racionalistas e empiristas fragmentaram cada vez mais o saber e fomentaram o surgimento de um número cada vez maior de disciplinas. Na contemporaneidade, não se pode levar em conta essa visão reducionista e fragmentada, pois a realidade deve resistir, permitindo sobressair conhecimentos, experiências, representações, descrições, imagens e formalizações matemáticas do indivíduo de forma integral.

Ciência, Psicologia e Espiritualidade

Curiosamente, a rigorosa separação entre ciência e religião, corpo e espírito, existente no Ocidente desde o Renascimento, favorecida pela história europeia, explica, segundo *Jung* (1982), não só a compreensão pouco profunda do Yoga, do Reiki e de outras práticas holísticas pelo homem ocidental, mas também a sua aceitação. Ao se liberar das cadeias opressivas da tradição religiosa, a ciência ocidental ganhou grande impulso; não pôde, porém, lidar com as esperanças e as necessidades espirituais do grande público. Embora não seja uma religião, o Reiki e as terapias integrativas propõe um método espiritual que veio satisfazer tanto a carência espiritual dos indivíduos quanto o interesse de cientistas que descobriram nele um objeto terapêutico.

Jung e *Wilhelm* (1984) destacam a necessidade de o Ocidente exercitar uma maior compreensão dos filósofos orientais, pois, dessa forma, conseguiríamos assimilar seus conhecimentos, que se tornariam experimentais e poderiam, gradualmente, ser desvinculados de olhares preconceituosos.

> A palavra depreciativa "psicologismo" atinge apenas os tolos que julgam ter a alma no bolso. É verdade que há uma multidão deles, pois a desvalorização de tudo o que diz respeito às "coisas anímicas" constituí um preconceito tipicamente ocidental, por mais grandiloquentes que sejam as referências à "alma".
>
> (JUNG; WILHELM, 1984, p. 32)

Para Jung e Wilhelm, os filósofos orientais fazem Psicologia simbólica; seria, portanto, um erro interpretá-los literalmente. Os autores afirmam que, com base nessas filosofias, é possível captar e compreender fatos e processos psicológicos anteriormente ocultos em símbolos que ultrapassam o entendimento superficial:

> [...] deliberadamente, faço o possível para trazer à luz da compreensão psicológica certas coisas que soam de modo metafísico, a fim de evitar que as pessoas acreditem em obscuras palavras de poder. É impossível compreender metafisicamente, mas tão só psicologicamente. Assim, pois, disponho as coisas de seu aspecto metafísico, para torná-las objeto da Psicologia.
>
> (JUNG; WILHELM, 1984, p. 31)

No artigo "Terapias alternativas: uma questão contemporânea em psicologia", *Gustavo Gauer* et al. (1997) afirma que os tratamentos alternativos se caracterizam pela utilização de um pensamento oriental de saúde, representados por pressupostos holísticos entendidos como unidade entre corpo e alma, sendo que o termo *alma* ou *espírito* inclui tanto os aspectos mentais quanto os espirituais.

De acordo com Gauer e os outros autores do artigo, a relação entre meditação e psicoterapia já foi estudada e, em preponderância, os psicanalistas consideram a prática meditativa contraproducente para o processo terapêutico, enquanto que os psicoterapeutas da linha Transpessoal creem na ideia contrária, enxergando a meditação como um válido instrumento terapêutico. A relação entre Zen Budismo, Psicanálise, Humanismo e a linha Transpessoal também já foi instrumento de estudo e, ao se comparar o Zen com o processo psicanalítico, encontraram-se convergências significativas no que diz respeito às relações entre hostilidade e dependência, relacionamentos interpessoais, interpretações e fortalecimento do ego. Os autores apontam ainda para o fato de que as psicoterapias ocidentais se tornam mais eficientes quando utilizadas em conjunto com as práticas orientais e explicam a grande influência de Jung nos estudos dessas práticas de saúde:

> A teoria de Carl Gustav Jung [...] apresenta notáveis considerações acerca das interações entre cultura, mitologia, religião, psicologia e psicoterapia, introduzindo conceitos de uso relativamente corrente, como inconsciente coletivo e arquétipo. Na verdade, Jung é um dos autores mais citados pelos terapeutas alternativos.
>
> (GAUER et.al., 1997, p. 23)

Para *Di Biase* (2000), "a rigidez e o dualismo da visão científica, que nos afastou da sabedoria sistêmica, holística e não fragmentada do Universo, ocasionou consequências graves para a cultura e medicina ocidentais". Segundo o autor, o desequilíbrio homeostático (holístico), a desordem e o estresse poderiam ser transformados em estados mais coerentes e mais harmonizados pelo Yoga, o que é comprovado por pesquisas: durante a meditação, observa-se nos centros autorreguladores do encéfalo ausência de atividade muscular no eletromiograma e redução da frequência cardíaca.

Baptista e *Dantas* (2002) fazem uma citação de suma importância de *Lowen* (1975) sobre o princípio da psicofisiologia:

> Modificações no estado fisiológico são acompanhadas por mudanças apropriadas no estado mental-emocional; e, reciprocamente, modificações no estado mental-emocional são acompanhadas por mudanças apropriadas no estado fisiológico.
>
> (LOWEN apud BAPTISTA; DANTAS, 2002, p. 14)

Em outras palavras, os sentimentos são manifestados não apenas emocionalmente, mas também fisicamente, pois corpo e mente estão fortemente interligados.

Segundo *Goia* (2007), na história do Ocidente, corpo e psicologia se cruzam e se afastam influenciados por transformações sociais, políticas e revoluções científicas e tecnológicas. O autor explica que a Medicina, a Psicologia e a Biologia estudam o corpo e caminham pelo território de análise do comportamento humano há longa data, indicando um passado intimamente presente:

> Esta pretensão, por mais estapafúrdia ou utópica que soe, tem suas raízes numa crença ancestral que permeou as grandes questões filosóficas: a existência de duas instâncias de realidade, uma interna a todo ser humano e a outra externa ao mundo que sempre esteve lá. Dentro e fora. O corpo e suas funções biológicas, que é intermediário dessas duas instâncias "fundamentais", torna-se apenas veículo de percepção/expressão entre uma humanidade internalizada na mente e outra onipresente no ambiente.
>
> (GOIA, 2007, p. 102)

O autor compreende que esse quadro dualista, que colocou o corpo em posição hierárquica de grande importância e estudo, desenvolveu um movimento em busca de reconhecimento como ciência e uma relação de aproximação/distanciamento de outros campos que estudam temáticas corporais. Para Goia, três períodos definem a história do corpo na Psicologia:

> Primeiro, uma fase determinista na infância da ciência [...], depois externalizado pelo behaviorismo e quase ignorado pela hegemonia da Psicanálise; e, por último, reencontrado numa nova mitificação de um corpo ideal, na proliferação das terapias corporais.
>
> (GOIA, 2007, p. 103)

O trajeto histórico da Psicologia no Ocidente demonstra, segundo Goia, que esta não teria emergido como área independente se não tivesse efetivado uma cisão radical no conceito corpo-mente, vinculado a uma visão moderna que buscava a verdade. Para a Psicanálise, não era mais o externo que interessava como foco de estudo, mas, sim, o inconsciente, e assim, as teorias de Freud distanciaram a Psicologia das ciências biomédicas, estabelecendo até mesmo um conflito entre Psicologia e Psiquiatria. Considera-se, dessa forma, que a hegemonia da Psicanálise durante as décadas de 1970 e 1980 acabou abrindo espaço para as chamadas "terapias alternativas" e também especialmente para a concepção de novos corpos, como as concepções de Wilhelm Reich e as visões associadas a conceitos "bioenergéticos".

Goia considera que, no nascimento da ciência moderna, a impossibilidade de se estudar a psique se baseava na mesma divisão cristã entre o externo e o interno, ou entre a carne e a alma, que ainda se reflete nas concepções de corpo e mente. E conclui:

> Para a Psicologia, então, o corpo humano não serviria somente para julgamentos de verdade, ou análises reducionistas, nem para receitas de bem-viver, mas produziria a materialidade para enfrentar e fugir dos controles e padrões de uma ciência ainda formatada no dualismo ou no holismo.
>
> (GOIA, 2007, p. 108)

A saúde holística diz respeito ao equilíbrio entre todos os aspectos que compõem a estrutura do sujeito, ou seja, corpo, mente, energia, emoção e espírito. Na ciência ocidental, a respiração é vista como um fenômeno fisiológico que objetiva absorver o oxigênio do ar para realizar as transformações químicas necessárias a fim de nutrir todas as células. Para o *yōgi*, porém, a respiração vai além de um fato fisiológico, pois faz parte também do plano psíquico e promove homeostase (HERMÓGENES, 2007). A respiração é o único processo fisiológico que é ao mesmo tempo involuntário e voluntário (podemos controlar, retardar, pausar ou acelerar o fluxo respiratório). Hermógenes afirma que as "coisas" desconhecidas pelo eu consciente são temidas e recalcadas e que, submetidas (mas não vencidas), elas permanecem criando conflitos, que podem repentinamente se descontrolar. Segundo o autor, tentativas são feitas para um "tratado de paz" entre esses dois partidos que dividem a psique dos indivíduos, o consciente e o inconsciente, e a respiração é um meio de acessar a unificação da consciência e conseguir o equilíbrio entre eles.

> Há em cada homem, duplo ritmo respiratório. Um ligado à vida de relação ou consciente e outro à atividade inconsciente e vegetativa. A primeira é superficial, a outra profunda. Aquela se liga às atividades conscientes, características do Eu superficial e consciente, e esta é própria dos mecanismos inconscientes e involuntários, ligada, portanto, ao Eu profundo. A integração que se atinge no plano respiratório é estendida ao plano psíquico à mercê da integração dos dois sistemas nervosos: cérebro-espinhal e simpático.
>
> (HERMÓGENES, 2007, p. 97)

Vamos apresentar a seguir, diversos estudos – especialmente nos campos da Medicina e da Psicologia – que demonstram como a prática das terapias integrativas e os exercícios respiratórios, explanados neste livro – que podem ser utilizados pelo reikiano – constituem ferramentas efetivas na promoção da qualidade de vida.

Para compreender os impactos psicológicos da respiração é necessário partir do princípio de que as emoções estão intimamente ligadas ao ato de respirar. Ao se observar um indivíduo com medo ou pânico, percebe-se uma respiração rápida e superficial, bem diferente da respiração mais lenta e profunda de quem experimenta paz interior e segurança. Por isso, as técnicas de relaxamento e respiração, utilizadas hoje também na Psicologia Comportamental, estimulam o organismo para que retorne à sua capacidade basal: homeostase e alostase (NEVES NETO, 2011).

Segundo Neves Neto, apesar da longa tradição das técnicas de respiração na saúde, os médicos contemporâneos relatam que, na graduação, aprendem sobre a anatomia do sistema respiratório e sobre as doenças do trato respiratório, mas nada sobre a essência da respiração. Ainda, segundo o autor, também na formação do psicólogo clínico em Terapia Cognitivo-Comportamental – TCC, o ensino e/ou treinamento em técnicas de respiração não é valorizado, sendo muitas vezes relegado a um papel inferior ou secundário. Apesar disso:

[...] as técnicas de relaxamento, incluindo os treinos baseados na respiração, vêm se expandindo na formação médica norte-americana, inclusive como uma proposta de integrar as terapias complementares na medicina oficial, sendo que, das 62 escolas médicas avaliadas, 58% já ofereciam algum treinamento no uso terapêutico de técnicas de relaxamento em cursos regulares e/ou eletivos. Em nosso meio, por exemplo, a Unidade de Medicina Comportamental do Departamento de Psicobiologia da UNIFESP é pioneira na realização de cursos eletivos regulares para os acadêmicos de medicina sobre as técnicas de relaxamento, respiração, meditação e biofeedback, associadas à TCC [...]. A TCC é uma abordagem psicoterápica que reconhece o papel das cognições disfuncionais e/ou limitantes na geração da resposta psicofisiológica do estresse.

(Neves Neto, 2011, p. 161-162)

A TCC se utiliza de procedimentos relacionados à respiração com o objetivo de "diminuir a função do sistema nervoso autônomo simpático e os neuro-hormônios do estresse e promover a função parassimpática e os neuro-hormônios implicados na resposta de relaxamento" (Benson et. al. apud Neves Neto, 2011, p.162). Facilita, assim, a promoção de nova estrutura cognitiva e expressão emocional mais saudável e reguladora. O autor explica que:

Por definição, a respiração consiste em: (a) uma série de reações químicas que permitem que organismos convertam a energia química armazenada nos alimentos em energia que pode ser usada pelas células, denominada respiração interna, e (b) o processo pelo qual um animal retira o oxigênio de seu ambiente e descarrega dióxido de carbono nele, denominado respiração externa.

(Neves Neto, 2011, p. 160)

Entre os inúmeros benefícios observados e comprovados cientificamente pela utilização das técnicas de respiração, Neves Neto enumera os seguintes:

[...] estabilização do sistema nervoso autonômico, aumento da variabilidade da frequência cardíaca, diminuição da pressão arterial (sístole e diástole), aumento da função pulmonar, aumento da função imune, aumento do fluxo de sangue e linfa, melhora da digestão, melhora da qualidade e padrão do sono e aumento do bem-estar biopsicossocial e qualidade de vida.

(Neves Neto, 2011, p. 164)

Algumas abordagens da psicologia, como a Biogenética, constataram a importância da respiração como parte inerente de boa saúde mental. Segundo Marcos T. Elias (2009), Alexander Lowen, criador da contemporânea Psicologia Corporal Bioenergética, acredita que exista uma relação direta entre a respiração e os sentimentos, tendo em vista que a repressão destes últimos se reflete em nível fisiológico.

A Bioenergética utiliza técnicas que trabalham as emoções por meio da respiração. Elias nos diz que o aumento da profundidade da respiração faz com que o sujeito acesse locais profundos da mente e entre em contato com sentimentos reprimidos. Sendo assim, a expansão da respiração resulta na expansão da consciência. Reich, conhecido como o criador das "psicologias corporais", trabalhou a respiração como base de suas teorias.

Outras abordagens psicoterapêuticas também se utilizam da respiração como técnica de promoção de saúde. No artigo "Efetividade da técnica de relaxamento respiratório (RR) na redução dos sintomas de ansiedade em dependentes de crack", Oliveira, Gomes e Cecconello (2008) comentam técnicas que envolvem a respiração na TCC. Segundo os autores, o relaxamento é um dos muitos instrumentos usados pela TCC, e a técnica tem mostrado bons resultados na redução da agitação e ansiedade em dependentes de crack que dizem:

> O treino de respiração tende a distrair o paciente, ao tempo que lhe proporciona uma sensação de controle sobre o próprio organismo.
> (Oliveira; Gomes; Cecconello, 2008, p. 10).

Em um estudo realizado com pacientes psiquiátricos, constatou-se que a prática proporcionou maior integração do grupo e promoveu autocontrole, redução da ansiedade, relaxamento, melhora da autoestima, da percepção sobre a consciência corporal e da maneira de verbalização de sentimentos (Andrade; Pedrão, 2005).

Segundo Mircea Eliade (1996), os exercícios respiratórios ampliam a capacidade pulmonar e o autocontrole, auxiliam em problemas respiratórios, reduzem a ansiedade, melhoram a autoestima, desenvolvem o autoconhecimento e a consciência corporal e diminuem até mesmo o nível de dor, contribuindo naturalmente para a manutenção da saúde, o tratamento e a prevenção de doenças. O autor explica por que os benefícios físicos e emocionais ocorrem simultaneamente:

> A afirmação "sempre há um vínculo entre a respiração e os estados mentais" exprime muito mais do que a simples constatação de que, por exemplo, a respiração de um homem colérico é agitada, enquanto a respiração daquele que se concentra (mesmo que provisoriamente e sem nenhuma finalidade yôguica) é ritmada, moderada. A relação que liga o ritmo da respiração aos estados de consciência, que tem sido observada e comprovada experimentalmente pelos yogis desde os tempos mais remotos, serviu-lhes de instrumento de "unificação" da consciência. A "unificação" de que se trata aqui deve ser compreendida no sentido de que, ritmando a respiração e tornando-a progressivamente mais lenta, o yōgi pode "penetrar", isto é, experimentar com toda lucidez certos estados de consciência inacessíveis na vigília e, em particular, os estados de consciência que caracterizam o sono.
>
> (ELIADE, 1996, p. 59)

As relações entre respiração e emoções também são mencionadas por estudos neurofisiológicos:

> Homma, Masaoka (2008) apontam para estreita relação entre o processo respiratório e os estados emocionais (ex. alegria, tristeza, medo, raiva e nojo), sugerindo que desde os estudos com animais até os estudos com seres humanos são demonstradas relações intrínsecas entre a função olfatória e o centro respiratório, particularmente sobre estudos da atividade do complexo piriforme – amígdala e ritmo respiratório.
>
> (NEVES NETO, 2011, p. 161)

Em outro estudo de intervenção, ao serem aplicadas técnicas de relaxamento muscular e realizados exercícios respiratórios em mulheres durante o trabalho de parto, observou-se que ocorreu redução da ansiedade e alívio da dor (DAVIM; DANTAS, 2009).

A American Psychological Association tem difundido estudos de universidades como a Stanford University, que tem investigado os benefícios do Yoga, da respiração e de outras técnicas na saúde mental dos pacientes de psicólogos que o utilizam como ferramenta terapêutica complementar em seus atendimentos clínicos.[9] Enquanto isso, no Brasil, no âmbito do saber psicológico, observa-se resistência e pouco investimento em pesquisas científicas.

---

9. Mais informações sobre as discussões apresentadas encontram-se disponíveis na página da American Psychological Association :<http://www.apa.org/monitor/2009/11/yoga.aspx>.

A Neurociência

Com a Teoria da Relatividade Especial (1905), Albert Einstein comprovou que todo o Universo se expressa energeticamente, ou seja, que absolutamente tudo é energia. O Universo é um todo em harmoniosa evolução: inúmeras partículas vibram em altas velocidades no interior da matéria, sustentando o nosso mundo material que, em essência, é uma homeostase de eletricidade, força, vibração e movimento. A diferença diz respeito somente à maneira como a energia se manifesta, podendo fazê-lo sutilmente, como é o caso da luz e de nossas emoções, ou densamente, como acontece com os objetos sólidos (LIIMAA, 2013).

De fato, a frase clichê "somos partículas das estrelas" faz todo o sentido, porque tudo no Universo nasceu, literalmente, de explosões, e vibra em sintonia, sujeito às mesmas leis naturais, fato que possibilita que vejamos o Universo como uma grande orquestra cósmica composta por galáxias, estrelas, planetas, florestas, seres vivos e por cada átomo, célula e bactéria que faz parte do nosso corpo. Fazemos parte de um sistema integrado: somos todos um.

> Quando associamos a descoberta de Einstein à descoberta de Planck, percebemos então que vivemos num Universo em que tudo vibra numa dada energia, associada a uma determinada frequência, possibilitando que vejamos o Universo como uma grande sinfonia cósmica composta de sinfonias menores que envolvem as galáxias, as estrelas, os planetas, as florestas, os seres vivos, cada átomo, cada célula, cada bactéria que faz parte do nosso corpo. [...] Os princípios da física quântica nos mostram que o Universo que comporta o mundo subatômico e que compõe o grande universo material é regido por relações de interdependência e interconexão. Tudo está interligado, e uma ação sobre uma partícula

reverbera sobre todas as demais, inclusive sobre ela própria, levando-nos a perceber a realidade como uma grande teia, que é possível ser compreendida segundo uma abordagem sistêmica, holística.

(LIIMAA, 2013, p. 31)

Mas, afinal, qual a relação entre a física quântica e a neurociência?

Sabemos que o cérebro é capaz de construir novas redes neuronais com base em novos hábitos vindos de ambientes enriquecidos, ou seja, um ambiente que proporcione satisfação, conforto, segurança, paz interior e bem-estar. Pesquisas demonstram que podemos, por exemplo, afetar o nosso sistema imunológico, o endócrino ou o sistema nervoso central com as emoções que sentimos. Atualmente existe, inclusive, uma área específica da medicina para estudar essas alterações, denominada psiconeuroimunologia.

O corpo humano é um microcosmo regido pelas mesmas leis universais. Isso significa que ele é um sistema constituído por células, órgãos e bactérias regido por uma inteligência e por uma rede de conexões interdependentes. Cada partícula do corpo humano é também identificada pela relação que estabelece consigo própria, com o ser que lhe deu origem e, também, com o Universo ao seu redor. Sabemos que uma única célula desse corpo realiza mais de 100 mil reações químicas por segundo, produzindo substâncias vitais para o organismo. Cada célula de cada órgão desempenha um papel específico, e cada uma tem a sua importância. Assim como cada hormônio do sistema endócrino que se liga aos nossos sistemas energéticos, que chamamos de chakra, também tem sua importância.

Vamos refletir, então, sobre a grande importância da meditação e do autoconhecimento. Dalai Lama considera que, se todas as crianças de hoje praticassem meditação, teríamos no futuro um mundo completamente livre de qualquer tipo de violência. Partindo, portanto, desses pressupostos, de que tudo está interligado e de que uma ação sobre uma partícula reverbera sobre todas as demais, inclusive sobre ela própria, concluímos que precisamos expandir a nossa consciência da realidade para nos integrarmos a esta grande teia magnética, que só pode ser vivenciada e compreendida por meio de uma abordagem holística e integrada.

O sistema nervoso

O sistema nervoso é um centro de controle neural que coordena a maior parte das funções biológicas e motoras, possibilitando a integração do organismo com o Universo. Em linhas gerais, esse sistema desempenha as três funções básicas descritas a seguir.

- Função sensitiva ou de monitoramento do que acontece dentro do corpo, de modo a identificar, como um termômetro, as variações do organismo e os sinais luminosos, térmicos e sonoros que provocam a excitação das fibras nervosas sensitivas.
- Função integradora ou de processamento de estímulos, o que implica interpretar as informações sensitivas recebidas, armazená-las e reagir a cada um dos estímulos com respostas específicas.
- Função motora ou de resposta aos estímulos, o que significa organizar o funcionamento corporal por meio de secreções glandulares e dar início a ações, promovendo contrações musculares que geram movimentos.

Trabalhando 24 horas por dia, o nosso corpo é responsável por grandiosas funções, cuja complexidade muitas vezes sequer imaginamos. O sistema nervoso (SN) processa informações ininterruptamente e atua como receptor e emissor de sinais que possibilitam percepções do que ocorre dentro e fora do organismo, dividindo-se em sistema nervoso central (SNC) e sistema nervoso periférico (SNP) (fig. 09). O SNC é composto pelo encéfalo e pela medula espinhal e é protegido pelo crânio e pelas vértebras da coluna. O SNP encontra-se nas extremidades do corpo e é constituído por fibras (nervos), gânglios nervosos e órgãos terminais. Sua função básica é conectar o SNC com outras partes do corpo humano. Todas as ações e reações do organismo são supervisionadas por esse sistema, que capta e transmite, por meio de fibras sensitivas, estímulos internos e externos ao SNC.

Neurônios e neurotransmissores

O responsável estrutural pela transmissão de um impulso nervoso é o neurônio. Cada neurônio é constituído de um corpo celular e seu prolongamento é denominado axônio. Um impulso nervoso percorre o interior do neurônio até atingir toda a sua extensão. Ele também é conduzido de um neurônio para outro ou de um neurônio para outras células, tais como as fibras musculares e tecidos glandulares. A esse processo ou rede de comunicação damos o nome de sinapse (fig. 08), que tem o objetivo de transmitir informações. A sinapse é um processo químico no qual a irradiação de um sinal eletroquímico transmite uma informação específica que percorre o interior do neurônio e é convertido nas vesículas sinápticas em substâncias químicas, conhecidas como neurotransmissores. Estes, por sua vez, durante as sinapses, funcionam como biossinalizadores, atuando nos canais sinápticos e na captação ou recaptação de neurotransmissores por outros neurônios, células musculares e glandulares.

Para que a química dessa grande orquestra funcione plenamente, é necessário muito mais que alimentar fisicamente o nosso corpo. Precisamos nutri-lo em todos os aspectos que o compõem, expandindo esse cuidado para nossas emoções, energias e espírito. Os neurotransmissores desempenham papel extremamente importante no nosso organismo, realizando transmissões excitatórias, que produzem novos impulsos nervosos, ou transmissões inibitórias, que impedem a propagação dos impulsos nervosos. Entre os neurotransmissores destacam-se a acetilcolina, a dopamina, o ácido gama-aminobutírico (gaba), a endorfina, a noradrenalina, a adrenalina e a serotonina. A homeostase dessas substâncias é extremamente importante para a saúde psíquica, o bem-estar emocional, a saúde mental e a qualidade de vida em todos os seres humanos. As concentrações desses neurotransmissores podem, inclusive, ser reguladas por medicamentos psiquiátricos, fazendo cessar ou diminuir os sintomas de diversas psicopatologias. Entre elas, podemos destacar aquelas atualmente conhecidas como "os males do século" – a depressão, o estresse e a síndrome do pânico – para cujo tratamento e prevenção tanto o Reiki quanto outras práticas integrativas de saúde podem contribuir diretamente. Pesquisas neurocientíficas sugerem que a prática da meditação, além de contribuir para a regeneração de neurônios e auxiliar na aprendizagem, na cognição, na memória e na regulação emocional, altera a estrutura física do cérebro, impactando o funcionamento de todos os mecanismos do corpo humano, o que confirma a existência de uma interconexão entre todos os sistemas e legitima a importância de uma visão quântica de saúde.

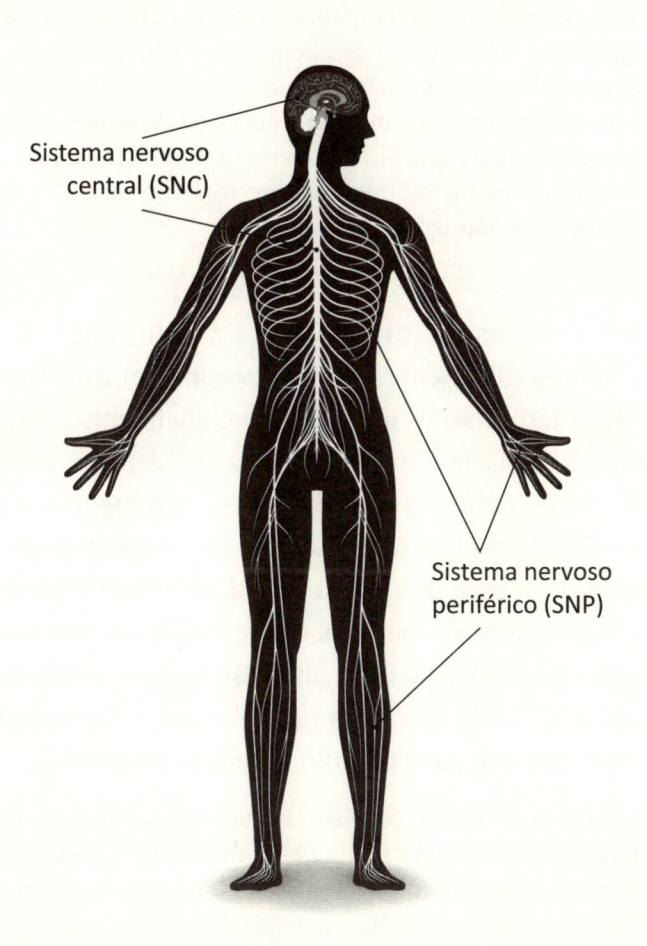

Fig. 08 - Sistema nervoso central e sistema nervoso periférico

Neurociência, neuropsicologia e aprendizagem

> Neurociência é um termo que traz em seu conceito a ideia de interdisciplinaridade, uma vez que engloba áreas de produção científica que realizam o "estudo da estrutura e de todas as funções, normais e patológicas, do sistema nervoso", compreendendo atualmente o comportamento como forma de manifestação destas funções, estando indissociado do organismo. [...] A Neuropsicologia é uma neurociência que trata desta relação, entre comportamentos e fatores neurobiológicos, tendo como um de seus objetos de estudo, as Funções Executivas enquanto ações cognitivas especificamente humanas, voltadas para autocontrole do comportamento. Outro objeto de estudo, a aprendizagem, é aqui vista como um complexo fenômeno neuropsicológico, e seu efeito, o aprendizado enquanto mudança de comportamentos, é resultado de modificações funcionais ou estruturais no Sistema Nervoso Central (SNC), de caráter mais ou menos permanente, que ocorrem em decorrência de estímulos ou experiências vividas pelo organismo.
>
> (Zompero, Gonçalves, Laburu, 2017, p. 421)

Segundo Zompero, Gonçalves e Laburu, estímulos que nos modificam neurologicamente são processados em diferentes níveis e nos chegam por terminações nervosas, funcionalmente organizadas em cinco sentidos. Voluntária e involuntariamente, coletamos dados do meio externo e de nosso interior, assimilando processos benéficos, afastando ameaças, resolvendo problemas e mantendo a homeostase do corpo. De acordo com os princípios da ciência neural, cérebro, mente e ambiente, integram-se numa extensão contínua, visto que todos os processos mentais são biológicos e, portanto, qualquer alteração nesses processos é necessariamente orgânica. E toda alteração orgânica impacta diretamente o nosso corpo. Por isso, estamos psiconeurologicamente integrados.

> Pensando de modo neutro, ambientes educacionais, virtuais ou reais, como quaisquer outros, são fontes de estímulos que podem provocar alterações neurológicas e/ou neuropsicológicas, ou seja, aprendizado, independentemente da qualidade deste aprendizado, se relativo ou não ao conteúdo ensinado pelo professor ou material de ensino. No entanto, a intencionalidade pedagógica visa à aprendizagem desses conteúdos,

com o propósito maior de o aprendiz se preparar para exercer controle motor, afetivo e cognitivo, em situações presentes ou futuras, que exijam sua adaptação, autodefesa, resolução de problemas ou que lhe possibilitem benefícios nos diversos ambientes naturais e culturais onde vive e viverá. Trata-se, portanto, de estimular as Funções Executivas, enquanto formas superiores de uso de informações e expressão de conhecimentos ou performances, adotando procedimentos cognitivos de execução, regulação e controle de condutas [...], os quais dependem centralmente de atividades do Córtex Pré-Frontal, do adequado desenvolvimento e funcionamento de seus segmentos e núcleos [...].

(ZOMPERO, GONÇALVES, LABURU, 2017, p. 422)

Assim sendo, como sempre estamos prontos para aprender e reagir a novos estímulos, nunca é tarde para adaptar o nosso cérebro a uma nova realidade. A neuroplasticidade faz com que sempre estejamos prontos a aprender. A plasticidade neuronal é a capacidade do sistema nervoso de mudar, adaptar-se e moldar-se estrutural e funcionalmente quando exposto a novas experiências. Devido a essa característica única, os circuitos neuronais são maleáveis e atuam na formação das memórias e da aprendizagem e na adaptação do organismo a lesões e eventos traumáticos experienciados pelo indivíduo ao longo da vida. A neuroplasticidade é um processo coordenado, dinâmico e contínuo que promove a remodelação dos mapas neurossinápticos para otimizar e/ou adaptar a função dos circuitos neuronais. Está, portanto, intimamente relacionada à reestruturação cerebral promovida por mudanças coordenadas nas estruturas sinápticas e proteínas associadas, que levam ao remapeamento dos circuitos neuronais e, por conseguinte, ao processamento de informações e também ao aprendizado de novas realidades, ao treinamento do cérebro (meditação) e à formação de memórias.

Por isso, sem sombra de dúvida, quanto mais cedo nossas crianças começarem a se dedicar a hábitos de vida saudáveis por meio da meditação e do autoconhecimento, maior será sua assertividade em todos os seus relacionamentos. A prática da meditação por crianças as torna menos propensas a estresse, preocupações e doenças. Esse e outros excelentes motivos justificam essa prática na escola. Vygotsky e Luria ressaltam que, o cérebro, como "órgão da civilização" e "órgão da aprendizagem":

[...] transforma já muito cedo ação em pensamento, pela internalização da linguagem, e depois pensamento em ação, pela condução simbólica dos comportamentos. Tais processos cognitivos, propriamente humanos, são, enquanto conjunto, a principal função do Lobo Frontal na produção de condutas superiores.

(ZOMPERO, GONÇALVES, LABURU, 2017, p. 422)

A meditação, o Reiki a respiração e o Yoga são práticas que comprovadamente alteram nossos padrões comportamentais e contribuem para o aprendizado e o recondicionamento de nossa mente, adaptando-a a novos hábitos, mais positivos e assertivos, que reverberam psiconeurocientificamente em nossa saúde mental, impactando diretamente na nossa qualidade de vida.

O estresse

O estresse pode ser definido como a soma de respostas físicas e psicológicas geradas por estímulos internos e externos (estressores), que permitem ao ser humano ou ao animal superar determinados desafios relacionados aos perigos do meio externo. Sendo assim, o estresse não é necessariamente negativo: na realidade, ele tem papel relevante na preservação da espécie, permitindo-nos resistir a situações de vulnerabilidade e a continuarmos vivos. O problema começa quando os mecanismos responsivos ao estresse se tornam muito constantes em curtos intervalos de tempo, sobrecarregando o organismo, afetando constantemente a homeostase, podendo gerar desequilíbrio em diversos níveis.

Quando o organismo reconhece uma situação de emergência, o hipotálamo sinaliza à hipófise para que faça as glândulas suprarrenais (também chamadas adrenais) produzirem os hormônios do estresse: o cortisol, a adrenalina e a noradrenalina. Esses hormônios fazem aumentar a frequência cardíaca (o coração bater mais rápido), a respiração acelerar, os vasos sanguíneos bombearem mais sangue para os músculos grandes e para o coração, fazem a pressão sanguínea aumentar, a musculatura corporal tensionar, o sistema digestivo mudar e os níveis de glicose (energia do açúcar) no sangue subirem. Contudo, uma vez passado o episódio de estresse agudo que motivou essa resposta do organismo, conhecida como resposta de luta ou fuga, o corpo retorna a seu estado normal.

Já o estresse extremo e o estresse prolongado (crônico) podem levar a problemas mais graves no coração e nos vasos sanguíneos, pois os níveis elevados daqueles hormônios e, consequentemente, da frequência cardíaca e da pressão arterial aumentam o risco de hipertensão, de ataque cardíaco e de acidente vascular cerebral. Quando o nosso corpo se submete a uma situação de extremo estresse, bem como a episódios de ansiedade, raiva ou preocupações constantes, as glândulas suprarrenais secretam uma quantidade ainda maior de adrenalina. A adrenalina diminui o diâmetro interno dos vasos sanguíneos, fazendo com que o coração tenha de trabalhar mais para bombear o sangue necessário. O aumento da frequência cardíaca aumenta a pressão arterial. Para atender a esse aumento de atividade do coração, o fígado libera mais glicose, aumentando a taxa glicêmica. Para enfrentar essa hiperglicemia, o pâncreas se vê obrigado a liberar mais insulina no sangue.

A insulina estimula a metabolização da glicose pelas células do corpo até atingir níveis abaixo dos padrões normais, ocasionando a hipoglicemia (baixo nível de glicose no sangue), cujos sintomas são mais estresse, cansaço, tristeza, falta de energia e motivação, entre outros. Assim, um ataque de ira e ansiedade dispara mental e fisicamente um circuito de funcionamento negativo no corpo, muito semelhante ao de muitas horas de um trabalho exaustivo. (DE' CARLI, 2011)

O estresse é inerente ao ser humano e, desde a época das cavernas, atua prevenindo perigos e contribuindo para a luta e a fuga pela sobrevivência. Em excesso é onde está o grande problema. Quando estamos com medo, a resposta natural do nosso corpo é liberar uma onda de adrenalina e cortisol. No entanto, muita adrenalina e cortisol são prejudiciais para a saúde física e mental das pessoas, que podem vivenciar sintomas similares aos de um ataque de pânico, como aceleração do pulso ou dos batimentos cardíacos, respiração curta e tontura.

Se buscarmos nos sintonizar com nosso Eu, evitando a raiva e a preocupação, não sobrecarregaremos o nosso organismo com a produção excessiva dos hormônios do estresse. A pressão arterial vai se manter equilibrada e o fígado não será tão exigido. Minimizaremos, assim, o encadeamento de reações orgânicas prejudiciais à saúde, tão comum nos dias de hoje, especialmente entre os habitantes de grandes cidades.

> Existe na física o termo "força de orientação". Apesar de haver massa de energia, a corrente não flui. Precisa ser ligada ao circuito e só então a corrente elétrica fluirá por meio da "força de orientação". Assim também a energia mental, que se dissipa e é mal dirigida por vários pensamentos inúteis e mundanos, deveria ser levada para verdadeiros canais espirituais. Não acumule no cérebro informações inúteis. Aprenda a desmentalizar o que não for importante. Esqueça tudo o que não lhe for útil. Só então poderá encher sua mente de pensamentos divinos. À medida que os raios mentais dissipados forem coletados novamente, você irá adquirir nova força mental. [...] Uma célula é uma massa de protoplasma com o núcleo. É dotada de inteligência. Algumas células produzem secreção, outras excretam. As células dos testículos secretam o sêmen; as células dos rins excretam a urina. Certas células representam o papel do soldado. Defendem o corpo das investidas ou ataques de matérias venenosas, estranhas ou de germes. Elas os digerem e os jogam fora. Certas células transportam os alimentos para os tecidos e para os órgãos. As células realizam o seu trabalho sem o conhecimento consciente de nossa vontade. Suas atividades são controladas pelo sistema nervoso simpático. Estão em comunhão direta com a mente no cérebro. Todo impulso da mente, todo pensamento, é transmitido às células. Estas são enormemente afetadas pelas várias condições ou estados de ânimo. Se na mente existe confusão, depressão e outras emoções e pensamentos negativos, estes serão transmitidos telegraficamente por meio dos nervos a cada célula do corpo. As células soldados entram em pânico. Enfraquecem. Ficam incapacitadas de executarem corretamente suas funções. Tornam-se ineficientes.
>
> (SIVANANDA, 1978, p. 17)

O Reiki na prática

Os três pilares do Reiki

As técnicas que Sensei Usui ensinava a seus alunos, conhecidas como técnicas de "Reiki Tradicional Japonês" ou "Dentho-Reiki-Ryoho", são encontradas no seu manual denominado "Reiki Ryoho Hikkei". Segundo Sensei Usui, para a aplicação correta do Reiki, três técnicas denominadas "Os três pilares do Reiki" são fundamentais: *Gassho*, que é uma meditação cuja finalidade é acalmar a mente, fortalecendo a conexão com a energia Reiki; *Reiji-Ho*, que é uma oração para ativar a energia Reiki dentro de nós e *Chiryo*, que caracteriza o tratamento propriamente dito.

GASSHO: "duas mãos se juntando, unidas ou em prece", significa colocar-se num estado receptivo para "ouvir" a energia, promovendo um centramento.

1. Sente-se confortavelmente com a coluna alinhada, os ombros relaxados e os olhos fechados;
2. Respire profunda e conscientemente;
3. Mantenha as mãos unidas em frente ao peito, com os dedos direcionados para cima;
4. Quando se sentir mentalmente tranquilo, repita pausadamente, os Cinco Princípios do Reiki (*Gokai*).

REIJI-HO: a palavra *Reiji* representa "intuição" ou "devoção" e *Ho* representa "técnica". O *Reiji-Ho* é um ritual de preparação para aplicação de Reiki por meio de uma oração sincera. É uma forma de fortalecer nossa conexão com Deus e com a energia Reiki e ativar a nossa intuição para que o tratamento flua da forma mais harmônica e conectada possível.

Com essa técnica permitimos que a energia universal guie intuitivamente nossas mãos para agir como e onde for necessário.

1. Realize a meditação *Gassho*.
2. Peça ao seu colaborador que faça uma conexão verdadeira com aquele momento. Pode sugerir que ele realize interiormente uma oração sincera, de acordo com suas próprias crenças ou, se preferir, você mesmo pode guiá-lo à introspecção por meio de uma meditação;
3. Mentalmente, e de forma clara e espontânea, faça uma oração para o colaborador. Peça proteção e visualize a si mesmo e também ao paciente envoltos em luz;
4. Quando sentir a conexão, agradeça pela energia Reiki, pedindo que ela flua livremente por você, como canal de aplicação, e coloque as mãos em frente ao Chakra Frontal, localizado entre as sobrancelhas. Peça com amor para que a sabedoria do Reiki lhe utilize como canal e guie suas mãos aos locais necessitados;
5. Inicie a aplicação de Reiki no receptor, permanecendo o mais receptivo e relaxado possível.

CHIRYO: terceiro pilar do Reiki, é o "tratamento" propriamente dito. Assim, "*Chiryo* (tratamento), baseia-se em *Reiji* (devoção) e *Gassho* (postura/atitude meditativa). Só quando conseguimos nos dedicar evitando a interferência de pensamentos e sentimentos é que nos tornamos instrumento para a energia universal da vida". (PETTER, p. 21, 2001)

1. Realizar todos os procedimentos anteriores ao tratamento e procurar se tornar Uno com a energia Reiki;
2. O ideal é aplicar Reiki (*Chiryo*) após meditar (*Gassho*), orar (*Reiji-Ho*) e realizar todos os procedimentos anteriores ao tratamento, também descritos nesta obra.
3. Após finalizar, realize todos os "procedimentos posteriores" ao tratamento.

Curiosidade Essencial

Dr. Usui sempre sugeriu um método de aplicação intuitivo, no qual o praticante utilizasse a sua própria inspiração, suas percepções energéticas e se colocasse de corpo e alma como uma ferramenta para que a energia – que já é inteligente por si só – atuasse em si mesmo ou no colaborador. No seu sistema de tratamento, chamado de "Usui Reiki Ryoho" (Sistema Usui de Cura Natural) o mestre fazia muito mais que simplesmente impor as mãos enquanto tratava seus pacientes, ele tocava as partes afetadas do corpo, massageava, aplicava alguns deslizamentos, soprava, trabalhava com fixação de olhar em partes específicas, dentre outras técnicas. As posições originais adotadas pelo mestre Usui foram divididas por ele em onze capítulos nos quais ele demonstrava os tratamentos específicos para cada tipo de problema apresentado pelo colaborador, mas, acima de tudo, ele orientava a utilização da intuição e simplesmente deixava suas mãos fluírem com amor. É exatamente esse tipo de abordagem que ensino aos meus alunos, de forma que eles aprendam um método para um tratamento tradicional, mas, ainda assim, são orientados a nunca seguir protocolos e sempre deixar que essa energia inteligente conduza o tratamento com o maior nível de entrega e receptividade possível.

O Tratamento

Existem posições específicas para o tratamento e vamos aprendê-las agora, mas, lembre-se sempre de usar sua intuição, nunca se prenda a técnicas exclusivas e posições fixas.

É muito importante que o reikiano faça o autotratamento todos os dias, para se proteger e se preparar; para se harmonizar; se autoconhecer; curar-se e evoluir espiritualmente. É preciso cuidar de si para ter potencial de cuidar do outro. Quanto mais autotratamentos fizer, mais preparado e equilibrado ficará o reikiano, pois ele se protegerá de qualquer ataque energético.

É interessante utilizar as mãos em forma de concha e com todos os dedos unidos (sem tensionar). Esse *mudrā* (gesto) direciona e potencializa a energia pelas mãos. Mas, caso sinta que deve, utilize outro *mudrā* durante o tratamento.

Procedimentos anteriores aos tratamentos:

1. O local deve estar limpo e bem organizado;
2. Para maior conforto, retire relógios, pulseiras, anéis e cintos;
3. Harmonize o ambiente de acordo com sua preferência: essências ou incensos, músicas calmas, etc. Visualize a energia circulando nos cantos, nas portas, no teto, no chão e na maca ou na cama.
4. Desligue telefones, rádios, televisão e evite ser incomodado durante o tratamento;
5. Peça mentalmente a presença, a permissão e a proteção de Deus, e outras de acordo com sua crença, para que zelem e auxiliem no tratamento (faça isso sempre mentalmente, pois o colaborador não tem nenhuma obrigação de ter as mesmas crenças que você).
6. Conecte-se mentalmente com a energia Reiki, faça isso com as palavras que vierem ao seu coração naquele momento. Sugestão:
    - Com uma inspiração profunda eleve os braços, una as mãos acima da cabeça e diga: "Nesse instante, aqui e agora, eu me conecto à energia Reiki".

- Desça as mãos em frente ao Chakra Cardíaco e conclua: "Eu sou um canal aberto para que a energia Reiki e a luz do universo fluam e se expressem através de mim. Deus me guia e torna minhas mãos um instrumento de amor e transformação".
7. Deite o colaborador (ou a si mesmo) em decúbito dorsal (barriga para cima), e tenha muito carinho e amor com esse Ser.
8. Antes de iniciar, faça a limpeza (também chamada de "raspagem") da aura, mentalizando a energia Reiki e a luz violeta transmutando e eliminando as energias mal qualificadas.

Dicas Essenciais

- O quanto intuir ou julgar necessário, atrite as palmas das mãos uma na outra, esfregando-as. Esse ato ativa as *nādīs, que são* canais fisiológicos sutis de energia das mãos.
- Algumas pessoas sentem um fluxo maior de energia fluindo ao tocarem a língua no palato mole.
- O sopro também possui muito poder e direciona a energia Reiki, portanto, fique à vontade para utilizá-lo sempre que intuir.

O tratamento completo

Dica essencial

Caso não consiga aplicar a energia em alguma das posição de mãos ilustrada nas figuras, não se preocupe, faça da forma mais confortável para você ou até mesmo por meio de visualização, sem utilizar as mãos diretamente no local.

Seguir os procedimentos anteriores ao tratamento.

Decúbito Dorsal:

1. Mãos sobre os olhos;
2. Mãos sobre as têmporas;
3. Mãos na região posterior do crânio;
4. Mãos na garganta;
5. Mãos no coração;
6. Mãos sobre as costelas inferiores;
7. Mãos sobre o umbigo;
8. Mãos abaixo do umbigo, nos ossos pélvicos;

Peça ao colaborador para virar. (Na autoaplicação você pode permanecer deitado ou sentado).

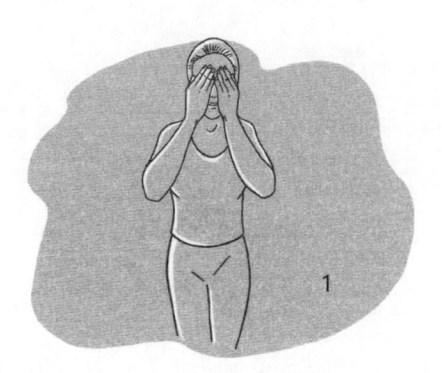

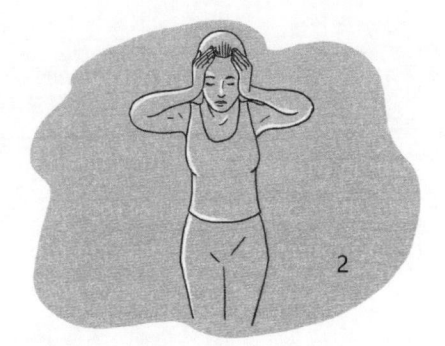

O Reiki na prática | 131

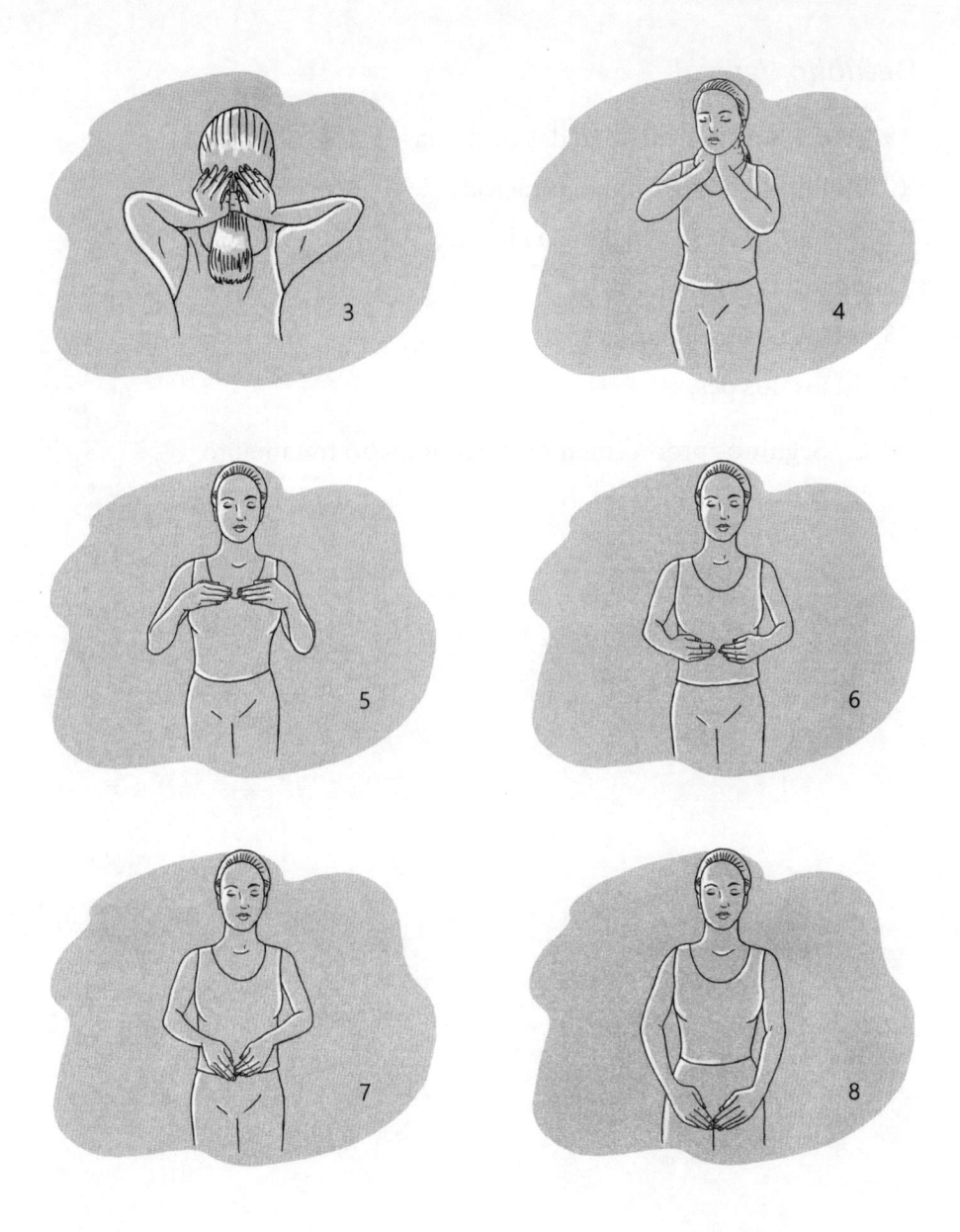

Decúbito Ventral:

9. Mãos nas costas: região das escápulas;
10. Mãos nas costas: região torácica;
11. Mãos nas costas: região da cintura;
12. Mãos na região lombar;
13. Mãos nos joelhos;
14. Mãos nos pés.

Seguir os procedimentos posteriores ao tratamento.

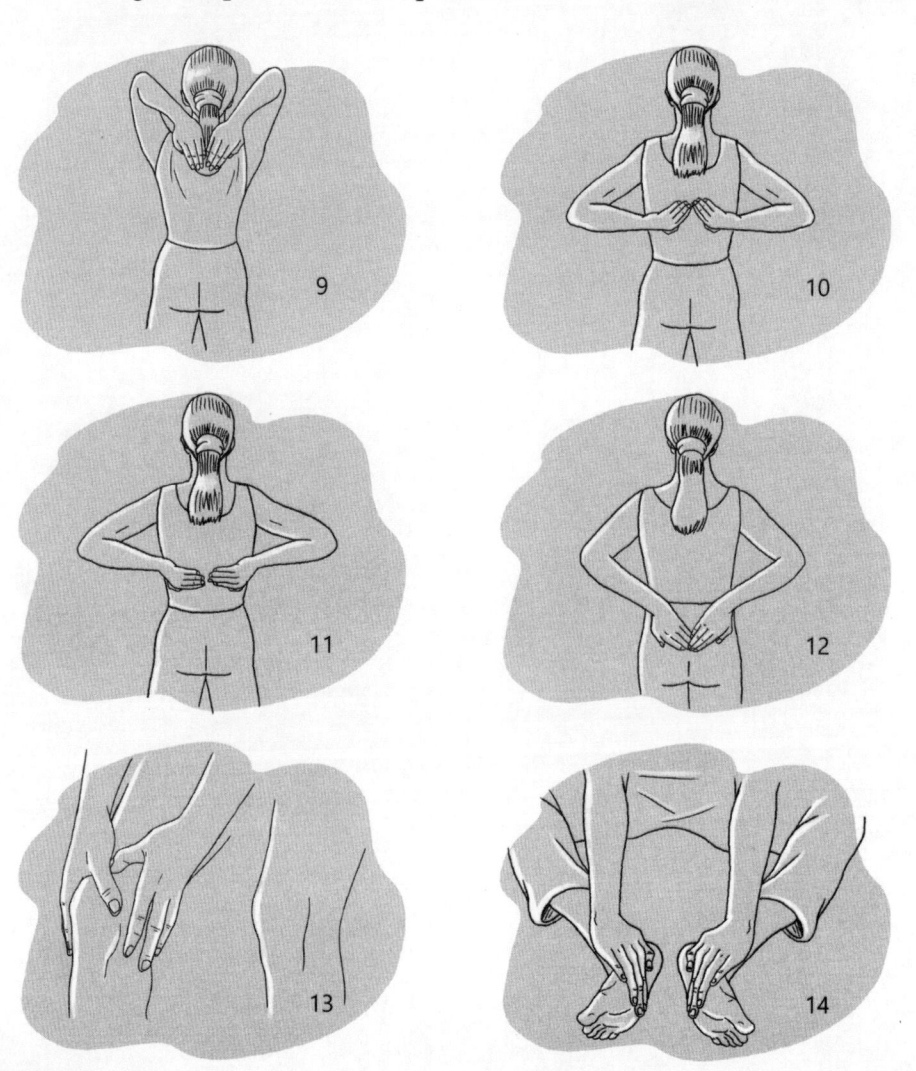

Procedimentos posteriores ao tratamento:

1. Agradeça pelo tratamento e o entregue a Deus ou à luz.
2. Sele (*proteja, feche*) o campo energético e ore pelo colaborador. Sugestão:
   - "Eu selo o campo energético de .... (nome do colaborador) formando um campo energético de proteção, que impede que energias nocivas e contrárias a do amor aqui penetrem. Que esta barreira se mantenha de acordo com o livre-arbítrio deste colaborador. Deus, energia universal, permita que o Reiki cure e continue atuando neste Ser, dentro de seu merecimento, alterando positivamente seu DNA pelo amor, harmonizando-o em todos os níveis. Assim seja".
   - Observação: após receber o símbolo *Choku Rei* – que também será apresentado nessa obra – o reikiano poderá utilizá-lo para realizar esse processo de selagem.
3. Desconecte-se então da energia Reiki, colocando as mãos em prece em frente ao Chakra Cardíaco e, logo em seguida, abra os dedos mantendo as digitais unidas.
4. Lave as mãos e braços, dos cotovelos para baixo.
5. Recomenda-se beber e oferecer água energizada com o Reiki após os tratamentos. A água é o fluido vital e ajuda a limpar os corpos eletromagnéticos, eliminando toxinas.

Perguntas Essenciais

É preciso tocar ao aplicar o Reiki?

Para se aplicar o Reiki, não é necessário tocar o colaborador. Afinal, conforme explicado nesta obra, o Reiki pode ser enviado até mesmo a distância, com total ausência física/presencial do receptor. Porém, ao tocar alguém, transmite-se muito mais que energia, transmite-se afeto e amor. Diversos estudos realizados em todo o mundo já conseguiram comprovar que o toque é terapêutico e que as pessoas que são tocadas se sentem geralmente mais acolhidas e amadas. De toda forma, absolutamente nunca se deve tocar as partes íntimas do colaborador, refiro-me aqui à região genital, aos seios e aos glúteos. Para algumas pessoas, o toque pode ser constrangedor, independentemente do local, nesses casos, jamais toque essa pessoa, aplique o Reiki mantendo distanciamento considerável do corpo dela. Cada Ser possui suas próprias necessidades, bloqueios, traumas, registros e experiências. Dentro de cada pessoa habita um Universo de sentimentos, percepções e realidade. Respeite a individualidade do seu paciente! Converse, dialogue com ele. Procure sentir e perceber como ele se sente. O Reiki deve ser sempre confortável para aquele que o recebe, por isso, devemos adaptar a sessão às suas necessidades. Seja amor em cada toque, e mesmo sem ele.

Quanto tempo devo permanecer em cada posição de mãos?

Algumas vertentes do Reiki afirmam que se deve permanecer por um tempo específico em cada posição de mãos, existindo nomenclaturas que mencionam três minutos, outras que mencionam dois e ainda as que mencionam mais ou menos do que isso. Existem, inclusive, Cds e áudios que tocam timbres ou sinos orientais de tempo em tempo para que o reikiano altere a postura de suas mãos. Não tenho objeções quanto a essas ferramentas de auxílio nem a quem prefere seguir a esses protocolos, mas continuo acreditando que deixar a sessão fluir intuitivamente é o melhor e mais assertivo dentre todos os métodos existentes. Ao deixar fluir e ouvir sua intuição, o reikiano estará constantemente atento ao fluxo de *Byosen*, ou seja, às percepções de desajustes e desequilíbrios, ou ao movimento de busca pelo equilíbrio efetuado pelo corpo durante a sessão.

> Byosen é a frequência emitida por uma parte do corpo tensionada, ferida ou doente quando o acúmulo de toxidade prejudicar de alguma forma os canais sanguíneos e linfáticos. [...] é também a reação curativa do corpo quando o Reiki flui para dentro dele.
> (Petter, p. 192, 2013)

Com isso, quero dizer que, naturalmente, por meio de vibrações, intuições ou até mesmo sensações corporais (mais frio ou mais calor, formigamento ou pulsação em uma região específica) o reikiano saberá como conduzir o tratamento e por quanto tempo deve manter cada posição de mãos.

O Reiki deve ser cobrado?

Reiki é amor. Ganhar retribuição financeira ou outro tipo de retribuição pelo tempo dispensado a um paciente é correto, faz parte da lei universal de troca: é dando que se recebe. As pessoas que trabalham seriamente com o Reiki e se dedicam integralmente a esse método, não cobram pela energia – que é um direito de todos – mas sim pelo tempo dedicado ao tratamento, no qual poderiam inclusive estar trabalhando com outro ofício, mas atuam com o Reiki como missão. As pessoas que trabalham com o Reiki investiram em cursos e também são seres-humanos que moram em um planeta material e precisam arcar com suas contas, alimentação, custos de vida e, inclusive, com o aluguel do espaço em que atendem. Na minha visão, o que não é válido é deixar de aplicar Reiki em alguém que precise ou deseje ardentemente, mas não pode pagar. Na realidade, todos podem pagar, mesmo que seja muito pouco, e não precisa ser apenas com dinheiro, pode-se retribuir ou permutar de outra forma. O pouco de um "pobre" pode ter mais valor que o muito de um "rico". Aja sempre com o discernimento e o amor! Lembrando-se ao mesmo tempo de que, geralmente, o que não tem "preço", não tem "valor"! Logo, não sinta culpa por cobrar pelo atendimento, as pessoas precisam aprender a investir em si mesmas e naquilo que realmente é importante para si, o seu próprio Eu.

Em que devo pensar enquanto estiver aplicando o Reiki?

Enquanto estiver aplicando o Reiki você pode visualizar um local em meio à natureza, visualizar o trajeto da energia Reiki, concentrar-se em algum chakra, imaginar alguma cor específica que possa atuar terapeuticamente no colaborador, enfim, o que preferir, desde que sejam pensamentos harmoniosos. O que não pode é pensar em problemas, preocupações e ter pensamentos negativos, pois o paciente sente energeticamente tudo. Por isso treinar a meditação é tão importante para o reikiano, contribuindo com a higiene mental.

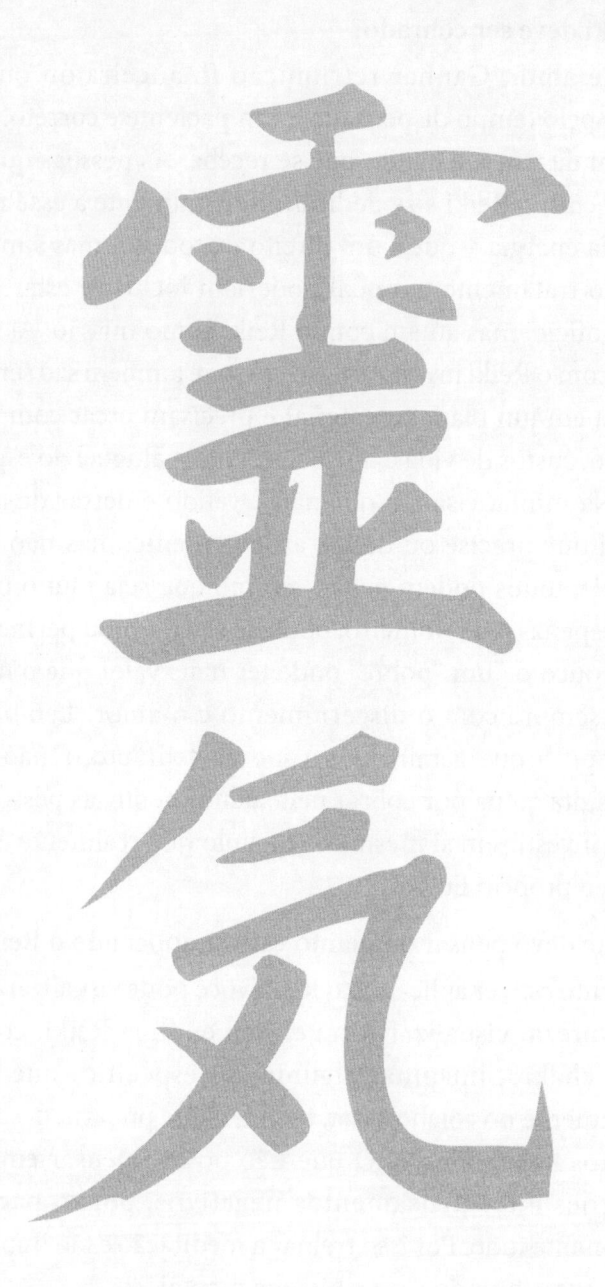

Ideograma da palavra Reiki, que pode ser interpretado como "Chuva de energia vital e cósmica" ou mesmo "A integração de uma energia divina e espiritual com uma energia terrena". É importante reforçar que, os ideogramas conferem a expressão de uma ideia e não a leitura de letras e, por isso, podem ter diferentes interpretações de acordo com o leitor.

Os Símbolos do Reiki

Sensei Usui dividia a técnica Reiki em três níveis: *Shoden* (Nível 1), *Okuden* (Nível 2) e *Shinpiden* (Nível 3). Este último módulo por sua vez é separado em duas etapas, o Reiki 3-A e o Reiki 3-B, conhecido por preparar o mestre (Sensei) para ministrar.

Em todos esses módulos existem, no total, cinco símbolos a serem aprendidos. Tradicionalmente, três deles são ensinados no Reiki de Nível 2, um é ensinado no Reiki 3-A e o último é ensinado no Reiki 3-B, também chamado de Mestrado. Todos os símbolos são compostos de um desenho (*Yantra*) e um som (*Mantra*) que é seu próprio nome.

Cada um dos símbolos visa a trabalhar um dos corpos sutis:

- CHOKU REI vibra fortemente no nível do corpo físico;
- SEI HE KI atua no corpo emocional;
- HON SHA ZE SHO NEN no corpo mental;
- DAI KOO MYO no corpo espiritual;
- RAKU na arte da iniciação.

Como veremos a seguir, o Reiki contém inúmeros e diferentes modos de utilização dos símbolos. Durante a aplicação, o reikiano deve utilizar constantemente aquele símbolo que intuir. Meu conselho é que nunca siga uma ordem programada de utilização dos símbolos, e que os utilize antes, durante e após a aplicação do Reiki de forma intuitiva nos locais e da forma que quiser.

- **Primeiro símbolo –** *Choku Rei*
  (Transform'ação do corpo físico)

Também chamado de símbolo do poder, *Choku Rei* é de natureza Yang, ligado ao fogo e de origem taoísta. Os sete níveis da espiral, apresentados nesse símbolo, representam os sete chakras, e o *Choku Rei* literalmente sela e protege cada um deles. É o símbolo que chama a energia universal, ou seja, permite sua conexão imediata com Deus e com o *Ki*. Protege o ambiente, o curador e o colaborador. Sela o campo áurico do receptor. É um poderoso ativador de energia, utilizado para realizar trabalhos de ampliação energética, iniciar e concluir tratamentos e afastar energias e influências negativas. É um amplificador de energia que pode ser usado em tudo e todos.

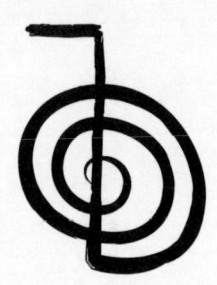

É muito bem representado pela frase: *Aqui e agora me conecto com o Cosmos e com Deus.*

O reikiano pode usar esse símbolo visando à proteção. Desenhamos um grande *Choku Rei* no ar e "vestimos etericamente" o símbolo, como se ele fosse um grande manto de proteção e poder, selando nossos chakras e nosso campo energético.

Sua utilidade consiste em ampliar a capacidade, a força ou a potência da energia utilizada no Nível l. Ao aplicar esse símbolo aumentamos a potência do tratamento, fazendo com que a energia Reiki permaneça atuando ancorada por muitas horas a mais no receptor e no ambiente, mesmo após o término da aplicação, funcionando como um selo de proteção.

- **Segundo símbolo –** *Sei He Ki*
  (Transform'ação do corpo emocional e do subconsciente)

Símbolo de natureza Yin, ligado à água e de origem budista. Trabalha com a limpeza profunda do consciente e inconsciente. Significa purificação e é muito bem representado pela frase: *Eu tenho a chave do inconsciente.*

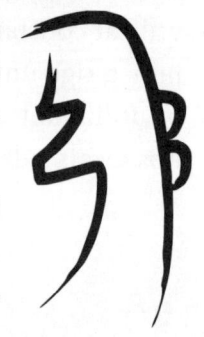

Tem como função tratar do corpo emocional. Faz com que possamos diluir os padrões mentais negativos, descobrindo-se qual a causa do problema. Por agir na raiz do mal, trata vícios, memórias dolorosas, condicionamentos negativos, mágoas e karmas, liberando emoções reprimidas.

Pode ser usado para limpeza, purificação e harmonização em geral.

- Terceiro símbolo – *Hon Sha Ze Sho Nen*
(Transform'ação do corpo mental e tratamento a distância)

Tem origem nos *kanjis* japoneses e é também chamado de símbolo da distância. É livre do tempo e do espaço e nos habilita a enviar o Reiki a distância (individualmente) para outras pessoas.

Símbolo muito bem representado pela frase: *sem passado, sem presente, sem futuro*; é muito utilizado também na aplicação direta (presencial), especialmente no caso de dores crônicas.

É também uma entrada para os registros Akáshicos – os registros e as memórias das vidas de cada espírito – e, portanto, é muito utilizado na transmutação kármica.

Por ser livre de tempo e de espaço, pode ser enviado para o passado ou para o futuro (entrevista para emprego, audiência na justiça, cirurgia, prova, reunião e outros).

- Quarto Símbolo – *Dai Koo Myo*
(Transform'ação do corpo espiritual)

O *Dai Koo Myo*, originado dos kanjis do Japão, é conhecido como símbolo mestre ou símbolo da realização, representando a ampliação de poder e de energia e potencializando o efeito de todos os outros símbolos.

Permite enviar Reiki a distância em massa, ou seja, para grupos, regiões do país, hospitais, uma grande família, pessoas do ambiente de trabalho, pessoas envolvidas em uma catástrofe natural, dentre outras circunstâncias.

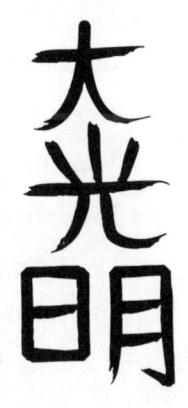

Sua utilização permite conexão imediata entre o "Eu físico" (finito) e o "Eu Superior" (infinito), trazendo a sabedoria ilimitada por meio da manifestação do divino sobre o plano físico. Coloca-nos em contato com energias de alta vibração, acelerando as partículas energéticas do nosso corpo e campo vibracional, purificando todos os canais sutis que servem de condução e captação da energia Reiki.

O símbolo *Dai Koo Myo* pode ser utilizado como potencializador (ampliador) em qualquer espécie de trabalho do Reiki, em qualquer lugar e hora.

No envio de energia Reiki a distância, as técnicas são as mesmas do Nível 2, incluindo-se o novo símbolo, que gera mais energia, permitindo, por isso, tratamento em massa.

- Quinto símbolo – *Raku*
  (A chave para a iniciação)

O quinto símbolo do Reiki é utilizado especialmente para a iniciação de outras pessoas, ou seja, ele é aprendido no mestrado e seu uso é habilitado exclusivamente aos mestres.

Formas de utilização dos Símbolos

- Visualizando-os no ambiente.
- Desenhando-os com as mãos no corpo, em cada chakra e na aura.
- Desenhando-os ou visualizando-os no corpo ou a poucos centímetros do corpo.
- Desenhando-os no céu da sua boca com a língua.
- Visualizando-os penetrando pelo topo da cabeça ou no corpo.
- Desenhando-os ou visualizando-os na palma de cada mão.
- Desenhando-os ou visualizando-os em cristais, portas, objetos ou enviando-os a distância.

Meditando com os Símbolos

- Sente-se confortavelmente – ao chão ou em uma cadeira –, mantenha a coluna ereta e os olhos fechados.
- Procure sorrir mentalmente para o seu coração, mantendo o semblante e o coração pacíficos e descontraídos.
- Conscientize-se de sua respiração, que se mantém exclusivamente nasal e profunda. Através da inspiração, absorva o Prana, a energia vital.
- Coloque as mãos em *bhairava mudrā* sobre as pernas ou os pés.
- Leve a consciência para o Plexo Solar (região ao redor do umbigo), o centro do corpo, onde reside seu grande potencial energético.
- Passe a induzir a respiração abdominal: ao inspirar, o abdômen se expande, ao expirar, o abdômen se retrai.
- Desenhe e visualize no Plexo Solar o *Choku Rei* na cor dourada.
- Sinta que, quando o ar penetra pelas narinas, o abdômen cresce, ampliando-se gradualmente, e o símbolo se expande envolvendo todo o seu corpo em uma imensa redoma dourada de luz e iluminação. Ao expirar, o abdômen suavemente se retrai e o símbolo volta a se concentrar no seu centro energético do Plexo Solar.
- Repita a visualização com os outros três símbolos e faça de cinco a dez ciclos respiratórios com cada um deles, sentindo a energia Reiki se ancorando em seu corpo e penetrando pelo topo de sua cabeça.
- Ao finalizar, visualize todo o seu corpo brilhando em dourado, a cor da sabedoria e da iluminação.

Dicas Essenciais

- Quando se utiliza os símbolos na aplicação de Reiki, o tempo de duração pode diminuir para a metade ou menos, devido à potencialização e dinamização da energia.
- Sempre que se desenhar os símbolos, deve-se repetir, mentalmente, o seu nome três vezes. Tendo-os em mente, eles imediatamente são ativados.
- A melhor cor para visualizá-los é a violeta, cor da espiritualidade, evolução e transmutação, ou a verde, que é conhecida como a cor da saúde, da esperança e do Reiki. Mas também pode-se utilizar todas as outras cores, de acordo com a necessidade e intuição do momento. No capítulo de cromoterapia, no final deste livro, serão apresentadas as principais características de cada cor.

Reiki a Distância

O tratamento a distância é um dos grandes benefícios experienciados a partir do Reiki Nível 2, quando se recebe a possibilidade de utilizar o símbolo *Hon Sha Ze Sho Nen*, que quebra as fronteiras de tempo e espaço e é ampliada no Nível 3, quando se recebe o símbolo *Day Koo Mio* e, com ele, a possibilidade de enviar Reiki para um maior número de pessoas ao mesmo tempo. Por meio desse envio a distância, o terapeuta Reiki constrói uma unidade com o paciente e com a fonte de energia vital. Tempo e distância deixam de existir.

Outra vantagem da aplicação a distância é a maior velocidade que ela acontece. Quinze minutos geralmente são suficientes para o tratamento, mas, é importante reforçar, que cada tratamento é único, tem o seu próprio tempo e que o reikiano deve utilizar a sua intuição durante ele.

É importante combinar com o receptor/colaborador um horário para que ele possa se colocar receptivo ao processo de transmissão, o que não significa que não possa enviar Reiki a distância a alguém que não lhe tenha pedido. Há discussões sobre a necessidade ou não de pedir autorização a uma pessoa para enviar Reiki a ela. Penso que devemos respeitar o livre-arbítrio das pessoas, mesmo que elas tenham optado pelos males físicos ou emocionais. Porém, na impossibilidade de perguntar, em um caso de coma ou de alguma pessoa do outro lado do mundo que nem lhe conheça, faça essa solicitação ao espírito dessa pessoa e certamente sentirá se ela tem ou não abertura para recebê-lo. Deixar de enviar Reiki a alguém simplesmente porque a pessoa não lhe pediu reduz bastante o número de pessoas que pode auxiliar, pessoas estas que muitas vezes nem sabem que o Reiki existe. Creio que ser reikiano vai muito além do que somente agir presencialmente com as pessoas, consiste também em poder agir em favor do Planeta, contribuindo com diferentes formas de vida, locais e pessoas necessitadas, e muitas vezes totalmente abstraídas e pouco privilegiadas e esclarecidas em relação a todo potencial das terapias integrativas. Mas lembre-se sempre de que a vontade e o comprometimento do colaborador são ingredientes fundamentais para uma boa resposta ao Reiki, portanto, os resultados do tratamento são maiores quando o receptor realmente se disponibiliza ao processo. Uma pessoa que não deseja ou que não tenha consciência de que está recebendo a energia, pode se beneficiar dela da mesma forma.

Para enviar o Reiki a distância, escolha um ambiente tranquilo e procure não ser interrompido. Harmonize o ambiente em que está, mesmo que seu colaborador não esteja fisicamente presente, utilize música suave, aromas, harmonize o local, enfim, faça o mesmo que costuma utilizar nas suas aplicações de Reiki tradicionais e presenciais.

Harmonize-se da melhor forma possível, lembrando-se sempre de que o melhor reikiano é aquele que mais se aplica e se autodesenvolve. Somente temos potencial para cuidar do outro quando sabemos cuidar de nós mesmos.

Para facilitar o envio, utilize nomes, endereços, data de nascimento, local onde a pessoa se encontra ou uma foto, enfim, algo que lhe conecte energeticamente a ela.

Na aplicação, independentemente do método que utiliza, sempre comece desenhando os três símbolos de trás para frente, caso tenha concluído o segundo módulo do curso de Reiki. Ou seja, inicie com o terceiro símbolo, passando para o segundo e em seguida para o primeiro. Caso já tenha concluído o terceiro módulo (3-A), desenhe do quarto ao primeiro, sempre de trás para frente, utilizando a sequência 4, 3, 2, 1. (Saiba mais sobre esses símbolos no capítulo "Os Símbolos do Reiki").

Da mesma forma que se procede na aplicação direta, desconecte-se da energia do receptor após o término da sessão, lavando as mãos, assoprando entre elas e rompendo o ciclo energético. Agradeça em seguida por ter sido um canal de luz, de amor e de transformação.

A aplicação do Reiki a distância é basicamente um processo de visualização com energia direcionada em estado de meditação.

Não é necessário dispor de muito tempo para efetuar esse trabalho, que pode ser feito em qualquer lugar. Contudo, é propício se instalar em um lugar silencioso onde não será perturbado.

O contato mental, isto é, a concentração intencional, precisa ser mantida por todo o tratamento, caso contrário o envio da energia pode ser interrompido.

Dicas Essenciais

- Para o tratamento a distância, combine, preferencialmente, com a pessoa a quem enviará o Reiki e procure sempre agendar um horário para que ela possa se colocar receptiva. Peça que ela se deite, relaxe e entre em sintonia com você, assim poderá potencializar os efeitos do tratamento.
- De preferência escolha um horário em que o colaborador estará mais relaxado, ou até mesmo pronto para dormir.
- Apesar de a força de vontade do paciente auxiliar, não é preciso solicitar a autorização verbal do colaborador para enviar o tratamento a distância, pois o Reiki é uma energia de amor. Peça permissão à alma da pessoa e a Deus e deixe que Ele guie o tratamento e lhe mostre o caminho e a resposta.
- Apesar de ser raro, pode sim ocorrer de sentir que não tem permissão de fazer o tratamento com determinada pessoa a distância, ou a pessoa pode não estar aberta para receber. Nesse caso, é preciso respeitar a escolha do indivíduo. Procure ouvir seu Eu Superior e usar o discernimento e o respeito. Como seu objetivo é ajudar, não hesite em pedir novamente, após um tempo, e jamais utilize esse bloqueio momentâneo como justificativa para não tentar mais tratar determinado paciente a distância.
- Para obter uma melhora significativa, o colaborador deve querer e preferencialmente pedir para ser tratado. Quando falamos de melhora, não nos referimos especificamente à cura de uma patologia, pois muitas vezes a patologia persiste como um instrumento de crescimento, levando o indivíduo a compreender seu propósito, transformando-se tanto emocional quanto espiritualmente. O envolvimento pleno do colaborador é muito importante para obter resultados mais significativos com o tratamento.

- As sessões de Reiki realizadas a distância podem ser tão efetivas quanto uma sessão com imposição das mãos, mas levam minutos ao invés de uma hora ou mais.
- Procure não substituir um tratamento convencional por um tratamento a distância, eduque seu paciente de forma a conscientizá-lo sobre a importância de tratar o processo com seriedade, presença e disciplina. Recomenda-se tratamento a distância em casos em que a pessoa não acredite ou precise com urgência e não possa comparecer pessoalmente (mora em outra cidade, está muito doente, passou por alguma emergência, dentre outros).

Técnicas para enviar Reiki a distância

Técnica da redução

- Conecte-se com a energia Reiki e siga os mesmos procedimentos anteriores ao tratamento;
- Peça permissão a Deus e ao espírito do colaborador para enviar o tratamento a distância;
- Diga o nome da pessoa três vezes e mentalize-a;
- Desenhe o terceiro símbolo (*Hon Sha Ze Sho Nen*) para abrir as dimensões de tempo e espaço (saiba mais sobre esse símbolo no capítulo "Os Símbolos do Reiki");
- Coloque as mãos em *mudrā* propício (palma da mão esquerda para cima, em frente ao umbigo, e palma da mão direita para baixo, em frente ao coração);
- Aguarde a sintonização; quando sentir que o contato foi estabelecido e a permissão efetivada, comece o tratamento (você sentirá uma vibrante energia entre suas mãos);
- Visualize a pessoa em miniatura entre suas mãos. Você pode tanto enviar Reiki a todo corpo dela de uma só vez quanto imaginar que

está realizando cada uma das posições em seu corpo, como no tratamento habitual;
- Deixe o tratamento fluir naturalmente, utilizando o amor e a intuição. Utilize também os outros símbolos apresentados no capítulo "Os Símbolos do Reiki";
- Fique o tempo que considerar satisfatório enviando energia. Você mesmo perceberá quando o processo tiver acabado. Nesse momento visualize a pessoa recuperada e feliz, repleta da luz dourada, iluminada e vibrante;
- Siga os mesmos procedimentos posteriores ao tratamento, sugiro que sopre entre suas mãos acabando de romper a conexão de energia;
- Lave as mãos até a altura dos cotovelos.

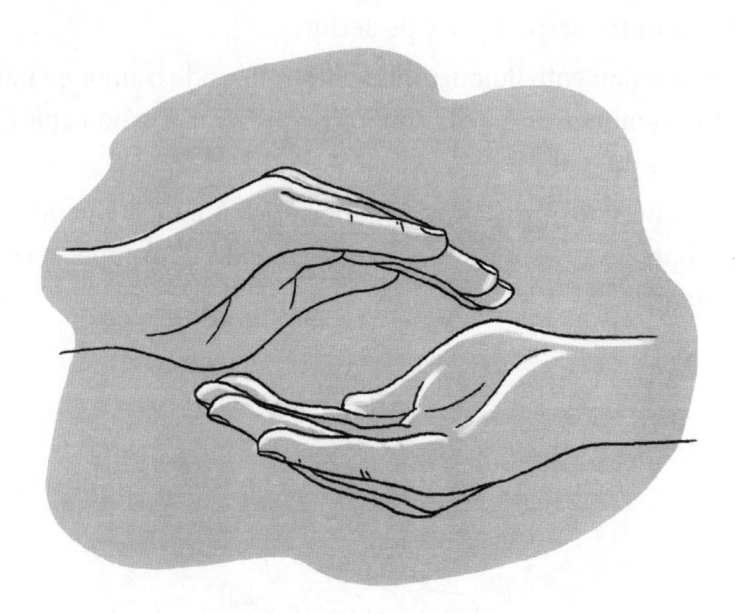

Técnica do joelho

- Conecte-se com a energia Reiki e siga os mesmos procedimentos anteriores ao tratamento;
- Peça permissão a Deus e ao espírito do colaborador para enviar o tratamento a distância;
- Diga o nome da pessoa três vezes e mentalize-a;
- Desenhe o terceiro símbolo (*Hon Sha Ze Sho Nen*), para abrir as dimensões de tempo e de espaço (saiba mais sobre esse símbolo no capítulo "Os Símbolos do Reiki");
- Escolha uma perna para representar as posições em decúbito dorsal e outra para decúbito ventral;
- O joelho corresponderá aos pontos da cabeça;
- A coxa de uma perna corresponderá à parte anterior do corpo e a coxa da outra perna à parte posterior;
- Deixe o tratamento fluir naturalmente, utilizando o amor e a intuição. Utilize também os outros símbolos apresentados no capítulo "Os Símbolos do Reiki";
- Siga os mesmos procedimentos posteriores ao tratamento, sugiro que sopre entre as pernas e mãos acabando de romper a conexão de energia.

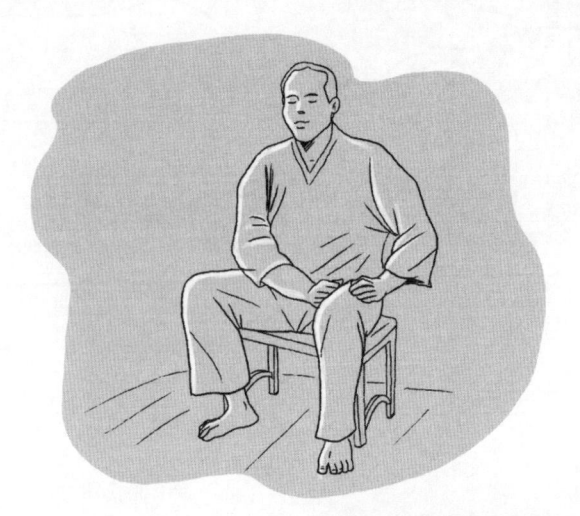

Técnica da foto e técnica da substituição

Se você estiver com dificuldades de visualização ou, se preferir, pode utilizar também duas técnicas conhecidas como a técnica da foto ou a técnica da substituição. Na primeira, a foto é colocada entre as mãos e o tratamento ocorre da mesma maneira citada acima. Na segunda, um ursinho ou uma boneca são utilizados como facilitadores, representando o corpo do colaborador, assim como na técnica do joelho.

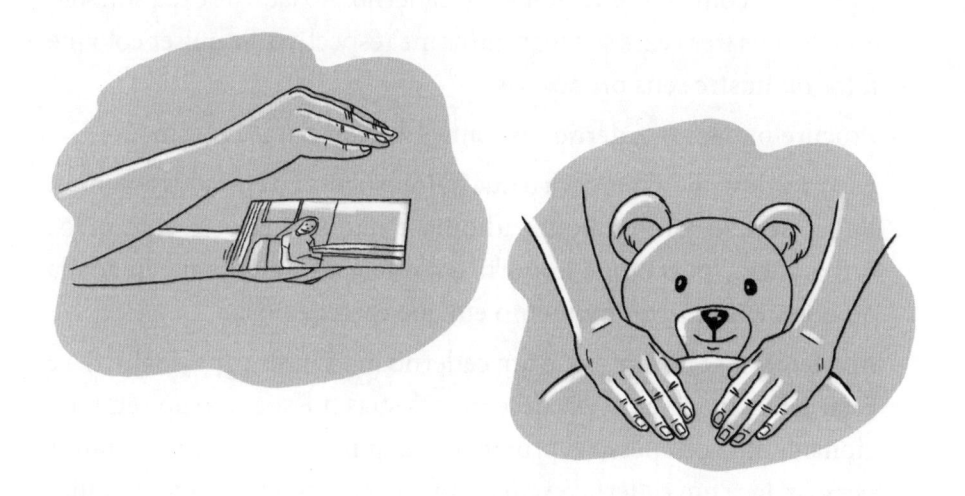

Técnica do caderno

Para fazer uso desta técnica, iremos escrever em um caderno tudo que desejamos tratar, alterar, obter, fazer, concluir, conseguir, saber, compreender ou nos libertar. O caderno é pessoal, sua ênfase é sobre a interação de campos de energia a nossa volta, em casa, no trabalho, em nossos relacionamentos, dentre outros. A escrita é sempre de caráter positivo, como se o desejo já tivesse se realizado, assim como é ensinado no capítulo que trata da construção de seu próprio mantra, neste mesmo livro.

Ativação do Caderno
- Primeiro devemos escolher um caderno que seja prático, ou seja, preferencialmente pequeno.
- Para facilitar o manuseio, separe o caderno em temas.

- Sempre escreva seu desejo como se já o estivesse realizado, sempre com afirmações positivas e em tempo real.
- Evite utilizar frases como "não sou mais" ou "serei", pois dizem respeito à negação ou ao futuro.
- Nas primeiras folhas, logo após a capa, devemos desenhar os símbolos 3, 2, e 1, sempre nesta ordem, sempre de trás para frente (saiba mais sobre esses símbolos no capítulo "Os Símbolos do Reiki"). Repetimos o processo com as últimas folhas do caderno. Ao lado de cada símbolo escrevemos três vezes seu mantra/nome respectivo. Se quiser coloque fotos ou ilustre seus propósitos.
- Procure manter o caderno disponível apenas para si mesmo.
- Escreva, desenhe, cole, peça o que quiser sobre cada um dos assuntos. Pode escrever em qualquer idioma e não se importe com erros ortográficos, pois o que importa é a intenção e a energia emanada do nosso coração no momento em que escrevemos.
- Mas lembre-se de que este é um caderno mais íntimo, pessoal, e deve estar relacionado aos seus desejos e às suas missões, ou ao seu relacionamento com pessoas próximas. Se quiser trabalhar com outras pessoas, faça um caderno exclusivamente para tratamentos, ou utilize a técnica da caixa, que será explicada em seguida.
- Para ativação do caderno, coloque-o sobre a mão receptora, em forma de concha e com os dedos unidos. Com a mão doadora desenhe os símbolos na sequência 3, 2 e 1 sobre a capa e coloque nele toda a sua intenção. O caderno estará ativado e energizado. Os símbolos ativarão o direcionamento da energia Reiki a todos os pedidos que estiverem contidos no caderno (saiba mais sobre esses símbolos no capítulo "Os Símbolos do Reiki").
- Aplique o Reiki no seu caderno diariamente, pelo tempo que intuir e considerar necessário. Um ciclo de tratamento geralmente dura 21 dias, mas seus desejos podem ser mantidos no caderno por mais tempo (até quando eles se concretizarem) ou mesmo, por um tempo inferior, caso se realizem antes deste ciclo.

- Se você colocou no caderno um objetivo íntimo que ainda não se realizou, aplique Reiki e repita esses processos todos os dias; Lembre-se: "pedi e obtereis", mas sem cobrar, entregue-se e deixe fluir! Confie na energia.
- Agradeça, escrevendo "muito obrigado", quando seu pedido for alcançado. O ato de gratidão é muito importante para atrair ainda mais concretizações!

Técnica da caixa

A técnica da caixa é a maneira que temos de auxiliar um grande número de pessoas com as quais não temos maiores ligações. É usada também quando não temos dados suficientes sobre a pessoa a quem estamos direcionando a energia Reiki, ou seja, quando temos endereços ou nomes incompletos, apelidos, indicações como "o amigo do porteiro", etc., porém, ela também pode ser utilizada para uso pessoal, relacionada a seus desenhos íntimos, assim como o caderno.

Ativação da caixa

- Escolha uma caixa média de algum material que no futuro possa ser queimado facilmente (papelão, madeira, etc.). Uma boa opção é uma caixa de sapatos;
- No fundo da caixa, internamente, coloque os símbolos 3, 2 e 1, desenhados a lápis, nesta ordem. E assim também fazemos do lado interno da tampa da caixa (saiba mais sobre esses símbolos no capítulo "Os Símbolos do Reiki");
- Dentro da caixa colocamos pedidos de diversas pessoas, simultaneamente, a quem desejamos direcionar a energia Reiki. Podemos colocar fotos, bilhetes, objetos dessa pessoa e outros elementos;
- Envie Reiki para a caixa projetando as duas mãos sobre ela.
- Aconselho a retirar os nomes e pedidos sempre que souber que a a intensão foi alcançada ou após o prazo de 21 dias de tratamento, queimando as folhas ou os materiais;

- Exercite sempre o ato da gratidão, com ou sem a concretização do esperado;
- Troque a caixa semestralmente ou sempre que sentir necessário, pode ser antes ou após 6 meses.

Dicas Essenciais

- A mesma técnica de auxílio aos outros pode também ser efetivada em um caderno para essa finalidade. Eu, pessoalmente, acho mais fácil e prático trabalhar com o caderno do que com a caixa. Basicamente, não a utilizo. Nesse caso, reservo um caderno com os nomes completos e datas de nascimento das pessoas que almejam receber a energia e envio para todos conjuntamente. Lembrando-se sempre de que seu caderno pessoal deve ser diferente daquele que utiliza para os nomes e tratamentos de outras pessoas.

- Técnicas de envio de Reiki a distância são ensinadas no segundo módulo do Reiki, ocasião em que o aluno recebe os ensinamentos até o terceiro símbolo (*Hon Sha Ze Sho Nen*). Porém, quando o aluno completa o terceiro módulo do curso (3-A), ele já pode acrescentar a utilização do quarto símbolo (*Dai Koo Myo*) a todas as técnicas. Para isso, basta desenhá-lo antes do terceiro símbolo. Lembrando que para a aplicação direta (pessoalmente) não existem regras ou ordem para utilizar os símbolos, mas, para envio de Reiki a distância, deve-se sempre utilizar os símbolos de trás para frente, neste caso, traçando inicialmente o *Dai Koo Myo*, seguido do *Hon Sha Zen Sho Nen*, do *Sei He Ki* e em seguida do *Choku Rei*, ou seja, 4°, 3°, 2°, e por fim, o 1° símbolo.

- Apesar de o *Essencial'mente Reiki* se tratar de um livro educativo, é importante reforçar que é preciso aprender todas as técnicas aqui ensinadas com um mestre em Reiki, devidamente habilitado, para que possa aplicá-las com segurança. Lembre-se de que somente se tornará um canal apto, após ser iniciado por um mestre.

A Energia Reiki nos Animais e nas Crianças

O Reiki atua em animais pelos mesmos princípios e da mesma forma que em seres humanos, deixando-os mais equilibrados, saudáveis e energizados.

Os animais também possuem chakras; porém, de forma diferente, a localização desses chakras variam de um animal/espécie para o outro. Por isso é recomendado que, como sempre, o reikiano utilize sua intuição para fazer a aplicação em pontos aleatórios ou levar as mãos para pontos em que sente que existe necessidade. Em caso de doenças, o Reiki pode e deve ser aplicado associado ao tratamento do veterinário, sendo que nunca, absolutamente, deve-se substituir um tratamento médico, mesmo no caso de animais, por nenhuma terapia alternativa; uma coisa complementa a outra.

O Reiki pode ser aplicado em todos os animais. Nos domésticos, como cães, gatos, coelhos, cavalos, dentre outros, pode-se aplicar tocando-os. Já nos animais de grande porte, e/ou muito agressivos, o Reiki pode ser aplicado a distância.

Os animais são muito sensíveis, abertos e receptivos, e dificilmente possuem crenças e bloqueios mentais que impedem o fluir da energia, como no caso dos seres humanos.

O toque do Reiki realiza uma limpeza profunda no organismo do animal, eliminando toxinas e equilibrando-o energeticamente; desde as primeiras aplicações os resultados ficam visíveis.

Assim como os seres humanos, porém em menor escala, os animais também manifestam doenças que são respostas somatizadas emocionalmente que, de outra forma, não poderiam liberar. Um cão ou um gato muito ligado afetivamente ao seu dono, por exemplo, pode manifestar a mesma doença ou as mesmas emoções que ele, sacrificando a si mesmo nesse processo. Não é raro ver um animal apresentando os mesmos problemas de seu dono, ou até mesmo atuando como uma esponja, sugando todas as energias mal qualificadas e, por isso, adoecendo. Os animais de estimação assumem o trabalho de purificar os donos e a casa quando existe energia negativa. Se a família está em crise, o animal absorve essa energia e, dependendo da quantidade e intensidade da vibração, ele pode não ser suficientemente forte para transformá-la.

As crianças, igualmente, são muito sensíveis, e podem absorver problemas que estejam ocorrendo com os pais, por isso a utilização do símbolo *Sei He Ki* é tão útil para as doenças dos animais e das crianças, acelerando o processo de limpeza e de purificação.

Animais e crianças normalmente não têm paciência de ficarem quietos, mas, em compensação, têm capacidade de absorver energias muito mais fácil e rapidamente que os adultos.

Os reikianos que mantêm contato constante com os animais perceberam que aqueles que estão bem e saudáveis "rejeitam" o Reiki. Animais sadios se levantam e vão embora, mas, normalmente, quando estão doentes, o aceitam. Houve a constatação, também, de que os animais que estão prestes a desencarnar geralmente também o rejeitam.

Para aplicar o Reiki no animal, coloque as mãos em seu corpo e permita que elas fluam de forma intuitiva, utilizando as mesmas técnicas que são aplicadas em humanos. Naturalmente, a energia irá fluir para onde for necessário. Pode-se também aplicar as posições habituais, apesar de as localizações dos chakras nos animais serem um pouco diferentes. Um animal muito pequeno, como um cachorrinho recém-nascido e dócil, pode ser segurado na palma da mão durante a aplicação.

A grande maioria das crianças que conhecem o Reiki se encantam e inclusive pedem por ele, porém, algumas são mais inquietas, fazendo com que momentos tranquilos se tornem mais propícios. Nesse perfil de criança, aplique o tratamento tradicional, de preferência em um momento em que ela estiver mais calma (com sono, pronta para dormir, cansada, concentrada, etc.), especialmente no caso de crianças mais agitadas.

O Reiki em bebês geralmente faz com que durmam. Frequentemente eles gostam muito dessa energia e torna-se nítido o quanto a absorvem e relaxam.

Eu opto por falar sobre o Reiki nos animais e nas crianças conjuntamente, porque em ambos os casos pode não ser possível aplicar a energia com o toque direto no colaborador (receptor de energia), portanto, é importante deixar claro que, quando não for possível aplicar nas crianças e animais através das mãos, faça-o a distância! Animais maiores ou mais agressivos, bem como crianças muito hiperativas, podem ser desafios, mas, ainda assim, existe essa incrível ferramenta: a técnica de envio a distância, que possibilita que a energia Reiki se torne disponível a todas as formas de vida, adaptando-se à diversidade e subjetividade de cada uma. Nesses casos, o símbolo *Hon Sha Ze Sho Nem* se torna grande aliado.

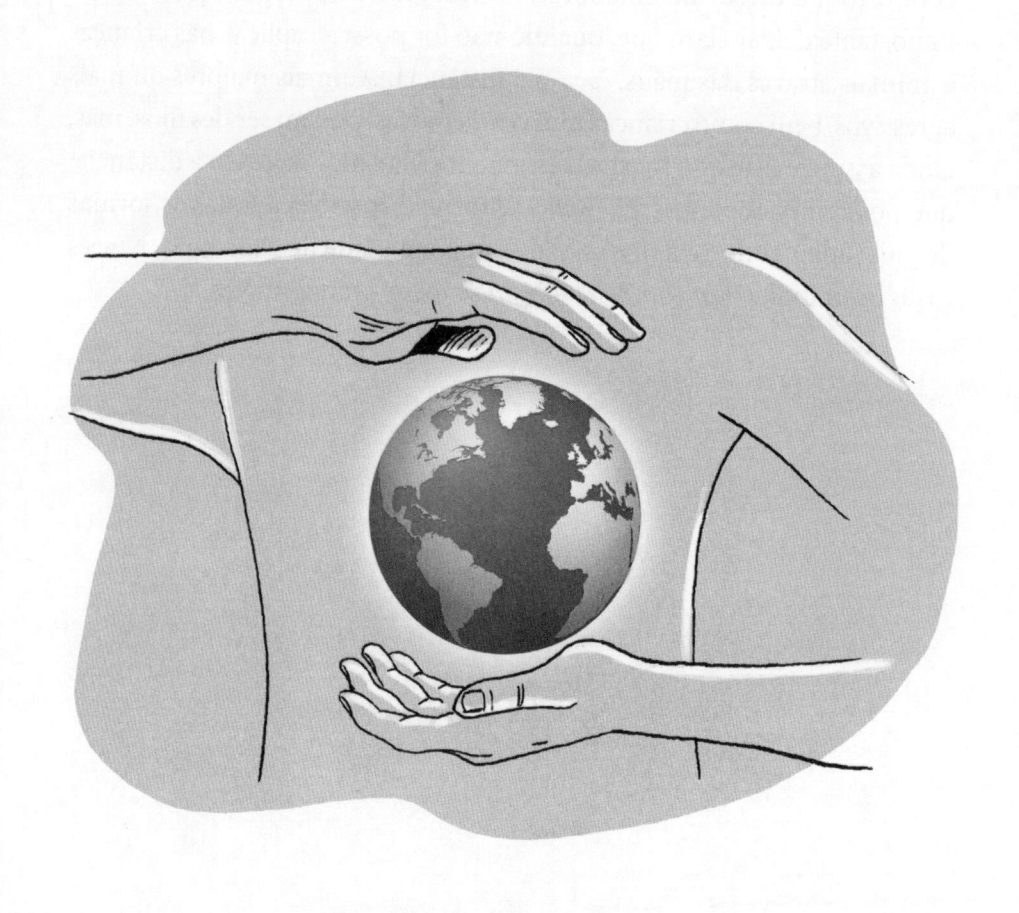

Reiki no Planeta

Se você escolheu se aprofundar mais neste estudo, naturalmente sabe que Reiki é uma ferramenta de luz, um agente da regeneração planetária, um instrumento de cura para o Planeta. Isso significa que deve agir por meio do amor, buscando levar essa energia a todas as pessoas possíveis e também a nível cósmico, auxiliando o Planeta em seu processo evolucionário.

Procure utilizar Reiki como doação amorosa para a Terra e lembre-se sempre de que, quanto mais você doar ao mundo, mais receberá, e em dobro!

Para trabalhar pelo Planeta, mantenha a mão esquerda voltada para cima, em frente ao Chakra Umbilical; e a direita voltada para baixo, em frente ao peito, e visualize a Terra girando entre suas mãos.

Desenhe entre suas mãos todos os símbolos conforme as sequências ensinadas anteriormente, sempre de trás para frente, ou seja, na ordem 4, 3, 2, 1.

Visualize a rotação do Planeta diminuindo – imobilizando-o mentalmente – quando quiser irradiar energia para um local específico. Em seguida, dê sequência mentalmente a esse movimento giratório. Faça isso durante o tempo que intuir. Aconselho que irradie muita luz violeta, pois neste momento o Planeta Terra precisa de limpeza e passa por um processo de transmutação. Sempre conclua o tratamento visualizando o Planeta brilhando em dourado. Realize os procedimentos de finalização e desconexão tradicionalmente aplicados nos tratamentos e, em seguida, lave suas mãos, dos cotovelos para baixo.

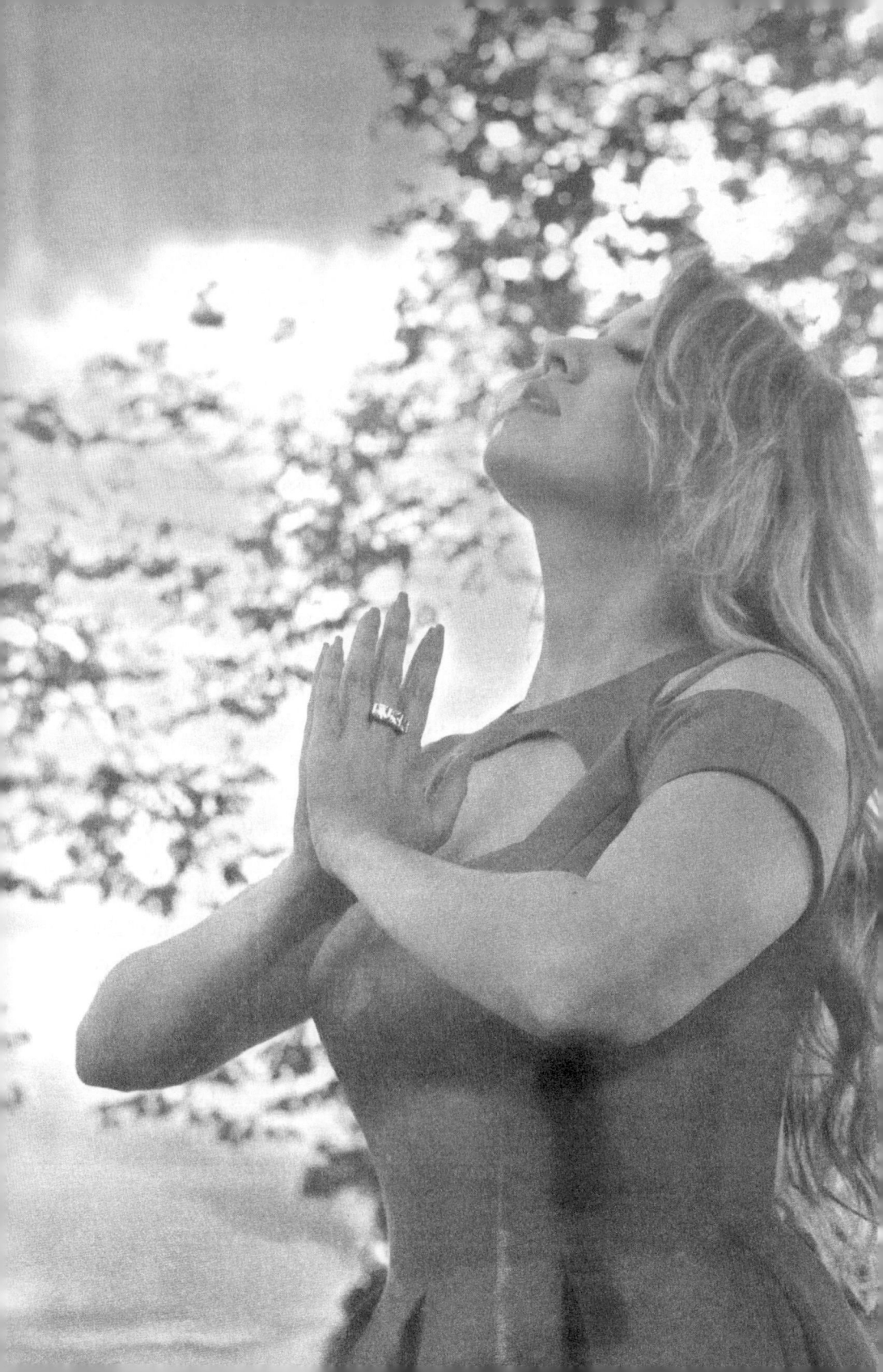

Os Cristais

Cristais são manifestações energéticas puras, seus átomos estão em perfeita harmonia e permitem a manifestação da luz em forma sólida.

> O cristal é um corpo sólido de formato geometricamente regular. Os cristais foram criados quando a Terra se formava e continuaram a se metamorfosear a medida que o próprio Planeta se transformava. Cristais são o DNA da Terra, um registro químico da evolução. São repositórios em miniatura que contêm os registros do desenvolvimento da Terra ao longo de milhares de anos, e guardam a indelével lembrança das forças poderosas que os moldaram. Alguns foram submetidos a enormes pressões, enquanto outros se desenvolveram em câmeras nas profundezas do subsolo; alguns se formaram em camadas, enquanto outros cristalizaram a partir do gotejamento de soluções aquosas – tudo isso afeta suas propriedades e a maneira como atuam. Seja qual for a forma que assumam, a sua estrutura cristalina pode absorver, conservar, concentrar e emitir energia, especialmente na faixa de onda eletromagnética.
>
> (HALL, p. 14, 2008)

Segundo Hall, a radiação, as impurezas químicas, as emissões telúricas e solares, bem como os meios pelos quais ocorreu a sua formação, faz com que cada tipo de cristal tenha uma determinada "marca" e seja formado a partir de uma grande variedade de minérios:

> O cristal é definido pela sua estrutura interna – uma estrutura atômica simétrica e ordenada, exclusiva de sua espécie. Tanto o espécime pequeno quanto o grande de um mesmo tipo de cristal terão exatamente a mesma estrutura interna, que pode ser identificada ao microscópio. [...] embora muitos cristais possam se formar a partir do mesmo mineral ou

combinação de minerais, cada um deles se cristalizará de uma maneira. O cristal tem crescimento simétrico em torno de um eixo. Seus planos externos regulares é uma expressão exterior da sua ordem interna. Cada par de faces do cristal apresenta exatamente os mesmos ângulos. A estrutura interna de qualquer formação cristalina é constante e imutável.

(Hall, p. 15, 2008)

Os cristais têm sido utilizados há milênios para promover diversos tratamentos e restabelecer o equilíbrio entre todos os corpos. Eles atuam por meio da vibração e da ressonância. Está cientificamente comprovado que os cristais são intensos condutores e amplificadores de energia, sendo utilizados na fabricação de máquinas e de relógios, na composição de fibras óticas, de chips de computador e outros, além de serem utilizados, também, para cuidar de doenças físicas e emocionais, conforme se lê a seguir:

Alguns cristais contêm minerais conhecidos pelas suas propriedades terapêuticas. O cobre, por exemplo, reduz o inchaço e as inflamações. A malaquita tem alta concentração de cobre, que também ameniza dores nas articulações e nos músculos. [...] No Egito antigo, a malaquita era pulverizada e aplicada sobre feridas para prevenir infecções. Hoje, embora seja um desintoxicante poderoso, ela própria é considerada tóxica, por isso é aplicada externamente. [...] Os cristais são usados na moderna prática da medicina. Eles são piezelétricos, o que significa que a eletricidade, às vezes a luz, é produzida por compressão. Essa propriedade faz com que sejam usados em equipamentos de ultrassom, que produzem ondas sonoras por meio desses cristais piezelétricos. O som é agora aplicado em procedimentos cirúrgicos de última geração.

(Hall, p. 22, 2008)

Dessa mesma forma, os cristais podem ser utilizados para ampliar os efeitos da energia Reiki, produzindo resultados mais rápidos e assertivos. Para utilizar os cristais em toda sua extensão terapêutica, logicamente seria necessário se aprofundar em um curso específico sobre a temática. Porém, para os reikianos, proponho uma utilização mais simples e muito prática, que consiste em utilizar os cristais a partir das cores respectivas dos chakras, ou seja, utilizar os cristais das cores correspondentes aos seus centros de energia. Nesta obra, no capítulo de chakras, tanto as cores de cada chakra quanto os cristais indicados para equilibrar cada um desses centros de energia foram reportados. Outra dica que facilita muito a utilização dos cristais para os "não especialistas", é utilizar nos chakras cristais "neutros", ou seja, de quartzo-branco. Cristais, quando neutros, atuam da forma que forem programados.

As pessoas podem claramente conversar com seus cristais e apresentar a eles seus objetivos. Cristais registram sabedoria divina, portanto, podem lhe auxiliar na realização de seus objetivos. Afinal, cristais são amplificadores energéticos e, naturalmente, potencializam sua força para transformar ou acelerar qualquer processo. Para programá-los basta segurá-los entre suas mãos, enviar Reiki para eles e aplicar ali sua clara intenção, deixando explícitos seus interesses e necessidades e solicitando permissão e trabalho de transformação para que possa atuar em seus propósitos. Seja assertivo e direto: "eu programo este cristal para [descreva aqui seu propósito]"

Para o reikiano, é importante que o kit de cristais que utiliza para o autotratamento seja diferente daquele que utiliza para tratar seus colaboradores.

Cristais maiores geralmente são utilizados para harmonizar ambientes maiores, assim como os cristais menores são utilizados para harmonizar nosso ambiente físico, ou seja, nosso corpo. Costumo dizer que não somos nós quem escolhemos os cristais, mas que eles nos escolhem. Quero dizer com isso que, quando um cristal deve ser seu, naturalmente uma forte atração o conduzirá até ele.

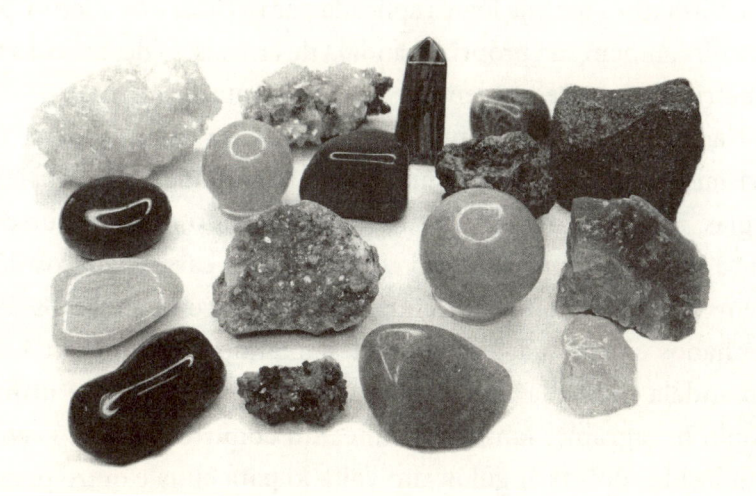

Limpeza dos Cristais

Mesmo quando os cristais já são nossos, devemos limpá-los tanto fisicamente quanto energeticamente com certa regularidade. Devemos, também, purificar os cristais quando os adquirimos, com o intuito de limpar as energias mal qualificadas que eles absorveram ao longo do tempo.

Formas de purificar os Cristais

- Colocá-los na água corrente (torneiras, chuveiros, mar, cachoeira, rio, etc.).
- Colocá-los na terra (jardim, quintal, uma área reservada, etc.).
- Banho de lua ou de sol, bastando simplesmente deixá-los expostos à luz destes astros por certo tempo.
- Colocá-los imersos em água com sal grosso por oito horas.
- Defumá-los com incensos e outros instrumentos.
- Aplicar a energia e os símbolos do Reiki com a intenção de purificá-los.

Use o método e o tempo que intuir e considerar mais acessível e assertivo no momento.

Mandalas de Cristais

Utilizando a mesma lógica aplicada para a caixa e o caderno, pode-se construir também sua própria mandala de cristais. O desenho, as formas geométricas e as cores podem ser utilizados intuitivamente.

Na mandala, assim como no caderno e na caixa, pode-se utilizar os cristais de acordo com sua intuição para amplificar e potencializar as energias. Basta programar sua atuação, aplicando nesses recursos a sua intenção mais profunda. Assim como feito na caixa, pedaços de papel podem ser usados soltos por cima da mandala, e os símbolos do Reiki desenhados em sua parte de trás, desenhando-os na ordem 4, 3, 2, 1. Na mandala utilizada abaixo como exemplo (fig. 12), foi utilizado o símbolo hexagrama, também conhecido como Estrela de Davi. Nele, são utilizados dois triângulos, um voltado para cima e outro para baixo, tendo, assim, seis imagens piramidais que são verdadeiras canalizadoras de energia. Essa estrela representa o equilíbrio entre a Terra e o Céu e entre o corpo e o espírito. Perceba que, na mandala, podemos utilizar sete cores, atuando de forma respectiva aos sete chakras. Conforme explicado, em sua parte de trás foram desenhados todos os símbolos do Reiki, e na ponta de cada pirâmide – bem como no centro do hexagrama – foi colocado um cristal da respectiva cor utilizada para colorir cada uma delas. Ressaltando novamente que as cores, os desenhos, a geometria e os cristais podem ser usados da forma que quiser, ou seja, o hexagrama e os cristais utilizados são somente sugestões e não uma regra.

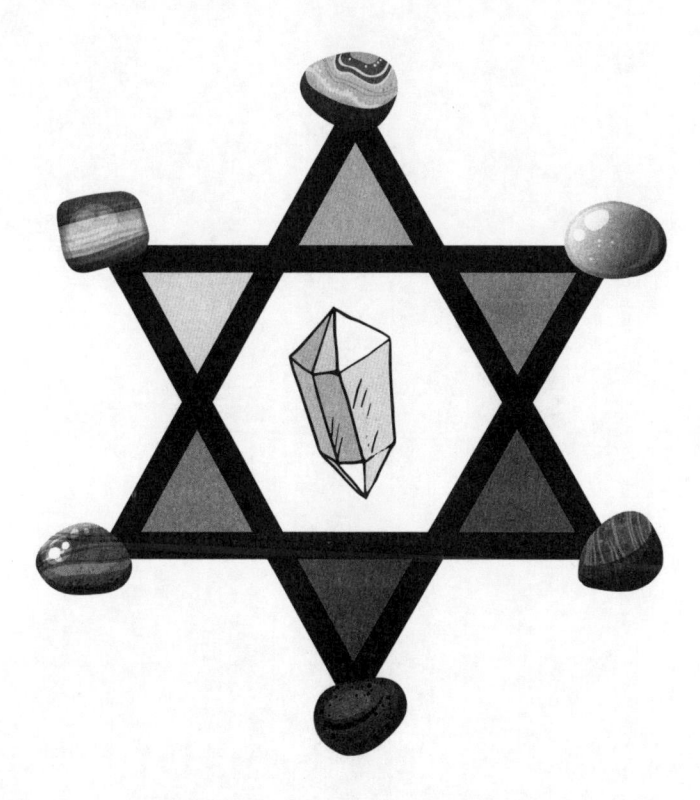

Fig. 12 - Hexagrama com cristais

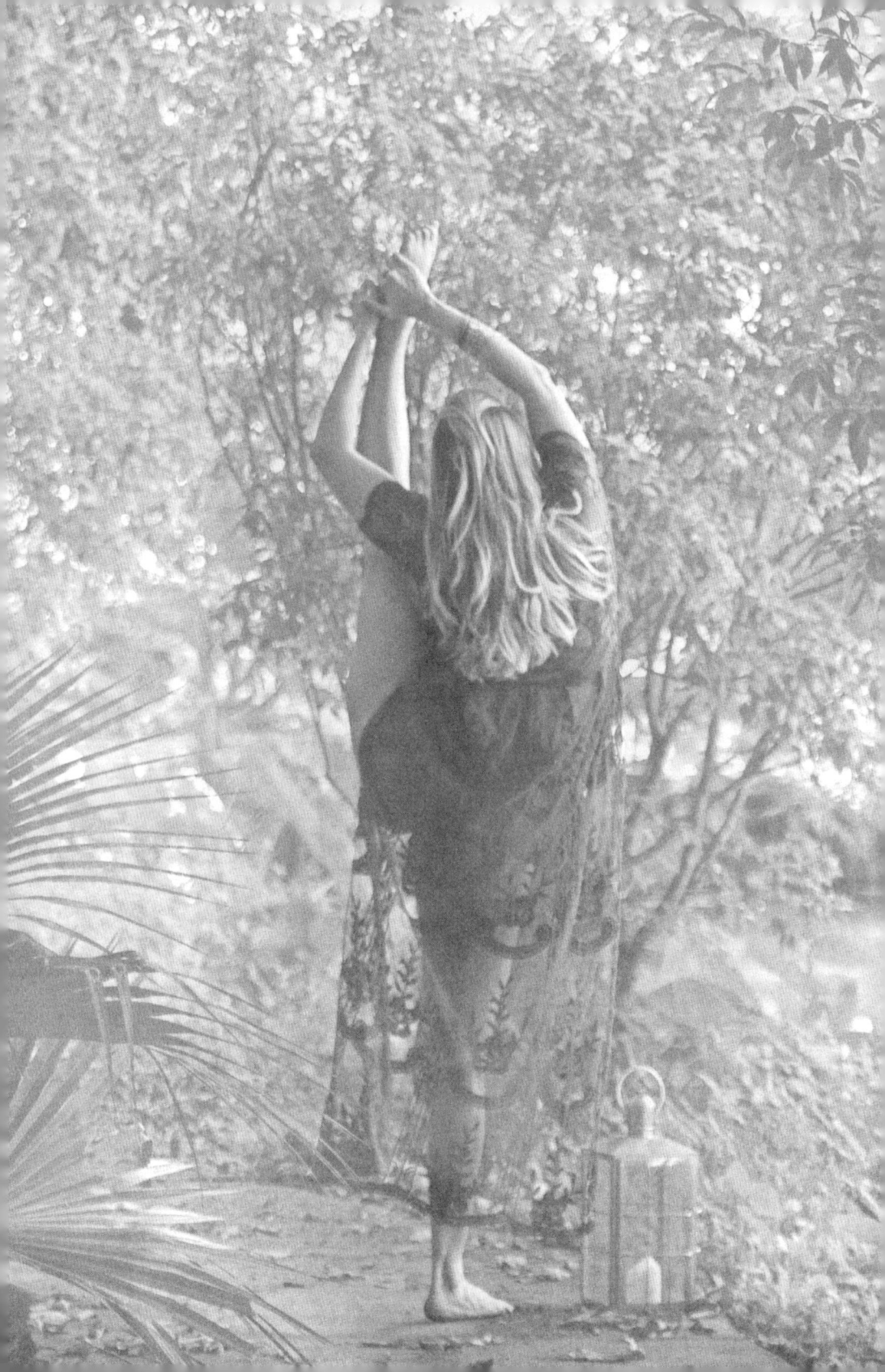

Cirurgia Energética – Kahuna

O objetivo dessa técnica cirúrgica é remover bloqueios energéticos, mentais ou emocionais, que podem, inclusive, gerar bloqueios físicos, agindo na raiz do problema.

A cirurgia Kahuna não dispensa os procedimentos cirúrgicos da medicina convencional, ou seja, do corpo físico, ou do mundo material. Ela trata o problema no duplo etérico ou corpo bioplasmático, composto por energias mais sutis. Esse procedimento cirúrgico não é indicado para todas as pessoas em todos os tratamentos de Reiki, mas, sim, em casos muito específicos, quando realmente se torna necessário intervenções mais profundas, que devem ser orientadas por um reikiano experiente.

Precisamos pensar que, mesmo que essa cirurgia aconteça sem absolutamente nenhuma intervenção física, cortes, seringas, ou outros procedimentos invasivos, ainda assim, trabalhamos muito no campo eletromagnético e, portanto, precisamos de cuidados pré e pós-cirúrgicos, assim como em qualquer outra cirurgia, como, por exemplo, evitar exercícios físicos, uso de drogas, consumo de carnes e de álcool e ainda manter os pensamentos harmônicos, tranquilos e produtivos. Importante também manter a aplicação de Reiki antes, durante e após o procedimento.

Descrição detalhada da cirurgia Kahuna

- Agende o procedimento com antecedência, sugerindo ao receptor todas as pré-recomendações cirúrgicas.
- Deite o receptor confortavelmente e pergunte se ele realmente deseja se tratar.
- Antes de iniciar a cirurgia, harmonize o ambiente de forma adequada e coloque o receptor em estado de relaxamento e meditação.
- Aplique o Reiki naturalmente e intuitivamente.
- Peça ao receptor para dar forma, cor e peso para o bloqueio que está sentindo e que será removido (ex: ovo, cacos de vidro, espinhos, peso, cubo, flor murcha, etc.).
- Desenhe os quatro símbolos do Reiki, de trás para frente, ou seja, 4, 3, 2, 1.
- Transforme uma de suas mãos em um bisturi, alongando seus dedos, literalmente puxando-os para cima, como se neles houvesse uma espécie de substância maleável.
- Colocando-se ao lado do paciente, faça energeticamente uma incisão com o seu bisturi. Abra o local (tudo por meio de visualização) e remova o bloqueio, puxando-o para fora do corpo áurico do receptor, visualizando que, em seguida, literalmente esse problema é jogado em um fogo violeta, queimando-o e transmutando-o.
- Diga para o receptor que você acabou de remover aquele bloqueio, com a respectiva forma, cor e peso atribuído por ele.
- Retire a energia improdutiva de suas mãos, aplicando Reiki de uma mão para outra até sentir que removeu todos os "nós" vibracionais.
- Visualize-se inspirando luz e eliminando todas as energias mal qualificadas pelos dedos, até que os bisturis baixem e você sinta/visualize suas mãos iluminadas, brilhando e totalmente purificadas.
- Pergunte ao receptor se ele ainda percebe algum bloqueio no local, podendo ser **outro** objeto ou o mesmo tratado anteriormente. Se necessário, **repita** o procedimento de remoção.

- Após ter removido toda energia improdutiva, aplique Reiki no local, visualizando que ele está se regenerando, fechando e voltando ao seu aspecto de pele natural. Aplique o tempo suficiente, até sentir que está totalmente fechado e recuperado.

- Prepare-se para finalizar o procedimento e observe se há necessidade de aplicar a energia Reiki em algum outro local do corpo do colaborador. Caso contrário, finalize o atendimento, realizando os mesmos procedimentos posteriores a todos os tratamentos de Reiki.

- Agradeça ao colaborador e ao universo pela oportunidade de servir enquanto instrumento de luz, finalize a sessão e lave suas mãos dos cotovelos para baixo.

- Oriente seu paciente sobre a importância de voltar ao consultório para receber o Reiki no máximo sete dias após a cirurgia, além de adotar procedimentos de cuidado pós-cirúrgico, como manter uma alimentação saudável e evitar exercícios físicos intensos, assim como o uso de drogas e o consumo de carnes e álcool.

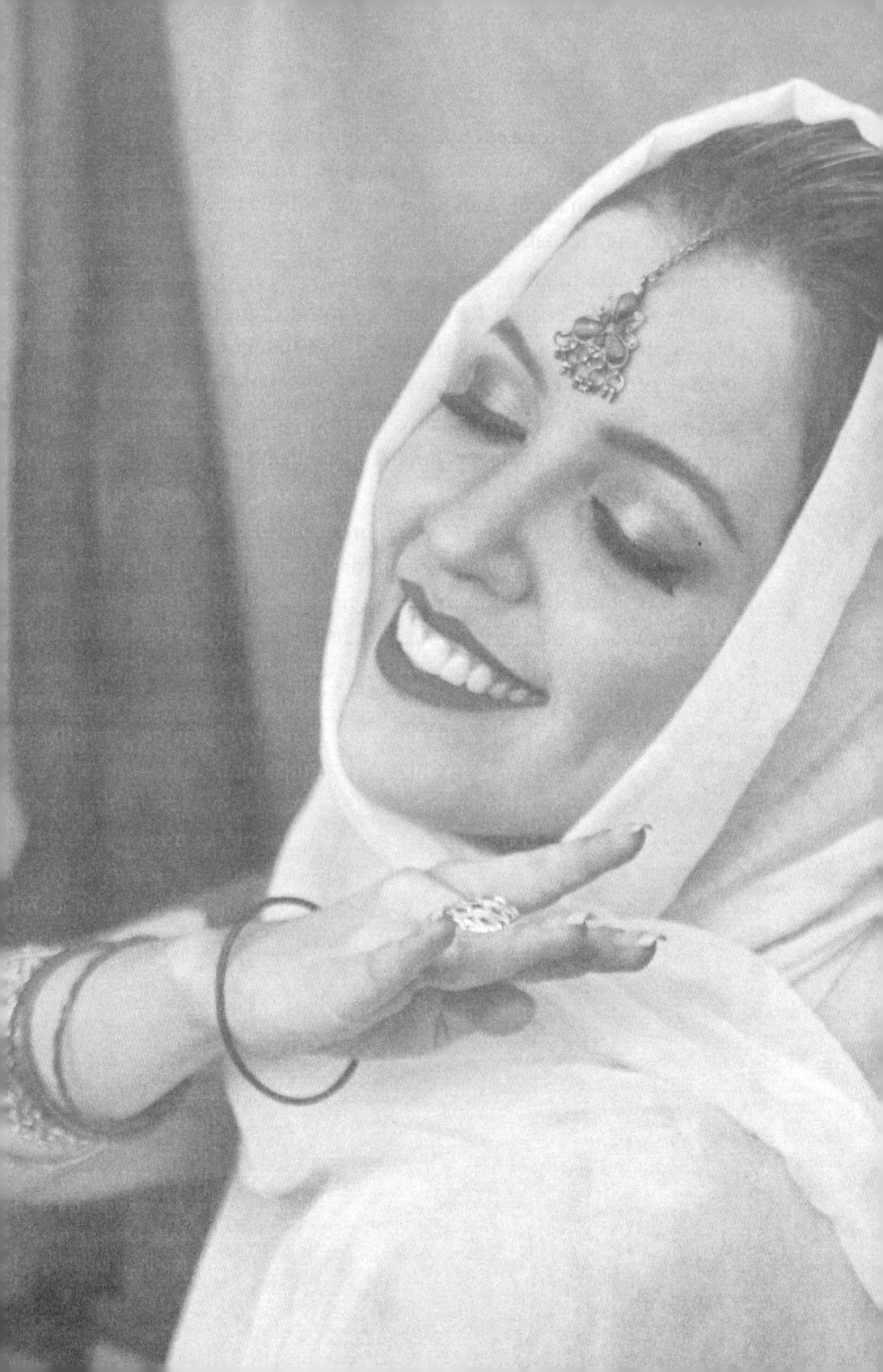

Essencial´mente importante para o Reikiano

- Mantenha a concentração durante a sessão, não deixe o pensamento se dispersar. Separe-se de suas emoções e de seus problemas quando está aplicando Reiki. Concentração é a base da eficiência de seu tratamento, assim como a entrega e o amor desprendido ao colaborador, por isso, nesta obra, além da aplicação do Reiki tradicional, sugerimos também outras técnicas, tanto meditativas quanto terapêuticas e respiratórias, que podem tornar a experiência do canal receptivo, ainda mais facilitada.
- Enquanto está aplicando o Reiki, você pode orar, fazer visualizações, imaginar o trajeto da energia, imaginar um local em meio à natureza, concentrar-se em um chakra e/ou realizar outras visualizações que contribuam com seu foco e concentração mental;
- Nunca discuta as opiniões religiosas do colaborador. Não importa a sua crença religiosa, o Reiki pode contribuir com ele ainda assim.
- Evite pessoas que dizem: "olha, estou com uma dorzinha no ombro. Aplique um Reiki rapidinho aqui para ver se melhora". Aplicando o Reiki de "qualquer forma" ou como um remédio aplicado somente em situações emergenciais, a pessoa pode não valorizar o tratamento.
- Cancele seus atendimentos se em algum dia perceber que realmente não está com seu canal apto para a aplicação. Como seres humanos que somos, é natural que em alguns dias estejamos mal emocionalmente ou energeticamente. Cuide-se primeiro para depois ter condições de cuidar do outro.

- Algumas vezes "não se sente nada" ao aplicar o Reiki, então, surge a dúvida: "Será que estou fazendo algo errado para não estar sentindo a energia?", ou "Será que o Reiki funciona mesmo?", ou ainda, "Será que sou capaz de ajudar esta pessoa com o Reiki?" Mantenha-se firme na intenção, na fé e no equilíbrio. Essa confiança é extremamente importante para seu amadurecimento. Mantenha-se firme no tratamento e notará que tudo está certo e fluindo.
- Cuidado com o ego e a vaidade que podem envolver os seres-humanos em qualquer caminho espiritual! Não somos melhores e nem mais sábios que ninguém.
- Releia frequentemente seus materiais de estudo, livros e apostilas. Lembre-se de que somos eternos aprendizes e que, quanto mais sabemos, mais compreendemos o quanto ainda precisamos aprender.
- Tenha muito cuidado ao passar qualquer tipo de informação para o seu colaborador, para não influenciar no seu livre-arbítrio. Nós, reikianos, nos tornando mais intuitivos e sensíveis, conseguimos, naturalmente, perceber muitas emoções e energias no colaborador, porém, nem todas as pessoas estão prontas para escutar algumas informações, mesmo que essas questões digam respeito ao seu interior. Use o discernimento sempre! O papel do reikiano não é fazer diagnóstico energético ou aconselhar a pessoa. Conselhos são sempre delicados e passíveis de erros. Quando busca ajuda, essa pessoa já está muito vulnerável e sensibilizada, por isso, qualquer coisa que lhe seja dita pode ser tomada como verdade. Cuidado para não tomar decisões e ter influências nas escolhas e história de vida do outro. Saiba também até onde pode ir. Se perceber que o problema apresentado não é de sua "alçada", peça que essa pessoa visite também outro profissional, da medicina, da psicologia ou de qualquer outro campo. Não somos super-heróis imbatíveis e capazes de resolver todas as demandas. O Reiki pode sim ser complementar a qualquer tratamento, mas nem sempre sozinho dá conta de tudo. Algumas pessoas podem necessitar de outras intervenções, esteja atento a isso.
- Atue sempre tendo em mente que é apenas um canal, solicitando sempre a compreensão da sabedoria universal para lhe direcionar.

Os Poemas Filosóficos do Imperador Meiji

Sensei Usui era um grande admirador do Imperador Meiji e, além dos Cinco Princípios que representam a parte filosófica da terapia, Usui selecionou 125 poemas desse Imperador para utilizar em seus seminários de estudo do Reiki. Os poemas eram cantados como mantras e orações e, em seguida, os alunos meditavam sobre eles. Assim como as palavras bíblicas e as de diversos outros textos clássicos e espirituais, os Poemas do Imperador serão interpretados de forma diferente, de acordo com o leitor.

> O imperador Meiji escreveu mais de 100 mil poemas. O descobridor do Reiki, Sensei Mikao Usui, selecionou uma pequena parte desses poemas, apenas 125, incluindo-os em sua apostila denominada *Usui Reiki Ryoho Hikkei*, que era entregue aos seus alunos de Reiki.
>
> (De' Carli, p. 12, 2013)

O Imperador Meiji (1852-1912), cujo nome era Mutsuhito, assumiu o trono em 1867, sendo o 122º Imperador do Japão e ficando conhecido como símbolo da modernização de seu país, marcando o início de uma revolução que tornou o Japão mundialmente poderoso.

Os milhares de poemas escritos pelo Imperador Meiji são imensamente valorizados na literatura japonesa. No Japão, o dia da cultura (Bunka No Hi) é um feriado nacional que acontece no dia 3 de novembro, em homenagem ao dia do nascimento do Imperador.

Realizei uma seleção de poemas do Imperador Meiji, que estão entre meus preferidos e são, a meu ver, frases de ampla reflexão:

Muitos dias e noites se passaram para aperfeiçoar a cor das folhas do bordo, mas uma leve rajada de vento é o bastante para levá-las.

Todos nós cometemos erros em nossa vida algumas vezes. Portanto, não se preocupe demais e nem seja excessivamente prudente com tudo.

Não importa quão duro e tempestuoso este mundo se torne, quero que o meu coração continue sólido, inabalável, como o pinheiro enraizado na rocha.

Por um momento, parece tempestuosa, a seguir se acalma. A onda no oceano e a existência humana têm muito em comum.

Uma bela joia, sem um arranhão sequer, pode perder seu brilho por causa da poeira. O coração e alma humana também precisam ser constantemente polidos para se manterem limpos.

Apesar de vivermos no mundo agitado, não te esqueças de ocupar-te dos teus pais.

Apesar de a relva não parecer muito promissora, poderás, se olhares bem, nela encontrar ervas medicinais.

Uma pedra na corrente aumenta de tal forma o ruído do rio, que não se escuta o som da água que flui.

A água é tão flexível, cabe em qualquer recipiente, mas tem força para perfurar a pedra.

Anciã, vens me saudar sem esperar que pare de me dar? Por favor, aproxima-te mais do fogo.

Os pássaros que voam livremente pelo grande céu nunca se esquecem de sua casa e de lá regressar.

Quanto mais práticas houver no ensino para as crianças, melhores resultados alcançaram.

Ainda quando tudo o que pensas se tenha manifestado, não permitas que te suba à cabeça e não esqueça a humildade.

Esforça-te, mesmo quando tudo parecer difícil. É possível alcançares qualquer objetivo do mundo.

Quando o sol começa a se pôr, lamento o dia que passei sem fazer nada.

Mesmo uma pessoa ocupada pode arranjar tempo para fazer aquilo que realmente queira.

Poderá pensar que a pedra transparente não brilha. É que se esqueceste de lustrá-la.

As flores das cerejeiras da montanha florescem exalando seu aroma durante anos. Nunca se queixam, apesar de caírem logo depois de se abrirem.

As coisas poderão não correr como programadas. Mas, depois, quando olhares para trás, verás que afinal, tudo tem andado bem na tua vida.

No dia em que o vento e as ondas estão tranquilos, o piloto deve ser especialmente cuidadoso.

Uma pedra preciosa, entre tantas escolhidas, tem sempre uma impureza ou outra. Isto está na natureza do mundo.

Se ali houvesse uma montanha resplandecente de ouro, como poderias ver a luz sem abrires para ela.

Que pena! Mesmo quando a fonte é clara e pura, a água se suja ao encontrar um riacho poluído.

Ainda que venha a ser conhecido neste mundo, permaneça sendo uma pessoa humilde.

Para mim, além dos mares, em todas as direções, todos os seres humanos são irmãos. Qual é, então, o sentido da guerra em nosso mundo?

Devo polir o meu eu, mais e mais, para usar o claro e brilhante coração do outro como espelho.

Conteúdo dos Cursos de Reiki

A técnica Reiki é dividida em três níveis: *Shoden* (Nível 1), *Okuden* (Nível 2) e *Shinpiden* (professor ou Sensei), que costuma ser divido em duas partes: Nível 3-A e Nível 3-B. Em cada um dos seminários é aprendido um conteúdo diferente e é realizada uma sintonização/iniciação específica para aquele módulo.

Reiki 1

Esse é o primeiro passo no caminho do Reiki, quando os canais de energia são abertos pela primeira vez. Nesse curso, o iniciado aprende sobre a história, a filosofia e os princípios do Reiki, assim como as posições básicas do tratamento no corpo físico, permitindo-o aplicar a energia Reiki em si mesmo e em outras pessoas. Dentre outros ensinamentos, o aluno aprende sobre os chakras, a fisiologia energética e uma visão holística de saúde.

Reiki 2

Ao ingressar no Nível 2, o aluno reafirma sua missão nesse caminho de luz do Reiki. Nesse módulo, o aluno aprende três símbolos de transformação. Em síntese, o primeiro símbolo é utilizado para o tratamento do corpo físico, o segundo para o corpo emocional e o terceiro para tratamentos a distância e do corpo mental, com o aprendizado de técnicas para envio de Reiki a distância.

Após a 2ª iniciação, mudanças profundas podem acontecer, como o aumento da percepção extrassensorial e da intuição. Portanto, é natural que o reikiano sinta que sua sensibilidade está aflorada, tanto para compreender seu mundo interior quanto em seus atendimentos a outras pessoas.

Reiki 3-A

Nesse nível o aluno aprende o quarto símbolo do Reiki, utilizado para o tratamento do corpo espiritual, de grupos maiores de pessoas (multidões), estados e países, atuando como um verdadeiro agente de regeneração planetária. Nesse módulo, o aluno aprende também a realizar cirurgias energéticas, bem como utilizar cristais e construir mandalas.

Reiki 3-B

É o nível de Mestre, no qual o aluno pode se tornar um instrutor e recebe o quinto e último símbolo, tornando-se habilitado para iniciar outras pessoas no Reiki.

Técnicas integrativas que contribuem com a vivência do Reiki

*Comece fazendo o necessário,
depois o que é possível e, em breve,
estará fazendo o impossível.*

Francisco de Assis

Existem diversas técnicas integrativas que contribuem com a vivência do Reiki. A sessão de Reiki por si só já é completa e perfeita. Porém, em todas as terapias integrativas que vivenciei, quanto mais pudermos integrar, tornando a vivência mais rica, melhor.

Para isso, apresento a seguir algumas técnicas, especialmente do Yoga, que comprovadamente contribuem para a ampliação de nosso estado de bem-estar e de harmonia, e que podem ser integradas com a vivência filosófica do Reiki, agregando benefícios e ampliando seus resultados.

Técnica Integrativa 1

Prānāyāmas: regulação da energia vital pela respiração

Inspira, expira e não pira!

Idiomas de expressão de muitas tradições religiosas costumam ter uma só palavra para designar os conceitos de espírito e de respiração ou alento divino que anima toda forma de vida: é assim no latim (*spiritus*), no grego (*pneuma*) e no hebraico (*ruach*). Respirar conscientemente a cada segundo, a cada inspiração, encoraja nossa alma a um verdadeiro milagre: o de abraçar a oportunidade de evoluir a cada pequeno momento disponibilizado pela vida.

Pare tudo o que está fazendo agora e preste atenção na sua respiração. Inspire e expire profunda e lentamente. Este é o momento mais importante da sua vida: o sagrado aqui e agora, o único no qual você pode viver, sentir, ser e amar profundamente.

Como está a sua respiração agora? Profunda, abdominal, superficial? Muito bem... sua respiração representa claramente sua ferramenta de comunicação com o outro e com seu próprio mundo emocional.

Segundo Hermógenes:

> A ciência ocidental considera a respiração tão somente como um fenômeno fisiológico a mercê do qual o organismo utiliza o oxigênio do ar a fim de, com ele, efetuar as transformações químicas necessárias para que o sangue possa distribuir e nutrir todas as células. Sendo assim, parar de respirar é o mesmo que morrer. No Yoga, no entanto, a respiração é muito mais que um fator fisiológico. É também psicológico e prânico. Em virtude de fazer parte dos três planos, fisiológico, psíquico e prânico, a respiração é um dos atos mais importantes de nossa vida. É por seu intermédio que podemos conseguir acesso a todos eles. Por outro lado, é ela o único processo fisiológico duplamente voluntário e involuntário. Se quisermos, podemos acelerar, retardar, parar e recomeçar o ritmo respiratório. E nos é possível fazê-la de forma mais

profunda ou mais superficialmente possível. No entanto, quase todo o tempo nos esquecemos dela inteiramente, deixando-a por conta da vida vegetativa.

(Hermógenes, 2007, p. 95)

Observe que, quando a pessoa se estressa, fica tensa, ansiosa ou nervosa, a primeira coisa que muda é a sua respiração. Respirar de forma lenta pode alterar positivamente suas reações corporais e seu estado energético. A respiração é o que nos mantêm vivos, mas muitas vezes não pensamos na importância dela em nossa vida. Estudos demonstram que utilizamos somente cerca de 60% de nossa capacidade pulmonar, o que indica que realizamos uma respiração alta, rápida e ansiosa, que propicia o desenvolvimento de diversas psicopatologias.

A profundidade, o ritmo e a intensidade de nossa respiração definem nossos processos internos. Olhar a respiração como um mero mecanismo fisiológico é o mesmo que não compreender que somos seres espirituais passando por uma experiência humana, ou seja, é uma grande alienação. Pela respiração nos conectamos com profundos aspectos de nossa existência. Quando movimentamos nossa respiração, estamos movimentando todo o nosso corpo e todo o nosso ser junto a ela.

Respirar mal afeta nossa saúde em diversos níveis, podendo até levar à morte. Uma pessoa respira cerca de 23 mil vezes por dia. Se faz isso de forma errada, ela perde 23 mil oportunidades de inspirar saúde para o seu corpo a cada dia. Respirar bem nos alimenta de *prāna*, energia vital, e nutre todo o nosso organismo energeticamente. Respirar corretamente traz saúde e vida.

O nascimento é um dos primeiros traumas da vida de um ser vivo. Com ele, ocorre o primeiro grande impacto tanto físico (especialmente em sua coluna), quanto psicológico, saindo de sua zona de conforto e segurança e acessando, pela primeira vez, um novo mundo, completamente desconhecido. *Renascer* significa literalmente "romper com o cordão umbilical", momento em que se inicia nosso primeiro desafio respiratório, bem como o primeiro passo para a independência nesta morada chamada Terra. Repentinamente, nosso espírito se vê obrigado a desenvolver funções fisiológicas, emocionais e anatômicas, até então desconhecidas, para garantir nossa sobrevivência.

Nos primeiros anos de vida, ainda estamos conectados com a nossa natureza interior e desintoxicados das "distrações" do plano material, desenvolvemos uma respiração mais harmônica e conectada com um ritmo que beneficia a saúde. Não podemos generalizar, mas bebês e crianças, em sua maioria, são menos vítimas de estresse, ansiedade e outros condicionamentos negativos extremamente presentes na vida adulta e alimentados por nossa cultura altamente ansiosa e hiperativa, que impacta diretamente a qualidade da respiração.

O bebê traz consigo qualidades inatas de harmonia, tranquilidade e conexão com a vida. Gradativamente, seu sistema nervoso simpático vai sendo estimulado para que os músculos se movimentem e se fortaleçam. Entretanto, em determinada fase de seu desenvolvimento, a criança começa a ser condicionada a mudar seu padrão de respiração pelos familiares, pelas crenças limitantes herdadas, pela educação, pelo modelo de aprendizado, pela competitividade, pela cultura e pelas relações sociais estabelecidas. Desse modo, ela acaba perdendo sua respiração abdominal e sua tranquilidade.

Precisamos aprender a ser criança novamente! Precisamos nos conectar com o todo, permitindo que o Universo aja como a grande mãe que fornece o alimento espiritual necessário para nos manter fortes e saudáveis. Precisamos acolher a criança que habita em nós, junto a tudo o que ela tem a nos ensinar. Reaprender a respirar é mais do que dever para com nosso próprio corpo e evolução pessoal. É um chamado de nossa alma para resgatar a saúde e o equilíbrio. Ao exercitarmos corretamente os quase 23 mil movimentos respiratórios diários, projetando a barriga para fora e para dentro no vaivém do diafragma, conseguimos massagear nossos órgãos abdominais, melhorar nosso metabolismo, reduzir o estresse e a ansiedade, além de desenvolver o autocontrole e a conexão com nosso coração.

A respiração é o que inicia e o que encerra nossas vidas. Podemos nos manter vivos sem nos alimentar e beber água por alguns dias, sem nos relacionar com as outras pessoas, sem enxergar, sem ouvir ou sem caminhar. Mas sem respirar, literalmente daríamos nosso último suspiro em menos de 3 minutos.

Respirar está associado também a todas as formas de expressão e movimento, inclusive ao dinamismo dos processos mentais; por isso, pode conduzir à meditação ou a outros estados de consciência, propiciando até mesmo o acesso ao inconsciente (BORELLA, 2007). Os exercícios respiratórios têm registros antigos em todas as partes do globo. Com benefícios comprovados por vários estudos científicos, esses exercícios vêm sendo cada vez mais utilizados nas áreas complementares e nas áreas tradicionais de saúde, como a Fisioterapia, a Psicologia, a Educação Física, a Fonoaudiologia, a Enfermagem e a Medicina.

Segundo Jung, o Yoga:

> [...] liga o corpo à totalidade do espírito, coisa que se pode ver claramente nos exercícios de *pranayama*, onde o prana é ao mesmo tempo a respiração e a dinâmica universal do cosmos. Como a ação do indivíduo é ao mesmo tempo um acontecimento cósmico, o assenhoreamento do corpo (inervação) se associa ao assenhoreamento do espírito (da ideia universal), resultando aí uma totalidade viva que nenhuma técnica, por mais científica que seja, é capaz de produzir. Sem as representações da yoga, seria inconcebível e também ineficaz a prática da yoga. Ela trabalha com o corporal e o espiritual unidos um ao outro de maneira raramente superada.
>
> (JUNG, 1982, p. 55)

Prāṇāyāmas [do sânscrito *prāna*, "energia vital" + *ayāma*, "expansão", "ampliação"] são exercícios respiratórios que objetivam absorver e ampliar o nível de energia vital em nosso corpo, de modo a termos controle sobre ela. Respirar plenamente exige que utilizemos toda a estrutura ósseo-muscular do nosso tronco, o que aumenta a elasticidade dos pulmões, a capacidade cardíaca e a mobilidade do aparelho muscular-respiratório e, consequentemente, propicia maior absorção de oxigênio, purificação do sangue e revitalização de todo o organismo. A respiração profunda massageia os órgãos internos, estimula o bom funcionamento de todo o corpo e favorece a homeostase. Esses são os benefícios físicos. Porém, quando falamos de *prāṇāyāmas*, estamos falando muito mais do que isso; estamos falando de uma energia que confere vida. *Prāṇāyāmas* são, portanto, meios de aumentar a vitalidade, e são descritos nos *Yogasūtras*, de Patañjali, como "práticas de controle das forças sutis", o que é confirmado pelo *Hatha Yoga de Pradīpikā*, um guia clássico do século 14 para a prática de Hatha Yoga:

(II: 2) Se o vento [*Vāta*] for irregular, a mente [*Citta*] será irregular; quando [a respiração] ficar regular, tornará [a mente] regular. O yogin atingirá a estabilidade pelo controle do vento [*Vāyu*].

(II. 3) Enquanto o vento [*Vāyu*] está firme no corpo, ele é chamado de ser vivo, e de morto naquele em que não atua. Portanto, deve-se controlar o vento [*Vāyu*].

(II: 5) Quando se limpam todas as impurezas das *nādīs* e dos chakras, então o yogin poderá adquirir controle sobre o *prāna*.

(SVĀTMĀRĀMA apud MARTINS, 2017, p. 59-60)

Para realizarmos uma respiração completa, precisamos estimular todas as partes do nosso aparato respiratório: a parte baixa, a média e a alta, ou seja, a abdominal, a torácica e a subclavicular, respectivamente (quadro 1 e fig. 13).

Quadro 1 – *Prānāyāmas* de respiração baixa, média e alta

TIPOS DE RESPIRAÇÃO	DESCRIÇÃO
Adhama prānāyāma (respiração baixa ou abdominal)	Inspire expandindo o seu abdômen e expire retraindo-o. Lembre-se de como respira um bebê ao dormir: de forma ampla e tranquila, sem estresse nem preocupação. Assim deve ser a sua respiração.
Madhyana prānāyāma (respiração média ou torácica)	*Madhyana* [do sânscrito, "meio"] é uma respiração associada às costelas. Quando inspiramos, elas se projetam para fora, o que podemos comprovar colocando suas mãos nas costelas, nas laterais da caixa torácica, e percebendo o movimento de expansão dos músculos.
Uttama prānāyāma (respiração alta ou subclavicular)	Inspire permitindo que os ombros se projetem para cima, para a região subclavicular, preenchendo de energia a parte superior dos pulmões.

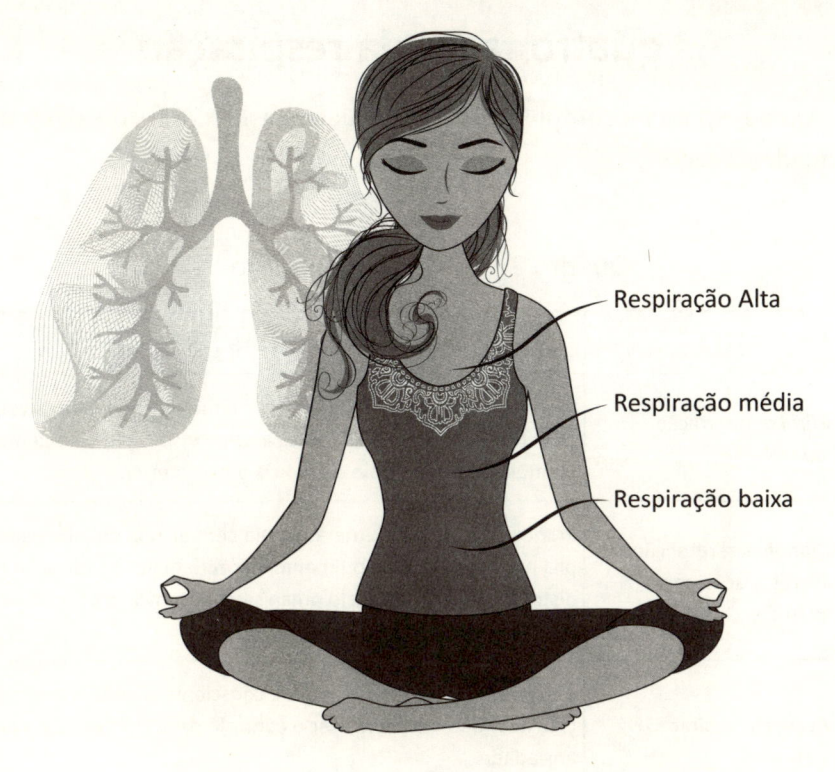

Fig. 13 - **Tipos de respiração: baixa, média e alta**

Dica Essencial

A importância da respiração nasal: lembre-se sempre de que a boca foi feita para comer, e as narinas, para respirar. A respiração deve ser exclusivamente nasal, absolutamente, sempre. Quando respiramos utilizando a boca, o ar não é filtrado corretamente e as impurezas são conduzidas diretamente aos pulmões. Respirar pela boca gera inúmeras disfunções, como ressecamento das narinas, alterações dentárias, problemas de digestão, falta de ar, respiração errada, ansiedade, dor de cabeça, alteração na estética facial, alergias, infecções pulmonares, insônia, ronco, dentre outras.

As quatro fases da respiração

Uma respiração completa apresenta quatro fases, conforme descrito no quadro a seguir.

Quadro 2 – Fases da respiração

FASES	DESCRIÇÃO
1ª) *Pūruka*: inspiração ou inalação.	A inspiração deve ser suave, lenta e o mais profunda possível, fazendo expandir a caixa torácica. Uma inspiração consciente mantém o autocontrole e propicia a paz interior.
2ª) *Kūmbhaka*: retenção da respiração com pulmões cheios.	Praticar conscientemente a apneia com ar nos pulmões amplia nossa capacidade pulmonar, permite maior assimilação e distribuição do *prāna* pelo organismo, desenvolve a paciência e a introspecção.
3ª) *Rechaka*: expiração.	A expiração deve ser tão lenta e consciente quanto a inspiração, de modo a desenvolver o controle da impulsividade e da ansiedade.
4ª) *Shūnyaka*: retenção da respiração com pulmões vazios.	Apneia sem ar nos pulmões é um dos maiores exercícios para combater hábitos negativos, vícios e ansiedades, pois ensina o praticante a lidar com desafios e a controlar seus instintos.

Um ciclo respiratório (*kala*) é constituído de pelo menos duas etapas: inspiração e expiração. Um ciclo completo engloba inspiração, retenção com ar nos pulmões, expiração, e retenção sem ar nos pulmões. Para cada uma dessas etapas, costuma-se fazer uma contagem de tempo: cada tempo (*matra*) equivale a mais ou menos um segundo.

Caso você seja um aluno iniciante na execução de *prānāyāmas*, seu professor provavelmente irá sugerir que inicie com um número menor de ciclos ou *kalas* e vá gradualmente aumentando esse número, de acordo com o seu tempo e seu ritmo pessoal.

Dica Essencial

A importância da respiração diafragmática: respirar é nosso primeiro e último ato neste Planeta. O "primeiro sopro" traz a vida no momento da encarnação e o "último suspiro" cessa essa mesma vida no momento do desencarne. Respirar é a manifestação da própria vida!

A primeira inspiração profunda, no momento em que viemos ao mundo, desencadeia impactantes mudanças em todo o nosso organismo, especialmente no sistema circulatório, que até então somente recebia o sangue oxigenado através da placenta. Quando inspiramos, os pulmões são preenchidos de sangue e os dois lados do coração (esquerdo e direito) se transformam em duas bombas, responsáveis não somente por distribuir o oxigênio necessário aos processos fisiológicos, mas também por nutrir todo o organismo com a bioenergia do *prāna*.

O aparato respiratório e a coluna vertebral estão intimamente conectados. Ao longo de nossa coluna existem inúmeras terminações nervosas que se ligam a diversos órgãos do corpo, formando uma rede de comunicação pela qual o cérebro e a medula espinhal recebem e enviam as informações que nos permitem reagir às diferentes situações originadas no meio externo ou interno. Assim sendo, qualquer desalinhamento estrutural pode comprometer nossa saúde, já que o tronco é o centro do corpo e sua vitalidade impacta diretamente no padrão de qualidade de vida de cada um. Uma boa respiração cuida de nossa coluna, bem como uma boa postura contribui para que possamos respirar melhor. Os pulmões, por sua vez, ocupam um espaço tridimensional dentro da cavidade torácica:

> Quando ocorre uma mudança nesse espaço que ocasiona a movimentação do ar, a mudança de forma é tridimensional. Mais especificamente, a inspiração exige que a cavidade torácica expanda seu volume de cima para baixo, de um lado para o outro, de frente para trás, e a expiração envolve a redução do volume nessas mesmas três dimensões. Pelo fato de a mudança de forma torácica estar intimamente ligada à mudança de forma abdominal, é possível também dizer que essa cavidade sofre uma

alteração de forma (não de volume) tridimensional: pode ser comprimida de cima para baixo, de um lado para o outro e de frente para trás. Em um corpo vivo que respira, a cavidade torácica não conseguirá mudar de forma sem que a abdominal faça o mesmo. Por isso a condição da região abdominal influencia tanto na qualidade da nossa respiração, além de ter um efeito poderoso sobre a saúde de nossos órgãos abdominais.

(KAMINOFF; MATTHEWS, 2013, p. 7.)

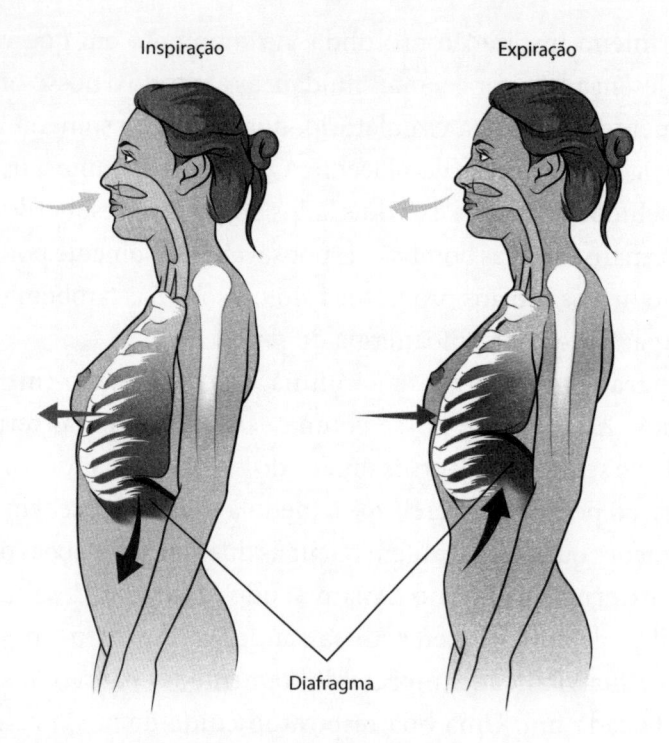

Fig. 14 - Respiração diafragmática

Os movimentos tridimensionais do abdômen citados são produzidos especialmente por um músculo de extrema importância em nossa síntese respiratória: o diafragma (fig. 14), que é o motor primário das mudanças de forma e de volume das cavidades torácica e abdominal. O diafragma é o ponto de fixação de importantes estruturas, entre as quais as seguintes membranas: a pleura, que envolve e protege os pulmões contra atritos e contribui para a oxigenação sanguínea; o pericárdio, que envolve o coração e atua como facilitador dos batimentos cardíacos e o peritônio, que envolve, reveste e sustenta muitos órgãos abdominais. Numa reação em cadeia, a movimentação do diafragma repercute nessas membranas e, por extensão, nos órgãos ligados a elas; de forma semelhante, a alteração de alguns desses órgãos pode favorecer ou prejudicar a função do diafragma e, consequentemente, da respiração. Você pode até não ter conhecimento de toda essa estrutura interna do seu organismo, mas pode verificar, na prática, que tudo está conectado. Por exemplo, comer exageradamente, limitará os movimentos diafragmáticos e dificultará sua respiração; em contrapartida, se realizar uma respiração profunda, consciente e educada, vai massagear e estimular todos os seus órgãos abdominais e fazer uma verdadeira limpeza interna em seu organismo.

Precisamos, portanto, exercitar corretamente a respiração diafragmática, praticando *prāṇāyāmas*, a fim de estimular nossos órgãos abdominais, oxigenar melhor todo o organismo, aumentar nossa saúde e nossa consciência corporal e desenvolver o autocontrole. Mesmo os mais céticos, os que não acreditam na existência da energia vital, podem se beneficiar enormemente com esses exercícios respiratórios.

Essencial´mente importante sobre meditação e respiração

O LOCAL: sabemos que o mundo não é exatamente da forma que esperávamos que fosse. Provavelmente, a grande maioria das pessoas que está lendo este livro agora precisa justamente de uma ferramenta para acessar a paz em meio ao caos, pois este é nosso maior desafio nos dias de hoje, na loucura de um mundo globalizado. Logicamente, o lugar mais propício para se respirar e meditar seria em meio à natureza, com ar puro, pouca poluição e livre de barulho e agitação, porém, o grande desafio é justamente conseguir encontrar o equilíbrio em meio ao caos, aos problemas de trânsito, à poluição sonora, visual e residual, à violência e aos conflitos emocionais de cada dia. Simples seria se todos pudessem se isolar nas montanhas do Japão para encontrar a paz. Mas sua missão é encontrar o paraíso aqui e agora, com gratidão por tudo e por todos. Os exercícios deste livro foram selecionados de modo a lhe dar a oportunidade de realizá-los a qualquer hora, em qualquer lugar. Lembre-se de que somos células de um mesmo planeta. Sua casa está em qualquer lugar! Seja luz e ilumine! Se possível, ao realizar seus exercícios respiratórios, meditativos ou sua prática pessoal, isole-se em um quarto silencioso, onde não seja incomodado. Mas lembre-se de que esses exercícios podem ser realizados no trabalho, no ônibus, na academia, na faculdade, no consultório médico ou em qualquer porta de entrada e resolver, assim, aquele problema que tanto angustia você.

O SOM: somos seres altamente musicais: experimente o silêncio para ouvir seus próprios sons internos ou opte por mantras e músicas com sons de natureza que propiciam o efeito calmante de lhe trazer de volta a sua própria natureza.

A POSTURA: a postura corporal reflete a maneira como enfrentamos a vida e lidamos com nosso corpo. Contudo, também reflete o estado emocional e até a personalidade das pessoas. Sentar-se de maneira correta pode parecer, a princípio, um pouco difícil, mas com dedicação, prática e disciplina, vai descobrir que o certo é mais fácil e acessível do que o errado. E assim ocorre em muitas coisas na vida. O certo é certo, mesmo que ninguém o esteja fazendo. E o errado é errado, mesmo que todos o estejam fazendo. Não se inspire no socialmente aprendido; inspire-se no que faz bem e adote boas posturas perante a vida, em todos os sentidos. Eduque sua mente e sua coluna vertebral para isso. Ter uma postura errada cansa e compromete muito mais os músculos do corpo. Má postura pode desencadear problemas de saúde, hiperlordose lombar, comprometimento cervical, hipercifose (postura corcunda) e escoliose. Mantenha sua coluna alinhada, o peito aberto, com os ombros posicionados para trás e para baixo, o queixo erguido e os ossos da base da sua coluna firmes no chão ou na cadeira. A postura mais utilizada para a meditação e a respiração é o *dhyānāsana* de sua preferência. *Dhyānāsanas* são posturas sentadas no chão com a coluna ereta e as pernas cruzadas (fig. 15). Caso ainda não consiga se sentir confortável sentado diretamente no chão, utilize uma almofadinha ou sente-se em uma cadeira. O importante é que esteja confortável, pois o desconforto pode prejudicar ainda mais seu foco na hora de meditar. Então, respeite o tempo de seu corpo.

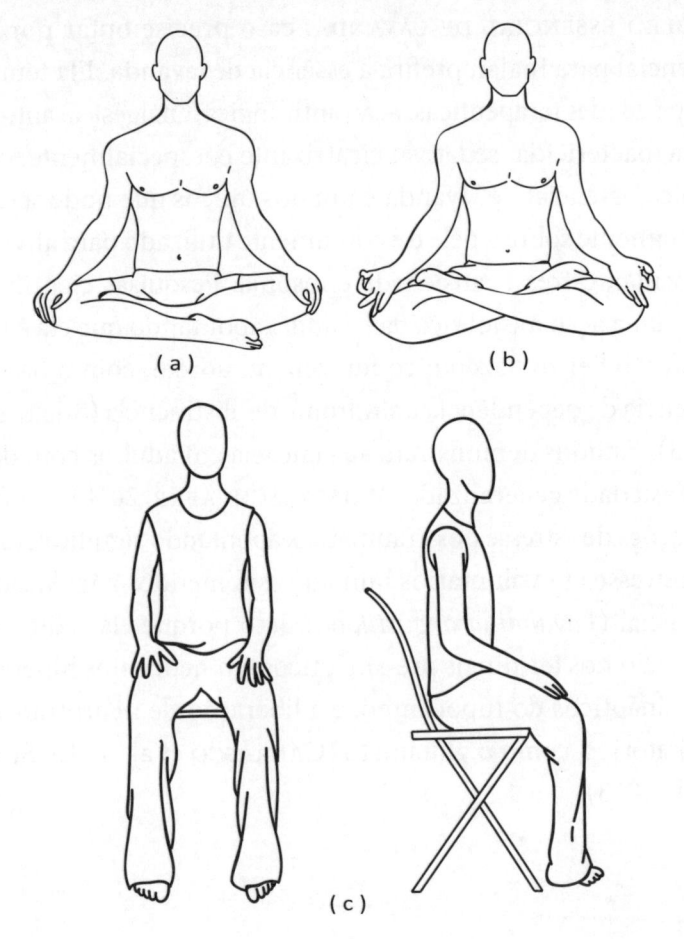

Fig. 15 - *Dhyānāsanas*: posições sentadas no chão com a coluna ereta

a. Com as pernas cruzadas da forma mais confortável para o praticante.
b. Em *padmāsana* ou posição de lótus.
c. Sentar-se na cadeira com a coluna ereta é uma possibilidade para quem não fica confortável no chão.

O AROMA: ao contrário do que muitos pensam, incensos não são nem um pouco adequados para se inalar. Alguns estudos demonstram que eles podem ser tão tóxicos quanto os cigarros. Portanto, opte por aromas e óleos essenciais naturais, que além de relaxarem e serem extremamente agradáveis, ainda são terapêuticos.

- O ÓLEO ESSENCIAL DE LAVANDA: caso precise optar por um óleo essencial para inalar, prefira a essência de lavanda. Ela tem diversas propriedades terapêuticas: ação antifúngica, analgésica, anti-inflamatória, bactericida, sedativa, cicatrizante e, especialmente, calmante. O óleo essencial de lavanda é um dos únicos que pode ser aplicado diretamente sobre a pele e é comumente utilizado para aliviar tensão muscular, estresse, ansiedade e insônia. Pesquisas científicas comprovam a ação ansiolítica da lavanda, apontando que ela é tão eficaz quanto o benzodiazepínico lorazepam, porém, com o benefício da ausência de dependência e síndrome de abstinência (SILENIEKS et al., 2013). Estudos demonstram sua eficácia em adultos com desordem de ansiedade generalizada (WOELK; SCHLÄFKE, 2010) e também em situações de estresse pós-traumático, apontando significativa redução do estresse em voluntários humanos submetidos à inalação do óleo essencial (*Lavandula angustifolia*). Isso porque ela reduz o influxo de cálcio nos terminais pré-sinápticos em neurônios hiperexcitados pré-sinápticos do hipocampo, e a liberação de neurotransmissores excitatórios, como o glutamato (CARRASCO et al., 2013; SCHUWALD et al., 2013).

Dicas Essenciais

- Sempre inspire e expire pelas narinas. Lembre-se: boca foi feita para comer e narinas para respirar.
- Ao respirar, utilize todo o seu aparato respiratório e sempre inspire e expire da forma mais lenta e ampla que conseguir.
- Inspire projetando o abdômen para fora e expire projetando o abdômen para dentro. Em síntese: ar para dentro, barriga para fora; ar para fora, barriga para dentro.
- Não se preocupe se no início os exercícios respiratórios parecerem complexos. Comece gradualmente e vá aumentando o tempo de execução aos poucos. Respeite ao seu tempo.
- É possível praticar sozinho todos os exercícios. Porém, contar com a ajuda de um professor é sempre muito bom e recomendado, sobretudo para os iniciantes.
- Procure um local apropriado para meditar e respirar adequadamente, de preferência um lugar tranquilo, silencioso, onde não possa ser incomodado. Tente encontrar o equilíbrio mesmo em meio ao caos e a agitação do dia a dia. Lembre-se de sua missão neste Planeta, sinta gratidão por tudo, por todos. Encontre o seu paraíso no agora.
- Pratique a qualquer hora, em qualquer lugar: no trabalho, no ônibus, na academia, na faculdade, no consultório médico ou em qualquer porta de entrada. Livre-se dos problemas que o atormentam. Seja luz e ilumine!
- Aromas e óleos essenciais naturais, além de relaxarem, são extremamente agradáveis e ainda são terapêuticos e contribuem para seu foco e sua concentração.
- A música tem efeito calmante. Fique em silêncio, ouça os seus próprios sons, busque a sua própria natureza. Os sons da natureza e os mantras também são ótimos para relaxar.
- Sente-se de maneira correta, dedique-se a isso mesmo que pareça difícil. Com prática e disciplina vai perceber que o certo é mais fácil e acessível do que o errado.

Exercícios Respiratórios

Respiração estática – Tamas prāṇāyāma

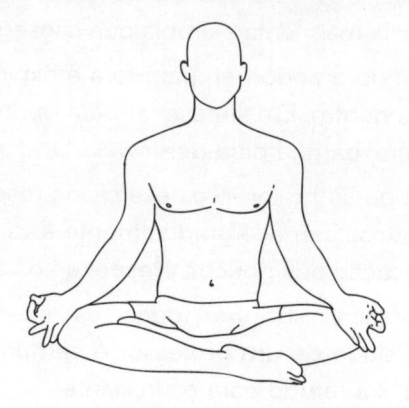

Benefícios: sereniza o coração e a mente, desenvolvendo clareza emocional e mental, paz interior e introspecção. Excelente para ser utilizado antes de exercícios de *dhāranā* (concentração) e *dhyānam* (meditação).

Chakras estimulados: *Manipura* (Plexo Solar) e *Ājña* (Frontal).

Contraindicações: pessoas com hipertensão ou problemas cardíacos.

Tempo de execução: de 5 a 10 minutos de exercício.

Execução do exercício:

1. Coloque-se em seu *dhyānāsana* preferido (sentado no chão, com as pernas cruzadas e coluna ereta), ou sente-se em uma cadeira, com a coluna ereta.

2. Coloque as mãos em *jñāna mudrā* (dedos indicadores e polegares unidos e mãos apoiadas sobre os joelhos). Esse *mudrā* promove um fecho de energia que impede que o *prāna* absorvido seja disperso. O gesto das mãos deve acompanhar o movimento do Sol, que é nossa principal fonte de *prāna*: quando for dia, coloque as palmas das mãos projetadas para cima; quando for noite, para baixo.

3. Inspire do modo mais lento possível, como se nem um pontinho de poeira pudesse ser inalado tamanha a suavidade presente no seu movimento respiratório.

4. Expire tão devagar quanto fez na inspiração, por um período de tempo igual.
5. Recomece e dê continuidade ao exercício.
6. O tempo todo esteja consciente da energia vital (*prāna*) que está absorvendo.

Conscientização da respiração – Sukha prānāyāma

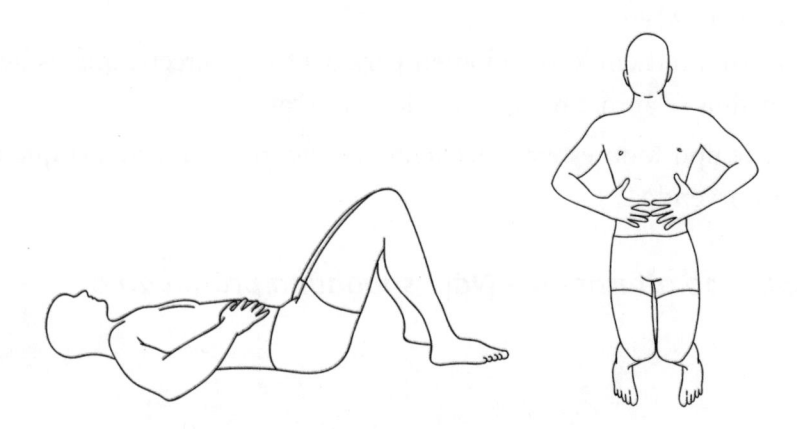

Benefícios: promove relaxamento físico e mental, reduz o estresse e a ansiedade, exercita profunda conscientização da respiração. É um excelente exercício para aprender a respirar da forma mais ampla e plena possível, ativando toda a expansão da musculatura abdominal.

Chakras estimulados: *Manipura* (do Plexo Solar) e *Anāhata* (Cardíaco).

Contraindicações: pessoas com hipertensão ou problemas cardíacos.

Tempo de execução: faça 30 ciclos do exercício, lembrando-se de que cada ciclo inclui inspiração, retenção do ar nos pulmões e expiração.

Execução do exercício:

1. Deite-se confortavelmente no solo, em decúbito dorsal (de barriga para cima), postura conhecida como *swāra shavāsana*.
2. Mantenha a planta dos pés no alinhamento dos quadris, os joelhos flexionados e unidos.

3. Deixe suas mãos apoiadas e descontraídas sobre seu abdômen. Somente os dedos médios se tocam; os demais permanecem afastados.
4. Inspire expandindo o abdômen e perceba que os dedos médios se afastam, criando um espaçamento entre eles. Quanto maior o espaçamento, melhor.
5. Inspire o mais lentamente que conseguir, contando o tempo.
6. Retenha o ar nos pulmões pelo mesmo período de tempo que levou para inspirar.
7. Expire, relaxando o abdômen para dentro e perceba que os dedos médios se aproximam, voltando a se tocar.
8. O tempo todo esteja consciente da energia vital (*prāna*) que está absorvendo.

Respiração alternada – Nādī shodhāna prānāyāma

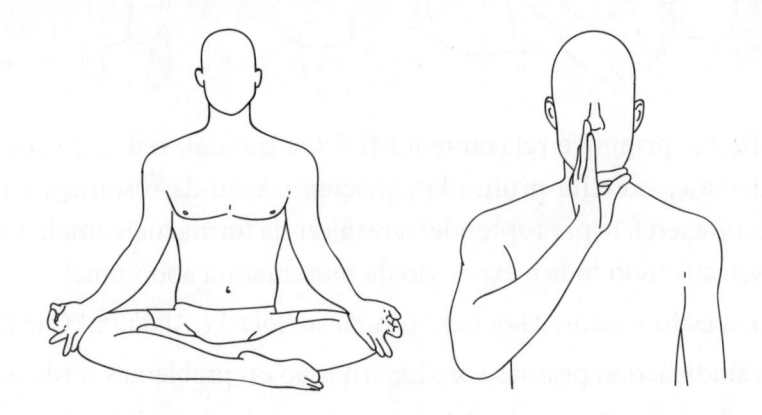

Benefícios: por exigir grande concentração, auxilia a mente a focar no "agora", exercita a centralização da consciência e propicia o relaxamento e a meditação; diminui a ansiedade e o estresse; revigora todas as energias do corpo, aumenta o nível de *prāna* no organismo e conecta o indivíduo com a paz e a espiritualidade; melhora a consciência corporal e a coordenação motora; trabalha de forma separada e harmônica com importantes canais fisiológicos sutis (*nādīs*), responsáveis pela harmonização de nossos chakras: as *nādīs idā* (canal solar), *pingalā* (canal lunar) e *sushumnā* (canal central da coluna espinhal).

Chakras estimulados: *Sahāsrara* (Coronário), *Ājña* (Frontal), *Anāhata* (Cardíaco).

Contraindicações: pessoas com problemas cardíacos ou hipertensão.

Tempo de execução: faça 20 ciclos, lembrando-se de que cada ciclo inclui inspiração, retenção do ar nos pulmões e expiração.

Execução do exercício:

1. Coloque-se em seu *dhyānāsana* preferido (sentado no chão, com as pernas cruzadas e coluna ereta), ou sente-se em uma cadeira, com a coluna ereta.
2. Coloque as mãos em *jñāna mudrā* sobre os joelhos.
3. Com a mão direita, obstrua a narina direita.
4. Inspire profundamente pela narina esquerda, preenchendo sucessivamente as partes alta, média e baixa do seu aparelho respiratório.
5. Retenha o ar nos pulmões pelo mesmo tempo que levou inspirando.
6. Com os pulmões cheios, coloque a mesma mão (direita) de modo a obstruir agora a narina esquerda.
7. Expire e inspire pela narina direita, mantendo a mão na narina esquerda.
8. Retenha o ar nos pulmões por alguns instantes.
9. Com os pulmões cheios, troque a mão de narina, obstruindo agora a narina direita e expirando pela narina esquerda.
10. Repita o exercício, trocando a mão de narina somente na hora de expirar.
11. O tempo todo esteja consciente da energia vital (*prāna*) que está absorvendo.

Mantra prāṇāyāma

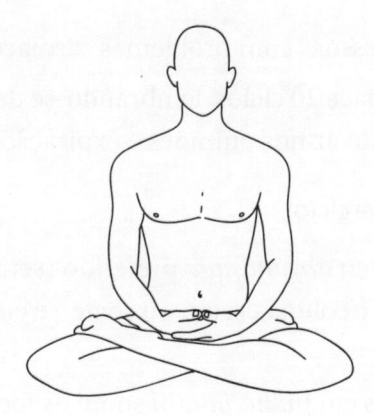

Benefícios: expansão da consciência, introspecção, harmonização emocional, ampliação da intuição e da espiritualidade.

Chakras estimulados: *Ājña* (Frontal) e *Vishuddha* (Laríngeo).

Contraindicações: pessoas com problemas cardíacos ou hipertensão.

Tempo de execução: faça 5 ciclos desse exercício.

Execução do exercício:

1. Coloque-se em seu *dhyānāsana* preferido (sentado no chão, com as pernas cruzadas e coluna ereta), ou sente-se em uma cadeira, com a coluna ereta.
2. Coloque as mãos em *bhairava mudrā* (o dorso de uma mão sobre a palma da outra).
3. Inspire profundamente, trazendo o máximo de ar e energia (*prāna*) para os pulmões e visualizando uma redoma de luz verde ao redor de seu corpo.
4. Solte o ar entoando continuamente o mantra *Om* até o fôlego acabar. Comece com um tom de voz baixo, vá aumentando gradativamente e, ao atingir o volume máximo, vá diminuindo o tom até cessar.
5. Recomece o exercício.
6. O tempo todo esteja consciente da energia vital (*prāna*) que está absorvendo.

Respiração dinâmica – Rajas prāṇāyāma

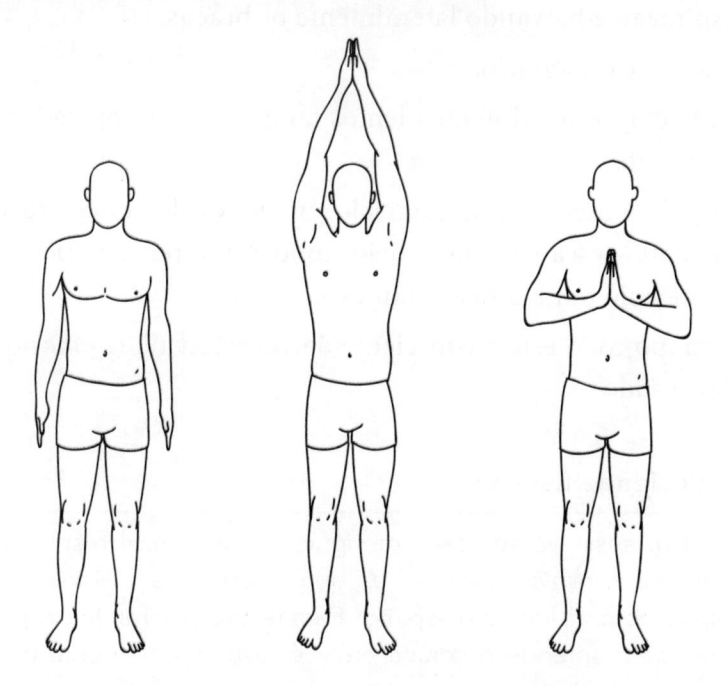

Benefícios: desperta a consciência corporal; desenvolve a coordenação motora e a sincronia entre corpo e mente; estimula foco e concentração; elimina estados de desânimo e falta de energia; desenvolve um processo de meditação ativa, trazendo a mente para o "agora".
Chakras estimulados: *Anāhata* (Cardíaco) e *Sahāsrara* (Coronário).
Contraindicações: pessoas com hipertensão ou problemas cardíacos.
Tempo de execuções: faça 30 ciclos respiratórios, lembrando-se de que cada ciclo inclui inspiração, retenção de ar nos pulmões e expiração.

Execução do exercício:

1. Fique em *tadāsana* (postura da montanha), variação com os pés paralelos e alinhados com os quadris.
2. Inspire lentamente, contando o tempo e elevando os braços lateralmente até o alto.
3. Retenha o ar nos pulmões pelo dobro do tempo que levou inspirando, tocando as palmas das mãos em *añjali mudrā*.

4. Expire lentamente, gastando um período de tempo igual ao da inspiração e baixando lateralmente os braços.
5. Recomece o exercício.
6. Faça sempre movimentos lentos, amplos e sincronizados com a respiração.
7. Na última execução do exercício, em vez de descer os braços lateralmente, desça-os com as mãos unidas em frente ao peito e fique em silêncio por alguns instantes.
8. O tempo todo esteja consciente da energia vital (*prāna*) que está absorvendo.

Curiosidade Essencial

Dr. Usui ensinava aos seus discípulos uma técnica respiratória chamada *Joshin Kokyuu-Ho*, que representa "Técnica de respiração para limpar o espírito". Para realizá-la é muito simples: sente-se mantendo a coluna ereta e respire lentamente pelas narinas, visualizando que você absorve a energia Reiki tanto pelo mecanismo respiratório quanto pelo Chakra Coronário. Sempre que inalar, sinta que todo seu corpo se preenche de luz, especialmente o centro energético da região abdominal, chamado pelo mestre de *Tanden*, centro que realiza a manutenção do *Ki* em nosso corpo. Para Dr. Usui, era importante sempre mantê-lo em manutenção e iluminado para que a energia vital cósmica fizesse morada em nosso corpo, não permitindo que desequilíbrios se instalem. Realize este exercício pelo tempo que considerar satisfatório e com a frequência que desejar.

Técnica Integrativa 2

Meditação

A maioria dos exercícios de meditação, ensinados em diversas tradições orientais e em diferentes linhas terapêuticas são técnicas de concentração, e não de meditação propriamente dita. Podem, por isso, ser chamados de *dhāranā*.

> Concentração [*dhāranā*] é a fixação de *citta* [mente] em um objeto.
> (PATAÑJALI, *sūtra* III: 1 apud BARBOSA, 2015)

Dhāranā objetiva oferecer ao praticante uma estrutura física e mental firme para que ele possa suportar as transformações decorrentes do despertar da energia potencial: a *Kundalinī*. Meditar é estar no presente, desvinculando-se do passado e do futuro. Meditar é viver o agora. Na prática de *dhāranā*, estabelecemos um foco de meditação utilizando como ferramenta um objeto específico no qual devemos manter nossa consciência.

É preciso compreender que a mente pode ser sua melhor amiga ou sua pior inimiga, dependendo de como ela é educada. E a melhor forma de educar a mente é meditando. Controle sua mente para que não seja controlado por ela. A meditação permite que pensamentos intrusos (externos à meditação) passem tranquilamente por sua mente como se estivesse assistindo a um filme numa tela: apenas observe, sem julgamentos, sem expectativas e deixe que esses pensamentos partam, retornando, então, passivamente, ao estado meditativo de contemplação – o estado de observação do objeto no momento presente. O objetivo aqui é estabilizar a mente.

"Gentileza gera gentileza". Então, tenha compaixão pelo seu processo, mesmo que precise ser gentil com aquilo que o incomoda e lhe é inconveniente. Quando pensamentos intrusos insistirem em visitá-lo, experimente cumprimentá-los à luz da compaixão, agradecer-lhes e despedir-se deles. Diga para cada um desses pensamentos: "Oi! Obrigada! Tchau!".

Após a experiência meditativa, sentimos uma profunda harmonia e um forte sentimento de acolhimento. A chave para chegar a esse estado é: driblar as inconstâncias da mente e sempre trazer o seu foco de volta ao objeto de meditação. Esse objeto pode ser uma caminhada, um ponto de luz em algum chakra específico, um ambiente em meio à natureza ou a sua própria respiração. Não importa qual ferramenta utilize, desde que sempre deixe passar os pensamentos indesejados e volte o foco para o seu objeto de meditação.

Muitas vezes, esse mergulho parecerá inércia. Para Einstein, assim como para o Yoga, essa aparente inércia é uma ação: "Penso 99 vezes e nada descubro. Deixo de pensar, mergulho em profundo silêncio, e eis que a verdade me é revelada" (EINSTEIN apud ROHDEN, 1984).

A meditação propriamente dita, recebe no sânscrito o nome de *dhyānam*:

> Meditação [*Dhyānam*] é a continuidade da cognição nesse único objeto.
>
> (PATAÑJALI, *sūtra* III: 2 apud BARBOSA, 2015)

A meditação não é uma exclusividade do Reiki ou do Yoga. Ela é ensinada por todas as antigas civilizações e culturas do globo, há milhares de anos, visando ao desenvolvimento pessoal. Existem diversas técnicas e maneiras de meditar.

Não se pode ensinar a meditação propriamente dita. É possível ensinar somente até o *anga* da concentração (*dhāranā*). A partir daí o praticante deve continuar sozinho, pois não será possível ao professor saber quando seu aluno de fato mudou seu padrão vibracional e consciencial, acessou seu inconsciente e adentrou a experiência meditativa propriamente dita. Trata-se de um caminho particular, que cada um deve trilhar por si mesmo. Meditação é um estado de consciência. E estados conscienciais não são ensinados: são vividos e experienciados em essência. O que se ensina são técnicas para alcançar esse estado.

É difícil dimensionar e descrever **Dhyānam**, pois é preciso experienciar esse estado para verdadeiramente compreendê-lo. Meditar consiste em manter a continuidade da atenção sobre uma área específica da consciência. Ao fazê-lo, todas as nossas ideias de separatividade se dissolvem;

nossa consciência limitada se expande e se une à consciência suprema. Praticar meditação é integrar o microcosmo com o macrocosmo, compreendendo a infinita presença do divino vibrante em nós. Da prática contínua de *dhyānam*, nós nos conduzimos à experiência de *samādhi*, um estado de iluminação interior e expansão da consciência.

Muitas pessoas que não acreditam em espiritualidade ou em dimensões energéticas têm se dedicado atualmente à experiência da meditação, usufruindo de seus benefícios. Universidades e escolas em todo o mundo têm estudado e utilizado suas técnicas e vivenciado, ainda que racionalmente, seus benefícios práticos e experimentais.

> O cérebro humano consome de 20 a 25% do oxigênio e do fluxo sanguíneo de todo nosso organismo. Essas altas necessidades são consideradas razoáveis, devido à complexidade do funcionamento de nossa mente. Há poucos anos, com o aperfeiçoamento das técnicas de neuroimagem, os cientistas descobriram, com assombro, que tal consumo cerebral diminui apenas quando "não fazemos nada", ou seja, quando a mente não tem um objetivo específico a atingir. Como é possível que o consumo de oxigênio seja similar a resolver um problema de matemática de alta complexidade e a olhar o céu despreocupadamente? A explicação é que a mente está sempre trabalhando. Quando não se tem uma tarefa específica, a mente se enreda em um discurso interno interminável, tecendo comentários sobre o mundo ao redor, mas sempre com base em nós mesmos e em nossas expectativas. É o que se chama de "diálogo interno" na psicologia.
>
> (DEMARZO; GARCIA-CAMPAYO, 2015, p. 63)

Quando começamos a meditar com mais frequência, é bastante provável que experimentemos desconforto físico, inquietação, ansiedade, sonolência, dispersão da mente, medo, impaciência, tédio, autossabotagem (desenvolvendo a crença limitante de que meditação não é para a gente) e uma série de outros problemas. Esses processos são armadilhas psíquicas inconscientes da nossa mente. Mas por que ela faz isso?

Porque, no fundo, vivemos nos defendendo e nos esquivando de tudo aquilo que pode nos gerar dor interna. E quando começamos a jornada para dentro de nós, muitas vezes precisamos entrar em contato com essas dores para, então, transformá-las. É como se estivéssemos fazendo uma higienização mental. Muitas vezes, antes de deixar tudo limpo, precisamos lidar com a sujeira do ambiente. Mas, com regularidade, logo os benefícios começam a surgir: desaceleramos os pensamentos repetitivos e desgastantes, atingindo, assim, maior equilíbrio emocional, e aprendemos a desenvolver a postura de observador exercitada na meditação, também em nosso cotidiano. Mesmo as coisas que pensamos serem negativas podem ser observadas com maior imparcialidade. As cobranças e falatórios internos estarão diminuindo, e o silêncio não irá mais incomodar. Aprendemos, portanto, a importância de silenciar e de desenvolve maior discernimento sobre o momento certo de se expressar. A percepção corporal e a consciência física se ampliam, bem como a consciência da respiração. Passamos a não mais nos apegar às imagens mentais e àquilo que as emoções insistem em transformar em realidade, desenvolvendo maior neutralidade diante dos acontecimentos da vida e reagindo menos e melhor aos acontecimentos adversos.

A consciência de si próprio também se modifica. Com a meditação, passamos a não apenas distinguir entre objeto e observador, mas também a desenvolver empatia e compaixão para com os objetos externos, as pessoas e os relacionamentos. Entende-se que não há uma ideia rígida de como se deve ser, e que precisamos seguir padrões impostos socialmente. Podemos exercitar a liberdade do espírito, a liberdade de ser quem verdadeiramente somos, com autoaceitação e também com aceitação da realidade do outro e dos acontecimentos externos que, anteriormente, insistíamos em tentar controlar. Pelo contrário, não devemos ser controlados, a felicidade não deve depender de nada externo. A meditação faz também com que observemos as mudanças em nossas faculdades de atenção, aprendendo a focalizá-la mais.

> As tradições orientais falam de nossa mente como se fosse um macaco ou um elefante louco, sempre se movimentando distraidamente, e cuja conduta é infantil e imprevisível. Assim se considera a mente não treinada de uma pessoa normal. Como adestrar? Na Ásia, o processo é descrito da seguinte forma: deve-se prender o macaco em uma estaca e fincá-la firmemente no solo. No começo, o macaco gritará, ficará agitado

e revoltado, querendo soltar-se [...] Com o passar do tempo, o macaco verá que é impossível escapar e, pouco a pouco, lutará menos e se manterá perto da estaca. Posteriormente, mesmo se estiver solto, não tentará fugir. O processo de meditação é idêntico. O que se pretende é adestrar a mente com a corda da atenção, que está unida a uma estaca bem presa ao chão (que representa a ancoragem das técnicas de meditação). No início o macaco se rebela (a mente vai gerar cada vez mais pensamentos e mal-estar), porém, ao longo do tempo em que a prática é sustentada, a mente vai se acalmando e afinal pode se soltar da corda [...]

(DEMARZO; GARCIA-CAMPAYO, 2015, p. 66)

Os antigos sábios e muitas escrituras, referiam-se à um estado de consciência característico conquistado ao se "viver" verdadeiramente a experiência da meditação" ao qual atribuíram o nome de *samādhi*.

> *Samādhi* é perceber-se como a própria medida do objeto, esvaziando-se de sua própria forma. Estes três passos reunidos [*dhāranā, dhyānam, samādhi*] são o *samyama* (meditação intensa).
>
> (PATAÑJALI, *sūtras* III: 3 e III: 4 apud BARBOSA, 2015)

Pode-se traduzir **Samādhi** como "consciência perfeita", "consciência completa", ou mesmo como "estado de iluminação". A diferença entre a meditação e o *Samādhi* é que, na meditação, existe um fluxo de atenção ininterrupto em direção ao objeto de meditação. Já em *samādhi*, existe uma completa dissolução dessa dualidade entre o observador e o observado. *Samādhi* é um estado constante de união divina, no qual a separatividade e a individualidade se desconstroem pela fusão manifesta na unicidade com o Divino que está dentro de nós. Essa seria a meta suprema de toda experiência de meditação. Portanto, *samādhi* é um estado de integração com o todo. A vivência de *samādhi* nos direciona à *kayvalya* (independência) e à *moksha* (a libertação).

> A mente [*Manas*], por outro lado, é um simples órgão interno, que coordena os órgãos dos sentidos e das ações, e que tem por atributos o pensamento, as sensações, a memória, etc., porém, no estado de *Samādhi*, todos os conteúdos usuais da mente se dissolvem e a pessoa consegue contemplar seu Eu interno. (MARTINS, 2017, p. 145)

> Assim como um grão de sal lançado na água se mistura e se unifica com ela, da mesma forma ocorre com *Samādhi* quando a mente [*Manas*] e o Eu interno [*Ātman*] atingem a unidade.
>
> (SVĀTMĀRĀMA, *sūtra* IV: 5 apud MARTINS, 2017.)

Segundo SVĀTMĀRĀMA, as *Upanishads* dizem que o *Ātman* é o núcleo mais interno do ser humano, o "Eu autêntico", idêntico à realidade do Absoluto, que é Deus (Brahman). Importante frisar que mesmo aqueles que não acreditam em Deus podem praticar Reiki e Yoga, porque essa "divindade que habita em nós" pode ser compreendida como o aspecto mais divino que podemos expressar em nossa existência. Isso justifica o fato de muitos ateus ou agnósticos se identificarem com essas práticas. São filosofias prontas para acolher e respeitar, sem julgamentos, todas as crenças e formas de ver o mundo.

Técnica Integrativa 3

Yoganidrā: o relaxamento yōgi

> Todo o Universo é apenas uma criação do pensamento (*Sankalpa*). Toda atividade mental é apenas uma criação do pensamento. Ultrapasse a mente que é feita de pensamentos e atinja o imutável (*Nirvikalpa*). Assim se obtém seguramente a paz, ó Rama.
>
> (SVĀTMĀRĀMA, *sūtra* IV: 58 apud MARTINS, 2017).

O *yoganidrā* é uma técnica relativamente nova no universo do Yoga e pode ser abundantemente praticada pelo reikiano, agregando excelentes resultados, principalmente se aplicada antes da sessão de Reiki. Foi desenvolvido por Swami Satyananda Saraswati, em 1935.

Nidrā significa sono. E *yoganidrā* é como um sono psíquico, uma espécie de vigilância serena, um estado entre o sono e a vigília (*yoganidravastha*), no qual o praticante vivencia um descanso corporal equivalente ao sono. Entretanto, ele está lúcido, consciente e acordado. Consiste em uma técnica de relaxamento profundo, que elimina o estresse, a ansiedade e propicia um profundo bem-estar e recuperação energética.

O *sankalpa* é uma das partes integrantes dessa experiência e significa construir um propósito, uma resolução ou uma determinação interior, que contribui para que o praticante se aproxime de suas realizações pessoais por meio de um molde energético e de visualizações criativas. Em síntese, *sankalpa* é uma frase curta, em forma de afirmação positiva e objetiva, que deve ser repetida e visualizada em momentos específicos do *yoganidrā*.

Segundo MARTINS, a palavra *sankalpa* representa uma ideia ou um conceito, podendo significar também desejo, propósito, determinação, resolução ou decisão. *Kalpa* significa preceito sagrado, lei, regra ou obrigação. Sendo assim, *sankalpa* não é qualquer pensamento, mas um pensamento dirigido por um objetivo superior ou por uma vontade.

[...] por outro lado, *Vikalpa* significa dúvida, dualidade e indecisão diante de alternativas; e *Nirvikalpa* significa a negação disso, ou seja, uma situação em que não há dúvidas, nem alternativas, nem distinções ou contrários, mas algo determinado, inabalável e fixo. Existe um tipo especial de *Samādhi* chamado de *Nirvikalpa*, descrito nos *Yoga-Sūtras*, no qual desaparecem as distinções e dualidades, ocorrendo uma fusão completa e desaparecendo as diferenças entre aquele que conhece, o ato de conhecer e aquilo que é conhecido. Uma comparação utilizada para descrever é o de uma gota de água ou um rio que se funde ao oceano.

(MARTINS, 2017, p. 166.)

Dormir mal gera cansaço, falta de foco e de atenção, dificuldade de concentração, irritabilidade, memória fraca, entre outros efeitos negativos. Tudo isso pode ser trabalhado e transformado pela *yoganidrā*, que é um excelente antídoto para insônia.

Com a constante prática do *yoganidrā*, o sono é mais "dominado", dormindo instantaneamente quando quiser ou sentindo menos necessidade de dormir, pois o *yoganidrā* revitaliza as energias do corpo, e poucos minutos de execução equivalem a muitas horas de sono. Porém, é de fundamental importância enfatizar que o domínio do sono não é o objetivo da prática, mas, sim, um dos benefícios advindos dela.

O *yoganidrā*, geralmente realizado na postura de *shavāsana* ou *savāsana* (fig. 16), relaxa tanto o corpo, a ponto de a pessoa se desligar totalmente dele, projetando-se à consciência. Nesse estado, os referenciais de tempo, espaço, tamanho, comprimento dentre outros, tornam-se relativos. E o ser se faz uno com o universo, integrando-se a ele, e sente o corpo anestesiado, um total desligamento dos sentidos (abstração sensorial).

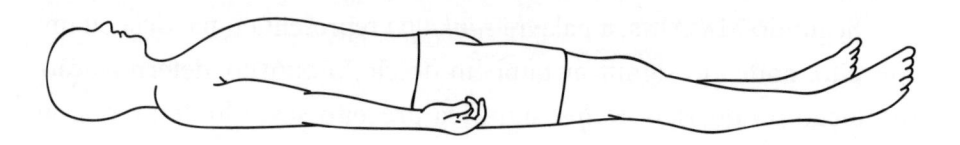

Fig. 16 - *Shavāsana* ou *savāsana*

Durante a execução do *yoganidrā*, é importante manter a estabilidade e a imobilidade corporal, evitando também abrir os olhos até o final do exercício. Para os ansiosos, essa técnica pode ser inicialmente difícil, mas com a prática a adaptação acontece. A mente ansiosa, ao perceber sinais de acesso ao inconsciente, ativa algumas armadilhas corporais, num processo de fuga e esquivamento: síndrome das pernas inquietas, coceiras, dores musculares, desconfortos e outros. Porém, com persistência e dedicação, o *yoganidrā* pode representar uma das práticas mais prazerosas e relaxantes da experiência de quem pratica Yoga. É o *aña* preferido de muitos alunos.

Essa valiosa técnica permite acesso ao *chidākāsha* (espaço do conhecimento) e é constituído de oito etapas:

1. **Preparação corporal:** *shavāsana* (postura de relaxamento).
2. **Sankalpa:** criação do propósito ou resolução interior.
3. **Relaxamento:** rotação de consciência e descontração por todo o corpo.
4. **Respiração:** profunda e relaxante como amplificadora do processo.
5. **Ativação das percepções e sensações corporais:** frio, calor, peso, leveza.
6. **Mentalização ou projeção da consciência:** visualização pelo praticante de atividades que lhe proporcionem bem-estar. Por exemplo, ele pode se ver realizando *āsanas*, harmonizando seus chakras, imaginando *yantras* (símbolos) específicos, visualizando-se em meio à natureza, conectando-se com a vibração das cores, cantando mantras, viajando para algum local, dentre outras.
7. **Repetição do seu sankalpa:** sentindo-o e visualizando-o com riqueza de detalhes.
8. **Retorno à consciência pelos cinco sentidos:** visão, audição, tato, paladar e olfato.

Tecnicamente, pode-se dizer que a *yoganidrā* é recomendada porque diminui a excitação neuromuscular e a hiperatividade sensorial, intensifica o ritmo alfa e diminui os reflexos patelares até quase os suprimir. Portanto, o sistema nervoso obtém o mais profundo repouso, o equilíbrio da circulação do sangue e a regularização da sua distribuição, diminuindo rapidamente a hipertensão arterial de 10 a 20%. De quebra, alivia o trabalho do coração, tornando-o mais fácil. Também provoca um acréscimo real de peso nos braços e nas pernas, causado pelo relaxamento muscular, aumenta o volume de sangue nas veias e capilares, dilatados, aumenta a temperatura da pele e as trocas calóricas com o ambiente externo. Os resíduos, toxinas e os produtos da oxidação são varridos do sistema. Como acabamos de constatar, pelo menos no plano metabólico, a *yoganidrā* é um estado de repouso muito mais profundo que o próprio sono, produzindo menor consumo de oxigênio. Esse decréscimo varia entre 16 a 18% durante o relaxamento, contra apenas 8% no sono. Como o repouso é considerado uma condição básica para ativação dos processos de autorreparo, ou homeostáticos, e regenerativos do organismo, ele cria um estímulo reflexo nos mecanismos celulares dos tecidos musculares, que se regeneram, ocorrendo um rejuvenescimento completo do corpo. Podemos concluir que a *yoganidrā* é um estado de super-repouso-vigília.

(BORELLA et al., 2007, p. 31)

Técnica Integrativa 4

Hasta mudrās: gestos energéticos feitos com as mãos

> *Cristo não tem atualmente sobre a Terra nenhum outro corpo senão o teu.*
> *Não tem outras mãos senão as tuas.*
> *Não tem outros pés senão os teus.*
> *Tu és os olhos com os quais a compaixão de Cristo deve olhar o mundo.*
> *Tu és os pés com os quais Ele deve ir fazendo o bem.*
> *Tu és as mãos com as quais Ele deve abençoar os homens de hoje.*
>
> Santa Teresa d'Ávila

Hasta mudrās [do sânscrito, *hasta*, "mão" + *mudrā*, "atitude", "gesto", "selo"] são gestos reflexológicos, simbólicos e magnéticos feitos especialmente com as mãos.

Utilizadas como veículo de comunicação entre os seres humanos desde sempre, as mãos são canalizadoras e condutoras de energia, sendo uma das principais ferramentas do Reiki. Podemos usá-las como instrumentos construtivos ou destrutivos: com as mãos, nós nos cumprimentamos, nos despedimos, reverenciamos, curamos, abraçamos, acariciamos, benzemos, mostramos desconforto e também agredimos. O que fazemos com as mãos expressa o que sentimos, e o que sentimos pode ser influenciado por movimentos que realizamos com nosso corpo. Estáveis ou trêmulas, frias ou quentes, as mãos expressam nosso estado emocional. Elas sempre foram nossa forma de expressar amor e doação. Cada gesto realizado com elas produz uma reação reflexológica em nosso sentir e agir.

Para alguns, as mãos são as principais ferramentas de comunicação com o mundo. Na Índia, a arte se utiliza das mãos até para narrar histórias: os indianos conseguem "ler" todo um conto sem que o narrador ao menos abra sua boca, porque os *mudrās* carregam significados culturais facilmente legíveis e proporcionam certa identificação com os arquétipos da Antiguidade. Nas artes marciais, há um ensinamento ancestral relacionado às mãos, muitas vezes considerado secreto, que é desconhecido pelos ocidentais. Na dança oriental, são as posições de mãos e dedos que traduzem sentimentos e expressam emoções. Mundo afora, há línguas de sinais feitos com as mãos, como a Língua Brasileira de Sinais – Libras.

Cada dedo da mão está estruturalmente ligado a diferentes órgãos, músculos, nervos, tendões e articulações do corpo. Assim, a disposição de cada um dos dedos ativa determinados comandos magnéticos em nosso corpo, que podem ser transmitidos por nosso sistema nervoso e energético.

Segundo TEXIER e VICENTE (2007), a linguagem dos dedos e a comunicação estabelecida com as mãos vão além da linguagem falada e nos direciona inconscientemente para registros de memórias primárias.

No Reiki, as mãos têm grande importância para aplicação energética, sendo elas seu principal instrumento. Já no contexto do Yoga, os *mudrās* designam as posições que selam, isto é, que concentram ou absorvem a energia vital no corpo. Geralmente, são realizados para acompanhar as posições psicofísicas (*āsanas*) ou os exercícios respiratórios (*prānāyāmas*), contribuindo, assim, para o equilíbrio e a harmonia de todo o ser. Ao realizar um *mudrā*, nós nos conectamos magnética ou simbolicamente com o que ele representa. O significado mais frequente do uso de *mudrās* é a realização de determinados estados de consciência pelos gestos e posturas hieráticas. Esses estados são provocados por uma ressonância dos arquétipos velados no inconsciente do ser humano, permitindo alterações nos registros de percepção.

As mãos não são apenas ferramentas extraordinárias para nos expressar e para facilitar nossa comunicação com os outros: elas também possibilitam o renascimento de memórias relacionadas a nossa identidade mais profunda. São canais para entrarmos em nós mesmos e agirmos em nosso íntimo. Cada dedo de nossas mãos é a manifestação de um conjunto de energias específicas (que são como códigos secretos): toda vez que os dedos se movimentam de forma particular, ocorre uma repercussão em todas as membranas do corpo. Existe também uma correspondência com os meridianos e com os cinco elementos. As mãos têm ainda relação direta com o coração, ponto energético responsável pelo amor incondicional.

Principais hasta mudrās utilizados no Yoga

Alapadma mudrā

Descrição: palmas das mãos voltadas para cima e os dedos bem abertos e espaçados (fig. 17).

Reflexologia: simboliza abundância, sabedoria espiritual, beleza e superação.

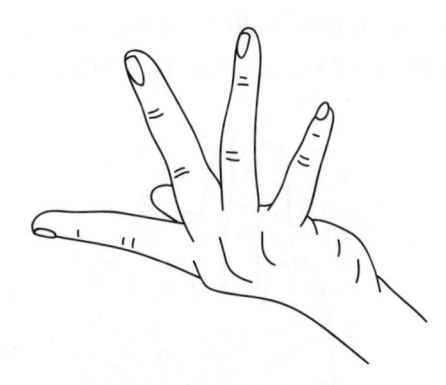

Fig. 17 - *Alapadma mudrā*

Añjali mudrā

Descrição: palmas das mãos unidas em frente ao peito ou em frente à cabeça com as pontas dos dedos unidas para cima (fig. 18).

Reflexologia: gesto de reverência e saudação que transmite respeito, devoção, reconhecimento e amor.

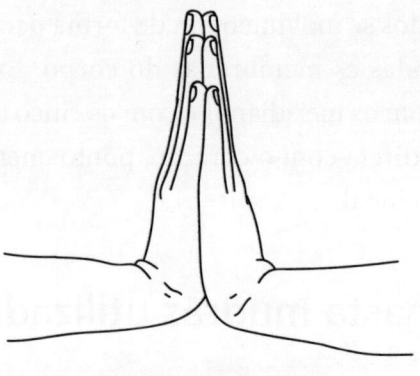

Fig. 18 - *Añjali mudrā*

Ardha Sūrya hasta mudrā

Descrição: uma mão em *alapadma mudrā* e a outra aberta por trás, com os dedos unidos (fig. 19).

Reflexologia: representa o nascer do sol, o astro rei, nossa maior fonte de energia prânica e símbolo de renascimento e vitalidade.

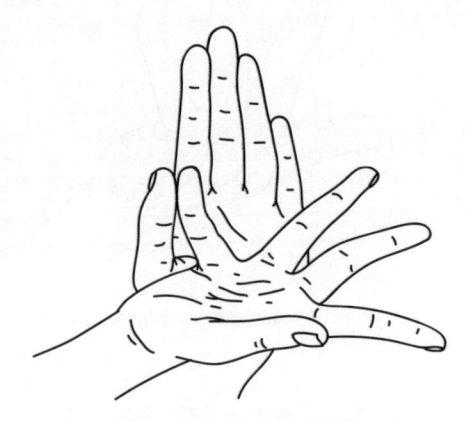

Fig. 19 - *Ardha Sūrya hasta mudrā*

Avahitta mudrā

Descrição: antebraços cruzados em frente ao peito e mãos em *alapadma mudrā* (fig. 20).

Reflexologia: representa a abundância presente no doar e a beleza presente no florescer do belo em si.

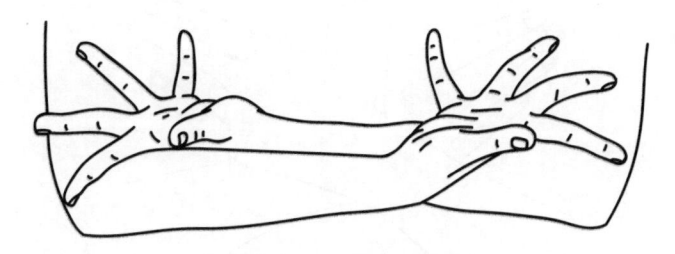

Fig. 20 - *Avahitta mudrā*

Bhairava mudrā

Descrição: dorso de uma mão sobre a palma da outra e ambas descansando sobre os pés e as pernas (fig. 21).

Reflexologia: muito utilizado especialmente na prática de meditação, esse *mudrā* estimula um estado interior de introspecção e receptividade. As mãos em concha repousadas representam um cálice no qual o praticante pode mergulhar e colher todas as bênçãos da prática meditativa.

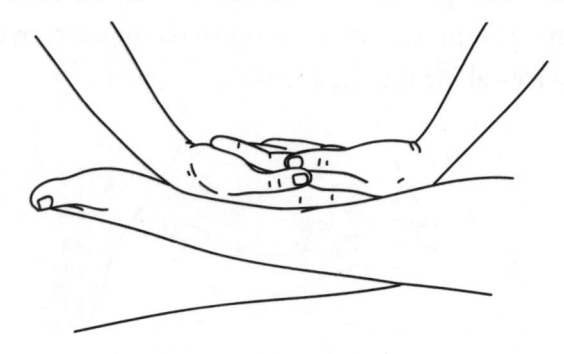

Fig. 21 - *Bhairava mudrā*

Garuda mudrā

Descrição: conhecido como o gesto da paz. As palmas das mãos se voltam de frente para o peito e os dedos polegares se entrelaçam (fig. 22).

Reflexologia: *Garuda* é um pássaro mitológico que combate as mazelas do mundo subterrâneo; simboliza a luta pela paz interior.

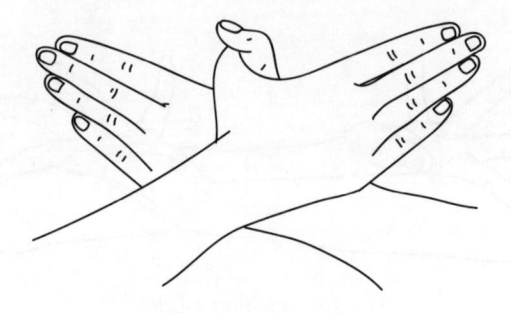

Fig. 22 - *Garuda mudrā*

Jñāna mudrā e Chin mudrā

Descrição: dedos indicadores e polegares unidos, as palmas das mãos voltadas para cima (*Jñāna*) quando for dia, e para baixo (*Chin*) quando for noite (fig. 23).

Reflexologia: *mudrā* especialmente utilizado nos *prānāyāmas* (exercícios respiratórios), pois se acredita que ele forma um círculo de energia que impede que o *prāna* (energia vital), absorvido pelo praticante, se disperse de modo a poder fluir por todos os meridianos energéticos. Os dedos se tocando sutilmente representam o encontro da mente com o espírito em equilíbrio para a estabilização da mente.

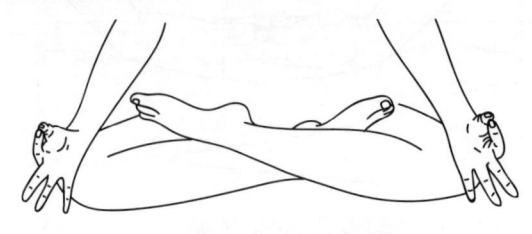

Fig. 23 - *Jñāna mudrā*

Kali mudrā

Descrição: dedos indicadores e polegares unidos apontando para cima e os demais dedos entrelaçados com as palmas das mãos se unindo (fig. 24).

Reflexologia: representação da força feminina, que destrói a maldade e domina o ego e a morte.

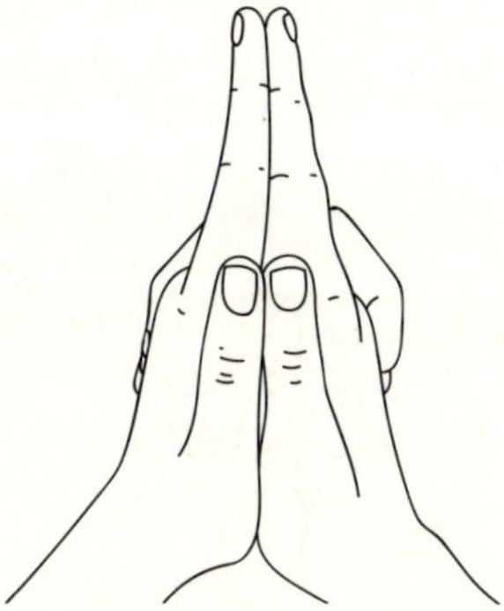

Fig. 24 - *Kali mudrā*

Kapota mudrā

Descrição: palmas das mãos unidas em frente ao peito, mantendo um espaço vazio no centro dos dedos e no centro das palmas das mãos (fig. 25).

Reflexologia: *Kapota* traduz-se por pomba e carrega em si uma mensagem de paz, pureza e liberdade.

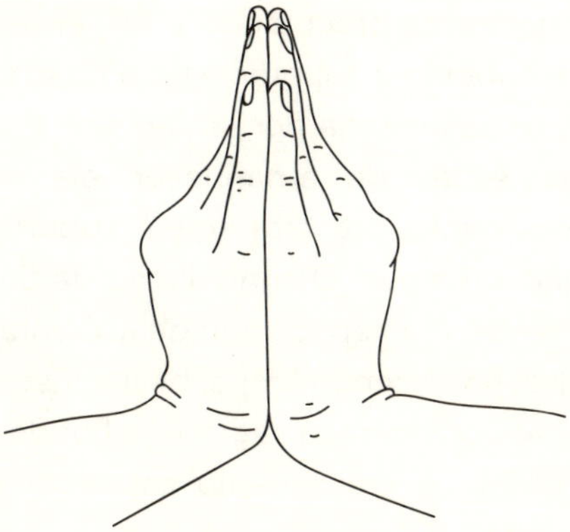

Fig. 25 - *Kapota mudrā*

Padma mudrā

Descrição: punhos unidos e dedos das mãos bem abertos projetados para cima (fig. 26).

Reflexologia: gesto que remete à flor de lótus e carrega toda a simbologia de sua beleza. O desabrochar da essência divina em nós é a principal representação desse gesto, que simboliza também a transmutação do denso para o sutil, do negativo para o positivo, da escuridão para a luz.

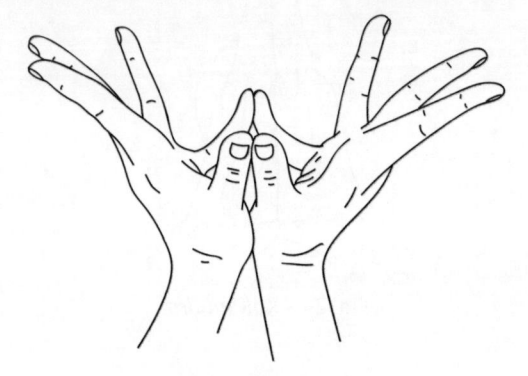

Fig. 26 - *Padma mudrā*

Curiosidade Essencial

O simbolismo da flor de lótus: a flor de lótus é uma flor aquática, dotada de uma simbologia muito grande, especialmente no Oriente. Com suas raízes fincadas na lama e no lodo das águas, o lótus vai gradualmente procurando a luz, emergindo da lama e da escuridão e subindo à superfície para florescer com notável beleza. À noite, as pétalas da flor se fecham e a flor mergulha debaixo d'água. Antes de amanhecer, ela se levanta das profundezas novamente, até ressurgir à superfície, onde abre suas pétalas mais uma vez. O simbolismo da flor de lótus está especialmente nessa sua capacidade de enfrentar a escuridão e abrir-se para a luz, florescendo limpa, bela e inspiradora, mesmo em meio à sujeira. Considerada sagrada, a flor de lótus simboliza o nascimento divino, o crescimento espiritual e a pureza do coração e da mente.

Trimūrti mudrā

Descrição: triângulo feito com as mãos, com os dedos polegares unidos um com o outro, bem como os indicadores entre si. Representa o número três, a triplicidade, a tricorporalidade (fig. 27).

Reflexologia: traz a experiência do equilíbrio representada pelos três *gunas*, que, na tradição *yōgi*, simbolizam os elementos sutis que compõem o Universo: *sattva*, o equilíbrio; *rajas*, o dinamismo e *tamas*, a imobilidade.

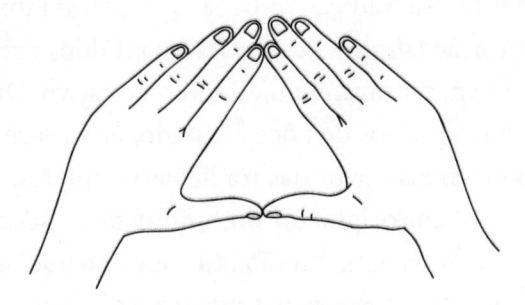

Fig. 27 - *Trimurti mudrā*

Vaikhara mudrā

Descrição: punhos cerrados e antebraços se cruzando em frente ao peito (fig. 28).

Reflexologia: proteção, força, segurança.

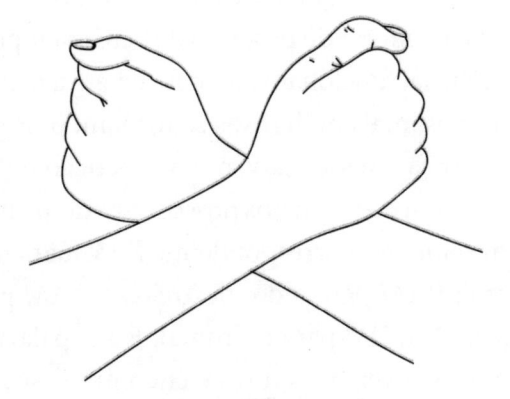

Fig. 28 - *Vaikhara mudrā*

Técnica Integrativa 5

Mantra: o poder da palavra

Um *mantra* [do sânscrito, *man*, "pensamento", "mente" + *tra*, "instrumento" = "instrumento para o pensamento (adequado)"] pode ser entendido como um instrumento que nos permite pensar com nossa inteligência superior. Na tradição indiana, os mantras também são considerados uma revelação (*shruti*), ou seja, foram intuídos por homens sábios (*rishis*) quando se encontravam em estado meditativo. Durante anos, os mantras foram transmitidos de boca à ouvido, de mestre a discípulo, ou dos mais velhos aos mais novos nas tradições familiares.

Embora se tenham originado no hinduísmo e sejam um *añga* da tradição *yōgi*, os mantras também são utilizados no budismo e em outras culturas e religiões. E em todas as tradições culturais e religiosas, eles expressam reverência, adoração e profundos sentimentos.

Antigas tradições cantam e repetem há milênios mantras considerados sagrados. Um mantra pode ser qualquer som, sílaba, palavra, oração, frase ou texto repetido com intenção e poder vibracional. Tudo aquilo que se fala com intenção e força de vontade pode construir um manancial de poder, transformando-se em mantra. A palavra tem força e, antes mesmo que se verbalize alguma coisa, ela já se manifestou em sua mente. Você expressa o que carrega dentro de si. O que você tem cultivado em seu coração?

Mantras são facilitadores do processo de bem-estar por serem centralizadores de consciência: funcionam como foco para a mente se estabilizar. E quanto mais usados, mais poderosos se tornam, pois grande parte do seu poder, da sua força energética vem da repetição e da devoção com que é pronunciado. Para cada um dos nossos chakras principais existe um *bija mantra* (som semente) correspondente: *LAM* para o chakra Básico; *VAM* para o Sacral; *RAM* para o do Plexo Solar; *YAM* para o Cardíaco; *HAM* para o Laríngeo e *OM* para o Frontal. Essas palavras, há milênios repetidas, ganham cada vez mais força e encontram-se incorporadas ao inconsciente coletivo da humanidade.

Nossas palavras impactam diretamente todas as nossas relações, em todos os níveis. Reflexos que são dos nossos pensamentos e sentimentos, elas tanto podem edificar nossa vida e nossas relações quanto destruí-las. Experimente conhecer diversas maneiras de se expressar em uma mesma situação. A palavra é o nosso portal de comunicação com o mundo externo. Os poetas da Antiguidade (*kavis*) já compreendiam a imensidão desse poder capaz de criar do lado de dentro bem como do lado de fora. Cada mantra é um verdadeiro poema para a alma que atua em nossa inteligência espiritual (*buddhi*), orientando a libertação de nossos pensamentos e a educação de nossas mentes e palavras. Plantamos flores em nosso jardim interior quando cantamos e reverenciamos o sagrado.

Mantras especiais

Para o reikiano, o mantra mais profundo e verdadeiro é a repetição e a vivência profunda dos Cinco Princípios do Reiki, procure praticá-los conjuntamente a uma oração sincera do seu coração, dia após dia.

A seguir, disponibilizo outros mantras, também extremamente profundos, utilizado por outras tradições. Pratique, deixe emergir seus diversos benefícios.

Gāyatrī mantra

> *Om Bhuh, Bhuvaha, Swaha*
> *Tat Savitur Varenyam*
> *Bhargo Devasya Dhimahi*
> *Dhiyo Yonaha Prachodayat.*

Mantra que reverencia a sabedoria e o discernimento para acessar nossas respostas internas, identificar nossa verdadeira natureza e nosso propósito espiritual. Sua intenção é que em todos os "mundos" possamos meditar sob o esplendor da luz do Sol divino que nos ilumina. E que toda a luz dourada acalente nosso entendimento e nos guie em nossa jornada para a morada sagrada.

Om mani padme hum

Poderoso mantra que exercita o despertar da consciência divina em nós. Traduz-se por "Salve (reverencie) a joia no lótus", sendo lótus o símbolo do nosso chakra do coração, onde reside nosso potencial de amar incondicionalmente. A joia é o nosso *Pūrusha*, a essência sagrada que habita em nosso coração. O lótus é também a flor que nasce nas "trevas", mas não desiste de desabrochar em busca da luz.

Moola mantra

Om Sat Chit Ananda Parabrahma
Purusottama, Paramātman
Sri Bhagavathi Sametha
Sri Bhagavathi Namaha
Hari Om Tat Sat
Om

Mantra que reverencia todas as manifestações sagradas do divino presentes no masculino, no feminino, na natureza, no contentamento, na Terra, no espírito e na verdade. Ele abre a alma do praticante para receber de todas essas consciências (que na verdade são apenas uma) todas as bênçãos necessárias.

Om tare tuttare ture svaha

Om são as imensuráveis qualidades do corpo, da fala e da mente de seres iluminados. *Tara* é a energia que liberta, a energia feminina associada à sabedoria, à iluminação, à flexibilidade, à realização de desejos, à dissolução de sofrimentos e medos, gerando empoderamento. Representa o desejo de que todas as bênçãos da Grande Mãe se enraízem em nosso coração, eliminem todas as nossas inseguranças e realizem o Absoluto em nós.

Curiosidade Essencial

O **Mantra** *Om*: considerado o mantra mais importante da tradição hindu e yōgi, o *Om* é ao mesmo tempo um símbolo (*yantra*) e um mantra, citado nos *shāstras* (hinos de louvor à divindade) do hinduísmo como "o Absoluto sonoro", ou como o "corpo sonoro de *Pūrusha*", que registra a perfeição divina e a autenticidade do momento de criação do nosso Universo: o *Big Bang*. Acredita-se que esse som ecoou naquele momento, e que, ao escutá-lo, nós nos recordamos de nossa verdadeira identidade, da verdade universal e nos reencontramos com a nossa essência. O *Om* é considerado a ferramenta de Brahman para a criação e manutenção do equilíbrio do Universo. Ele gera sons que vão além das percepções corporais (ultrassons). Todos os textos sagrados fazem menção à importância desse mantra.

Lokah samastah sukhino bhavanthu

Mantra para a paz mundial, que desperta a compaixão e o amor. Pode ser traduzido assim: "Que todos os seres do mundo sejam felizes e estejam em paz". Os orientais acreditam que orar é a melhor forma de fazer alguma coisa por alguém ou por alguma causa. Como somos partes de um mesmo sistema, ao contribuirmos para a paz mundial, vamos também nos beneficiar.

Ho'oponopono

Sinto muito. Me perdoe. Te amo. Sou grato.

Esse é o mantra do *Ho'oponopono*, poderosa técnica havaiana de auto--cura (não pertence, portanto, à tradição do Yoga ou do Reiki). Ele invoca nosso poder de perdoar, de aceitar, de nos autorresponsabilizarmos e de amar incondicionalmente. Ativa naturalmente a gratidão pela vida e nos torna mais felizes. Atua na dissolução de registros emocionais negativos vinculados a qualquer tipo de relacionamento.

Dica Essencial

Crie seu próprio mantra:

- Passo 1: identifique dentro de si algo de que precise se libertar, algo que queira transformar neste momento. Exemplo: "Neste momento, estou ansioso".

- Passo 2: reflita sobre qual seria o sentimento oposto a esse seu mal-estar, como se estivesse criando um antídoto, um remédio para combatê-lo. Exemplo: "Neste momento, gostaria de vivenciar paciência, calma e paz".

- Passo 3: agora, coloque a frase em tempo real, como se já estivesse vivenciando o seu desejo neste momento. Exemplo: "Eu sou paciente, tranquilo(a) e vivencio a paz".

- Repita essa frase quantas vezes forem necessárias ao longo do seu dia e procure efetivamente sentir, com riqueza de detalhes, esse processo sendo vivenciado e assimilado por cada célula do seu corpo.

- Nunca coloque a frase em forma negativa ou com caráter de negação (contraexemplo: "Eu não sou mais ansioso"). Seu cérebro assimila com mais facilidade comandos claros, precisos e diretos. Ao repetir palavras negativas, você envia mentalmente o mesmo comando, sentimento e significado associado à representação da palavra ansiedade.

Além dos benefícios citados referentes aos mantras, devemos levar em consideração também o poder terapêutico da música e dos sons na nossa vida. Segundo SILVA, DIAS e PEREIRA (2015),

> O processo de ouvir com atenção ocorre no sistema nervoso auditivo central. O ato de ouvir não é só uma detecção do estímulo, ocorrem muitos processos neurobiológicos em resposta a esse estímulo, que pode ser mensurado por meio da captação dos potenciais auditivos eletrofisiológicos e da observação de mecanismos fisiológicos envolvidos nos comportamentos auditivos. Dentre esses, destacam-se a discriminação auditiva; a localização do som; o reconhecimento de padrões auditivos; o desempenho auditivo na presença de sinais acústicos competitivos e aspectos temporais da audição.
>
> (SILVA; DIAS; PEREIRA, 2015, p. 1033).

Sendo assim, além de desenvolver estados de paz interior e reconexão emocional, a terapia pela música estimula diversos aprendizados neurobiológicos, além de melhorar o desempenho auditivo. Algumas obras científicas comprovam que, além de reforçar o conhecimento musical específico, a musicoterapia feita com mantras ou cantos, entoados ou apenas ouvidos, afeta substancialmente o desenvolvimento dos comportamentos básicos e processos neurais em uma série de modalidades, ampliando a memória, aperfeiçoando os processos cognitivos e linguísticos, o aprendizado de línguas e aspectos de linguagem que dependem de informações acústicas, como ritmo, consciência temporal e outras habilidades.

> Há um consenso na literatura quanto à influência positiva da música no processamento auditivo. Sabe-se que operações conscientes executadas a partir de sensação auditiva envolvem atividades nas vias auditivas do sistema nervoso central. O presente trabalho procura investigar se a dança também influenciaria as habilidades do processamento auditivo. Para tanto, elencaram-se dois testes auditivos comportamentais, a saber: teste de reconhecimento de sentenças na presença de mensagem competitiva e teste Gaps in Noise. Estes testes avaliam as habilidades auditivas de figura-fundo para sons verbais e resolução temporal, respectivamente, permitindo assim a investigação de dois mecanismos fisiológicos auditivos importantes denominados reconhecimento de sons verbais e processamento temporal. O objetivo dessa pesquisa foi aquele de verificar a habilidade auditiva de resolução temporal e de reconhecimento de sentenças com mensagem competitiva (habilidade de figura-fundo) em dançarinos.
>
> (SILVA; Dias; PEREIRA, 2015, p. 1035)

São perceptíveis as reações físicas e psicológicas à música. Apesar de cada indivíduo ser único e ter um gosto particular, a respiração geralmente se torna mais calma, profunda e relaxante quando submetida aos sons da natureza ou de uma música clássica, assim como se acelera e os batimentos cardíacos se tornam mais fortes quando ouvimos uma música mais animada, com fortes batidas de nosso instrumento favorito. Os sons dialogam diretamente com nosso sistema límbico, responsável pelas emoções e afetividade, e pela liberação de endorfina e outros hormônios de prazer no organismo. Estudos realizados em universidades de todo o mundo (com destaque para a American Society of Hipertension ASH e Cleveland Clinic Foundation) comprovam a atuação da musicoterapia no combate à depressão, ao estresse, à ansiedade, e até mesmo como ferramenta de alívio nos sintomas de hipertensão, câncer ou dores crônicas. Por isso mesmo, a musicoterapia já vem sendo adotada em clínicas, hospitais e centros de reabilitação em todo o mundo. Citando novamente Masaru Emoto, não podemos deixar de falar da experiência das moléculas da água, fotografadas por ele, que reagiram positivamente, organizando-se quimicamente de forma incrível, quando submetidas à música clássica.

Técnica Integrativa 6

Cromoterapia: as propriedades terapêuticas das cores

A energia das cores está em toda parte e compõe todas as formas de vida que habita o Universo. Estamos envolvidos em um espectro de cor que nasce da luz. A cor gera ou reforça o processo de cuidado terapêutico por meio da visualização, por aplicação energética, pelo trabalho com os chakras, pela alimentação ou mediante aplicação de cores realizada com lâmpadas coloridas ou bastões cromoterápicos. Cada cor tem a sua própria vibração de frequência ao longo do espectro eletromagnético de luz, e cada uma, de forma particular, desenvolve um tipo específico de mudança no corpo físico ou na fisiologia energética. Quando utilizamos uma cor, estamos utilizando uma luz e a sua frequência subatômica.

Quando uma luz colorida é direcionada para uma parte do corpo, sua frequência estimula todas as propriedades terapêuticas desse corpo. Ao longo da história, os seres humanos sempre utilizavam as cores de acordo com suas questões emocionais: preto para o luto, branco para uma manifestação pacífica, vermelho para sedução, amarelo intencionando prosperidade e intuição, verde para cura, azul para tranquilizar. Verde e azul estão em blocos cirúrgicos e hospitais de todo o mundo. O alaranjado é frequentemente utilizado em cozinhas para estimular o apetite, sendo adotado como estratégia de marketing em restaurantes. O violeta é a cor da espiritualidade, em spas ou em núcleos de Yoga e outras terapias.

Em países frios e cinzas, o índice de suicídio é maior. Podemos observar claramente a diferença de humor das pessoas que vivem em locais onde o frio domina grande parte do ano comparativamente ao daquelas que vivem em locais de clima tropical e muito sol.

São inegáveis as propriedades e os efeitos imediatos que cada cor gera no nosso mundo inconsciente. O próprio escuro amedronta muitas pessoas. Dependendo do humor, escolhemos uma determinada cor de roupa para nos vestir. Se olharmos fixamente por um tempo para uma determinada cor podemos assimilar todas as suas características primordiais.

A cromoterapia vem sendo utilizada pelo homem desde as antigas civilizações, como o Egito Antigo e a Grécia, por exemplo. A técnica tem como objetivo harmonizar o corpo em todos os seus níveis; do corpo físico aos corpos mais sutis.

Os adeptos da cromoterapia entendem que cada cor possui uma vibração específica e uma característica terapêutica. Foi descoberto no século 18, depois de pesquisas que duraram cerca de 40 anos, que o vermelho tem propriedade estimulante no organismo, o azul é calmante, o amarelo provoca sensações de alegria e o verde é repousante. Esses efeitos são menos ou mais intensos, dependendo da tonalidade usada.

A cromoterapia pode ser definida como o tratamento que, por intermédio das cores, estabelece o equilíbrio e a harmonia entre corpo físico, mental e emocional. Cada cor tem sua função terapêutica específica e atua em um chakra ou em um órgão do corpo humano. Sendo assim, ao serem acionadas, as cores impactam fortemente essas áreas, restabelecendo ou energizando tudo o que está bloqueado ou em desequilíbrio no corpo, como a causa das doenças, por exemplo.

O método trabalha com as sete cores do arco-íris, onde cada cor possui uma vibração energética diferente e, à medida que se propagam em algum ambiente, causam efeitos transmutadores ou calmantes. Vale lembrar que não é só a visão que absorve a energia de uma cor. Todo o organismo possui capacidade de perceber e receber os efeitos da cromoterapia, inclusive pela alimentação e pelos nutrientes relacionados à cor dos alimentos.

É muito importante esclarecer que, quando falamos de cromoterapia, não estamos nos referindo especificamente à aplicação de luz local, e muito menos acreditando misticamente que, ao vestir uma roupa de determinada cor, pode-se "atrair" algum objetivo para sua vida. Estamos afirmando, cientificamente, a influência das cores, especialmente em nosso campo emocional, com ênfase no uso delas em visualizações e meditações, que é o enfoque deste livro. Pela energia das cores a cromoterapia pode contribuir trazendo experiências e vibrações específicas.

A cor que mais simboliza a energia do Reiki é o verde, devido à sua ligação direta com o Chakra Cardíaco (responsável pela expansão do amor incondicional) e por ser uma tonalidade que facilita trabalhos terapêuticos e está diretamente ligada à transformação vibracional.

Principais propriedades terapêuticas de cada cor

Vermelho: excitação, devoção, intensidade. É estimulante e indicado para afastar a tristeza e o desânimo. Vermelho é a cor das paixões, das conquistas e da sexualidade. Estimula a circulação sanguínea, aumenta o calor e a temperatura do corpo. Incrementa a iniciativa e a coragem, mantém o foco no presente.

Laranja: vitalidade, vigor, força, restauração, autoaceitação e regeneração; coragem e reconstrução. Auxilia na remoção da timidez e da inibição, incentivando a iniciativa. Libera repressões, eleva a autoestima e dispersa sentimentos de cansaço e inércia.

Amarelo e dourado: sabedoria, iluminação e inteligência emocional. Propicia o estudo, a criatividade, a inspiração, a força de criação e o raciocínio lógico.

Verde: esperança, cura, fé, renovação, frescor, florescer interior, conexão com a natureza, equilíbrio emocional, desintoxicação.

Rosa: cor do amor incondicional e da segurança afetiva. Estimula o afeto, o amor e a união. Ajuda particularmente no equilíbrio dos relacionamentos: interno, afetivo e profissional.

Azul: proteção, tranquilidade, espiritualidade, intuição. Traz paciência e serenidade, ajudando a tranquilizar o corpo e a mente. É indicada nos casos de insônia e estresse, pois ajuda a melhorar a qualidade do sono. Desacelera e estabiliza as emoções. Combate a obsessão e a impulsividade.

Violeta: transmutação, purificação, espiritualidade. É indicada para limpeza energética. Facilita os processos meditativos e de autoconhecimento.

Branco: paz interior, tranquilidade, leveza.

Prata: ancoragem, aceleração evolutiva.

Preto: segurança, autoconfiança e proteção energética.

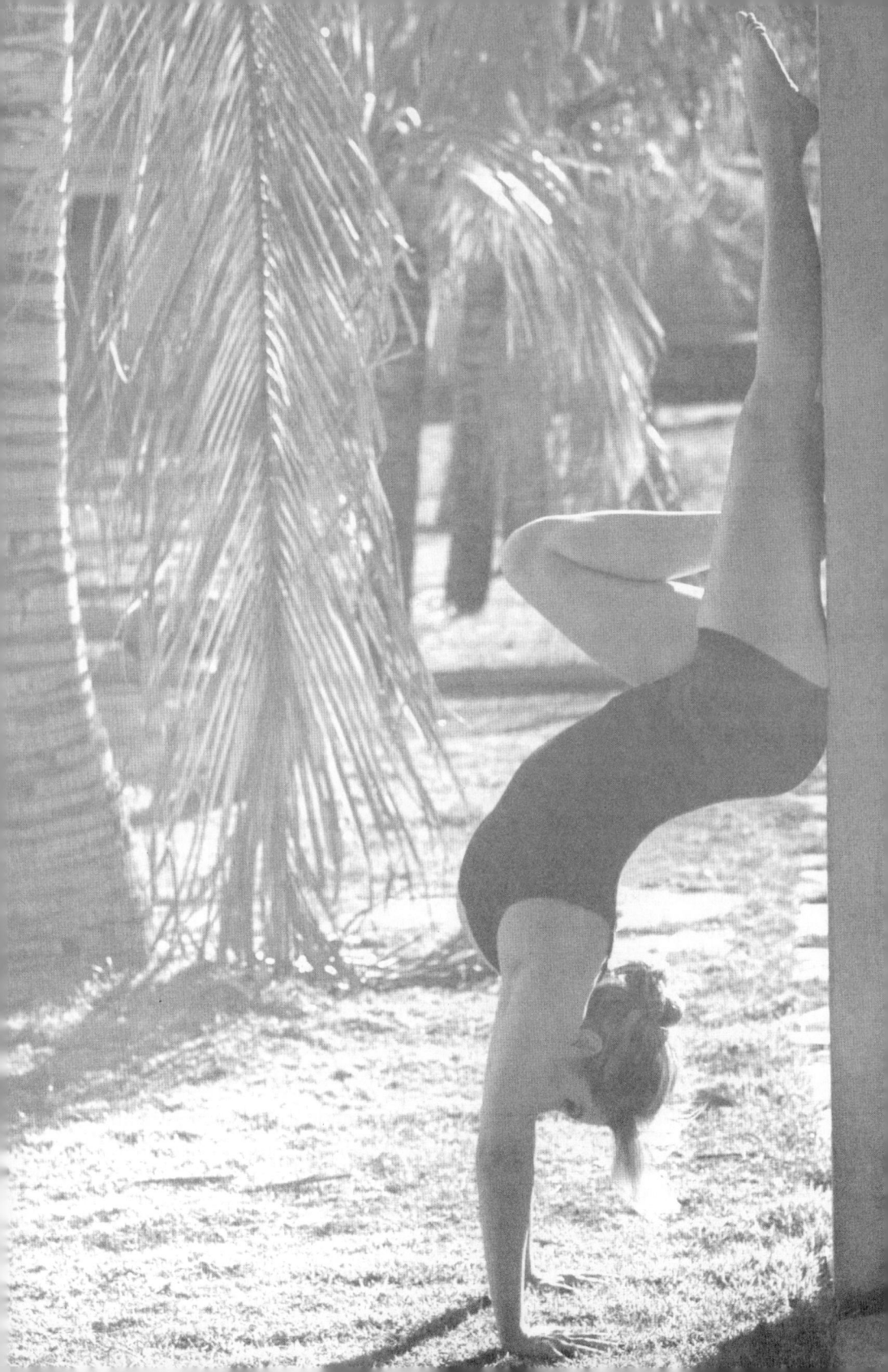

Campo áurico e medicina energética

A medicina da energia sutil envolve a compreensão da relação existente entre os campos elétricos, magnéticos e eletromagnéticos, bem como o som, a luz e outras formas de energia. Albert Einstein, assim como outros cientistas, abalou o universo newtoniano ao afirmar que os seres humanos não são ilhas isoladas em si mesmas. Somos constituídos de energia e campos de energia, e estamos interconectados com tudo e com todos. Tal como uma teia, absolutamente tudo está em constante comunicação com todo o cenário cósmico, inclusive nossos pensamentos não audíveis, nossos desejos secretos e a vibração do mais minúsculo átomo dentro de nós.

Podemos pensar a energia como um *continuum* que varia do mais denso, ao menos denso ou sutil. A natureza da energia é sempre a mesma, mas a energia se manifesta em graus diferentes de densidade. Tudo o que podemos perceber com nossos sentidos e está sujeito às leis naturais apresentadas por cientistas clássicos, como Isaac Newton, por exemplo, é uma manifestação densa ou sensorial de energia. Já a nossa intuição, as nossas emoções, os nossos pensamentos são exemplos de manifestação sutil de energia. Essa energia sutil se desloca em velocidades mais rápidas do que a da luz e segue as leis da física quântica. Apesar de não ser uma energia tradicionalmente mensurável, a ciência tem trazido profundas contribuições para sua comprovação e compreensão.

Cada célula, cada músculo, cada órgão do nosso corpo pulsa com eletricidade. *Biocampos* ou *campos biomagnéticos* são termos frequentemente utilizados para fazer referência a campos vibracionais que se combinam. O campo biomagnético de uma pessoa pode se entrelaçar e trocar energias com o de outra pessoa. A intenção ou vontade é a principal ferramenta para gerarmos mudanças positivas em nossa vida ou impactar energeticamente outras pessoas. Dois ou mais objetos ou partículas que estejam interconectados em pensamento ou energia, mesmo que distantes fisicamente, podem afetar um ao outro. Podemos desenvolver mudanças vibracionais em outras pessoas pelo simples fato de vibrar positiva ou negativamente por elas. Uma simples conexão mental e energética é suficiente para criar uma conexão no biocampo universal. E como a energia sutil e a energia sensorial são permutáveis, podemos trabalhar a sutileza das emoções e dos pensamentos, e vice-versa, fato que explica a eficácia das terapias holísticas, como, por exemplo, o Reiki: apesar de atuar diretamente no corpo sutil, muitas vezes ele impacta diretamente a saúde do corpo físico.

Atualmente, existem diversas terapias energéticas, integrativas e holísticas que nos permitem harmonizar energeticamente o campo vibracional de outras pessoas. Esse trabalho se torna ainda mais incrível e é de uma beleza imensurável quando podemos desenvolver o nosso processo de autocura, o que ocorre quando descobrimos, em nossas próprias mãos, ferramentas válidas para que possamos aprimorar a intimidade com a nossa própria essência, como a meditação e a respiração consciente. Energia é informação, e toda matéria, inclusive a célula humana, é criada a partir da energia dos átomos.

> Os átomos são compostos por prótons e nêutrons, que criam o peso dentro do átomo; por elétrons que conduzem carga e por pósitrons, que representam os antielétrons e ligam o átomo ao "anti-eu". Cada uma dessas unidades atômicas se desloca à sua própria velocidade e, quando combinada a outras unidades, criam certa oscilação ou vibração para o átomo – e é isso que conhecemos como um campo. Em outras palavras, o movimento produz pressão, e essa pressão cria ondas que se deslocam em um fluxo interminável em todas as direções.
>
> (Dale, 2013, p. 31)

Os praticantes de Reiki, quando trabalham com todos os campos – físico, emocional, espiritual e energético –, podem influenciar a saúde de cada estrutura celular e atômica do seu corpo, promovendo a autocura.

O campo de energia humano é composto pela aura e pelas *nādīs*, que estruturam nossos chakras e toda a fisiologia energética de nosso corpo. A aura é um conjunto de faixas de energia que correspondem a cada um dos chakras e que mudam gradativamente de frequência de acordo com a emanação desses centros de energia (fig. 29).

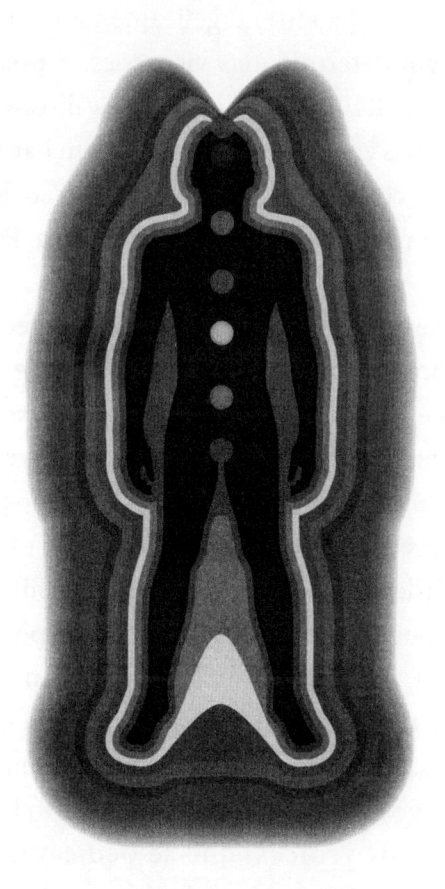

Fig. 29 - Campo áurico do ser humano

Os lugares, assim como todas as formas de vida, têm campos áuricos e emanam determinada vibração. Isso explica por que muitos sensitivos não se identificam com determinadas pessoas ou não se sentem bem em determinados lugares: eles se sentem energeticamente sugados, ou, como uma esponja, carregados de uma energia que não é a sua.

É importante mencionar também que, mesmo nessas circunstâncias, cada um de nós é o único responsável por sua própria vida e energia: ninguém tem o poder de impactar ninguém negativamente se o outro estiver em equilíbrio e protegido energeticamente, com seus canais selados para não absorverem determinadas vibrações. É preciso aprender a se proteger, e o Yoga e o Reiki são ferramentas valiosas para driblar essas invasões e adversidades energéticas, mantendo em harmonia o seu campo áurico pessoal, bem como o de seu espaço de trabalho ou residencial. Você é o único responsável pela sua própria energia. Portanto, cuide dela com amor.

Cada um desses campos áuricos se abre e se fecha continuamente para diferentes vibrações, permitindo uma troca de informações entre o mundo externo e o mundo interno. Cientistas vêm confirmando a existência da aura, fato que há milênios já constitui ferramenta de estudo e prática de diversas culturas da humanidade. Os cristãos sempre retrataram Jesus e outras figuras cercadas por halos de luz. As escrituras védicas, os ensinamentos da Ordem Rosa Cruz, os budistas, os hinduístas, a medicina chinesa e muitas tribos xamânicas descrevem o campo energético humano de forma detalhada. Os desenhos clássicos da Antiguidade, da Idade Média e até mesmo do Renascimento apresentavam os anjos e os santos envoltos por auréolas acima de sua cabeça. Pitágoras falou a respeito desse campo, a que os gregos se referiam como um corpo luminoso ilimitado.

Os antigos sábios védicos, que se dedicavam à realização do Eu em todas as dimensões, sempre fizeram menção a determinados campos energéticos, também de extrema importância, denominados *pancha koshas* e citados como os cinco revestimentos de energia que sustentam o espírito e devem ser cuidados e desenvolvidos em pleno equilíbrio: *annamaya kosha* – ou revestimento do alimento;

prāṇāmāya kosha – ou revestimento da respiração; *manamaya kosha* – ou revestimento da mente; *vijnyanamaya kosha* – ou revestimento do intelecto e *anandamaya kosha* – ou revestimento da bem-aventurança.

Eu sempre digo a meus alunos que devem ter cuidado para não achar que tudo é "espiritual" e, assim, envolver em um ar exclusivamente místico e esotérico um trabalho que é, na realidade, extremamente sério e científico. Nem tudo é somente espiritual, nem tudo é somente físico. Felizmente, estamos caminhando para um tempo em que a espiritualidade vai sendo gradualmente respeitada, da mesma forma que os estudos sobre os campos energéticos, oriundos especialmente do Oriente, se tornam cada vez mais respaldados e aceitos. É chegado o momento de integrar todas as partes, por vezes soltas e desmembradas de nossa consciência, unindo coração, espírito e energia, e compreendendo a importância de nos cuidarmos em todas essas dimensões.

Quando aprendemos a ouvir nossa essência e a nos observar como um todo, expandimos a nossa consciência para um todo mais complexo, do qual fazemos parte. E entendemos que, quando nos iluminamos interiormente, iluminamos também tudo ao nosso redor. Finalmente compreendemos que, para modificar algo externamente, precisamos, antes de tudo, nos automodificar. Não importa se a pessoa não acredita em energia, em aura ou em dimensão espiritual; ainda assim, ela poderá e será naturalmente transformada após a experiência com a meditação e a respiração. Sempre haverá uma linha, um caminho com o qual se identifique. Encontre o seu. Encontre-se!

Desperte sua consciência para todas as dimensões que compõem o seu Ser. Cuide-se integralmente e seja, *essencial'mente*, a mudança que deseja ver no mundo!

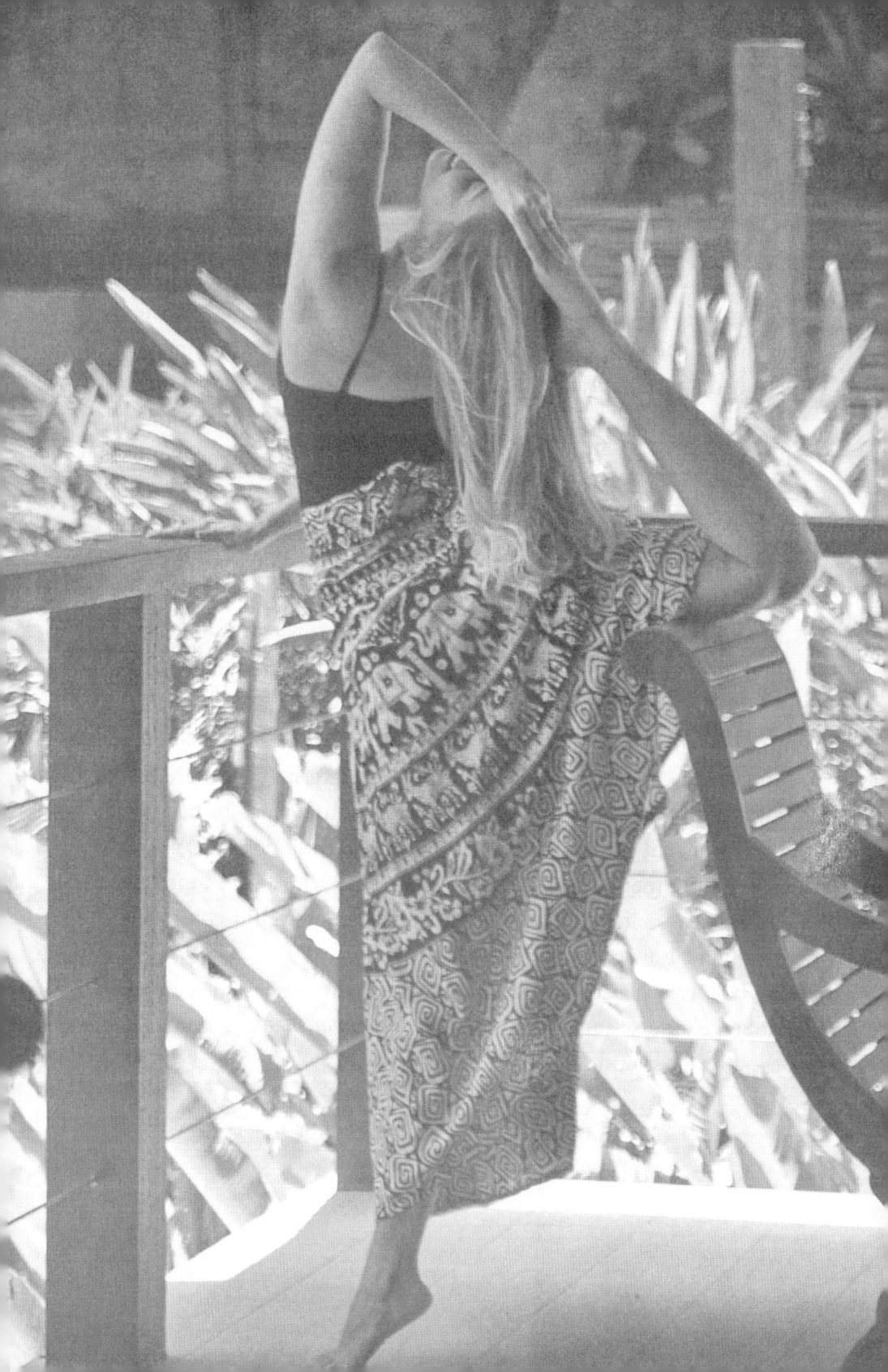

Seja a sua essência:
essencial'mente!

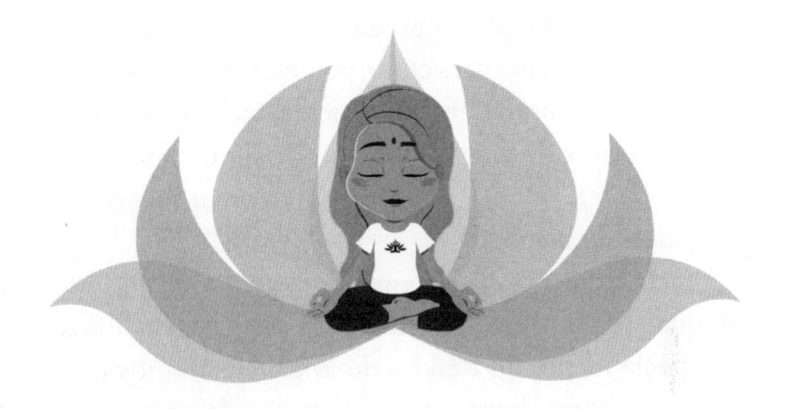

A cura só pode acontecer verdadeiramente de dentro para fora. Quando um homem adoece, ele adoece por inteiro, a sua alma adoece. É um equívoco considerar qualquer mal apenas como físico. Todas as mazelas do corpo estão ligadas aos processos psíquicos, morais, filosóficos e até mesmo culturais, ligados a padrões limitantes. O homem é visto pelas escolas orientais indianas como um ser integral, constituído por cinco *koshas* ou revestimentos, que vão do corpo físico até ao mais sutil, onde nada é denso – o plano da bem-aventurança. Entre o físico e o mental existe ainda a fisiologia sutil do corpo energético, que confere vitalidade a todo organismo por meio da nutrição prânica. E, acima do plano mental, há ainda o plano metafísico, onde residem as nossas intuições filosóficas.

A vida é um constante nascer e morrer. A cada pequeno momento, desenvolvemos verdadeiros partos de nós mesmos. Trazemos para o mundo, por meio desse nascimento, ideias, regras, criações, socialização, sistemas filosóficos, entre outras coisas. A vivência do autoconhecimento e do Reiki representaria, analogamente, a realização de partos menos dolorosos, de forma a tornar o caminho mais suave. Podemos crescer pela dor ou pelo amor, e os dois caminhos são importantes e trazem-nos amadurecimento. Não podemos negar a existência da dor. Não podemos considerar-nos espiritualmente tão evoluídos a ponto de não a sentir.

Mas enfrentar um desafio, compreendendo amplamente o seu processo, contribui para que possamos superá-lo. E é aí que temos uma transformação verdadeira: quando ela não ocorre meramente no nível físico, mas especialmente no campo emocional.

Não devemos ver o Reiki como uma válvula de escape para relaxar, tampouco como um sistema para curar, pois essa seria uma visão limitada e reducionista, que ignoraria, inclusivamente, todo o caráter preventivo dessa incrível filosofia de vida. O Reiki pode ser uma ferramenta para alcançar e tratar a raiz do mal, mas deve servir *essencialmente* para estimular o despertar do bem.

É uma energia que nos ensina a arte do contentamento, independentemente de quais sejam os fatores externos. A espiritualidade dos sistemas orientais, especialmente do Reiki e do Yoga, ensina-nos que, mesmo existindo luz e sombra, choro e riso, prosperidade e escassez, fartura e fome, Sol e Lua, nada se constitui por mero acaso no Universo. Quando desenvolvemos uma verdadeira fé no todo, compreendemos a grande arte de viver libertos da dualidade. O reikiano não vê na dor uma ameaça, mas um desafio ao próprio crescimento, um chamamento para a evolução.

Tudo o que é vivido por cada ser humano tem um motivo. Ninguém fica doente para ser castigado. Quando adoecemos, é porque a nossa alma tem um grande ensinamento a nos transmitir, e tudo o que precisamos é nos recolhermos e ouvirmos nosso coração. Precisamos compreender qual o motivo pelo qual nosso corpo solicita do cuidado presente na pausa. Nada é em vão: se não é benção, é lição ou missão. Curar-se de um mal não implica necessariamente eliminar uma doença. Muitas vezes essa doença é o seu mestre.

Já parou para pensar quem são os verdadeiros mestres da sua vida? Costumamos considerar mestres aqueles que nos ensinam, que nos trazem palavras amorosas, que estão sempre ali para difundir e edificar o bem junto da humanidade. Mas já parou para refletir que os nossos maiores mestres são aquelas pessoas que nos incentivam a lidar com os desafios? Que nos ensinam a lidar com as nossas angústias, raivas e frustrações? Os grandes mestres são aqueles que nos desafiam e nos enfrentam. Que nos mostram o aspecto oculto da nossa alma, na qual também pode existir treva. E está tudo bem quando nos deparamos com as nossas mazelas também. Está tudo bem em errar. A nossa tarefa é desconstruir as trevas para encontrar a luz. E, por mais doloroso que seja, precisamos enfrentá-las e reconhecê-las para, então, as eliminar por meio de uma limpeza na alma.

Veja em tudo uma oportunidade de crescimento; a catarse edifica, assim como os presentes universais. Olhe ao seu redor e veja em cada forma de vida um presente e uma oportunidade para aprender. Descubra dentro de si, a sua essência. O Reiki e o Yoga oferecem-nos ferramentas para que possamos nos libertar das cinco mazelas da humanidade: *avidyā* (ignorância), *asmitā* (egoísmo), *dvesha* (aversão), *rāga* (concupiscência) e *abhinivesha* (medo da morte). Encontramos nos cinco princípios do Reiki, bem como nos *yamas* e *niyamas*, uma estrutura de disciplina e higiene mental para que possamos nos formar nessa escola chamada vida. Vejamos o mundo como uma grande universidade, na qual enfrentamos diversos períodos, fases, trabalhos, provações e inúmeros desafios, para que possamos superar cada etapa. E, quando pensamos que finalmente chegamos ao fim e estamos "formados", ainda se apresenta à nossa frente a oportunidade de nos projetarmos para o mundo e aplicarmos todos os conhecimentos que nos foram concedidos em forma de trabalho. O trabalho edifica o homem.

Um dia, todos nós voltaremos ao nosso verdadeiro lar: a eternidade. Se você voltasse para "casa" hoje, quanto acha que a sua alma se sentiria realizada pela sua passagem pelo Planeta Terra? Teria amado suficientemente? Teria compartilhado o suficiente? Teria cumprido a sua missão?

A verdadeira fonte da cura reside na sua alma. E ela se dá quando alguém vê em cada ser a potente e grandiosa manifestação da vida; quando olha para dentro de si e consegue ver toda a grandiosidade do Universo. Olhando para dentro do coração, despertamos.

Diariamente, oriente o seu coração para a grande dimensão do todo. Faça do seu *sādhana* (disciplina espiritual) uma meta diária. Para um bom *sādhana*, precisamos de persistência, entrega, autorrespeito e gratidão constante. Os desafios que a vida nos apresenta constituem, por si só, a nossa maior e mais profunda experiência de construção diária.

E a experiência diária nos ensina a enfrentar a vida e a desmistificar os véus de *maya* (ilusão). Na realidade da vida, não existe um conto de fadas, mas pode existir um mundo "encantado" (e quem sabe se as fadas não poderão vir visitá-lo?). O seu mundo é você que constrói! Portanto, você pode plantar um encanto em cada canto deste mundo. Tudo depende da forma que escolher para trilhar o seu caminho: recolher espinhos ou plantar flores. Você pode conduzir a sua vida a acreditar que tudo manifesta somente o habitual, ou pode atribuir aos seus dias o significado potencial de uma dádiva, acolhendo tudo como uma constante manifestação de um milagre.

Recebo diariamente no meu consultório, pessoas que se dizem ateias. Pessoas que, na vida prática, muitas vezes vivenciam muito mais a palavra de Deus do que aquelas que se dizem profundamente religiosas. Mas o mais curioso diante desta situação é perceber que essas pessoas, que dizem não acreditar em Deus, não acreditam, de fato, é na imagem de Deus culturalmente construída. A maioria dessas pessoas acredita numa força, numa energia que a tudo permeia. E então eu ensino a essas pessoas que elas podem chamar de Deus a essa energia, e elas sorriem, com uma sensação de pertencimento nunca antes experimentada com tanta simplicidade. Na realidade, é tudo muito simples. E, muito mais importante do que acreditar num Deus, é viver Deus, viver a experiência do amor. É quando você abre o seu coração a Deus, que é a fonte de energia que jorra do Universo, que o mundo se abre diante dos seus olhos. Passamos a ver verdadeiramente, como dizia o "Pequeno Príncipe", vendo aquilo que é *essencial* e muitas vezes invisível aos olhos físicos, mas que pode ser encontrado na profundidade da alma.

Cada um de nós possui uma pedra preciosa em nosso coração. Uma joia chamada *Pūrusha*. Ela é a nossa essência, uma luz brilhante e pura, que permanece muitas vezes oculta, guardada no interior do nosso ser. Sua missão é encontrar a sua luz e fazê-la brilhar, iluminando o seu mundo interior e, também, tudo que o cerca no exterior. Não importa qual seja sua profissão, você pode ser um instrumento de luz e contribuir para um mundo melhor. As camadas de terra que cobrem o seu cristal simbolizam aquilo que precisa transformar para que sua luz seja liberta e a fluidez se manifeste em sua vida, *essencial'mente*. Você descobrirá dentro de si tudo o que vive buscando em outrem ou no mundo. Sem confiança na vida e em si mesmo, não existe leveza, nem fluidez, nem amor. Dentro de você, agora mesmo, vive uma criança. Consegue enxergá-la? Ela é pura, livre de condicionamentos e manifesta a sua essência. Acolha essa criança e reconheça seu merecimento em viver uma vida mais leve, com mais cores e alegria. Brinque mais, não leve tudo tão a sério, não seja tão racional.

Divirta-se! Sorria! Ilumine! Seja a sua essência, *essencial'mente*!

Eu desejo um lindo despertar para sua alma e um belo desabrochar de seu coração!

Gratidão por chegar até aqui.
Você é luz! Nunca se esqueça disso.
Eu confio em você. Eu te amo e Sou grata.
Obrigada por cruzar seu caminho ao meu.
Obrigada por permitir que minhas palavras abracem seu coração.
Sinto-me abundantemente feliz por sua existência e confiança.
Sei que nossos caminhos não se cruzaram por acaso.
Graças a você, esta obra existe. Foi para você que eu a escrevi.
E é a você que eu dedico a minha missão.
Sinta-se abraçado por mim.
Você nunca estará sozinho.
Somos um.

Com todo amor,
Ailla Pacheco.

Referências

BAPTISTA, M. R.; DANTAS, E. H. M. *Yoga no controle de stress. Fitness & Performance Journal*, Rio de Janeiro, v. 1, n. 1, p. 12-20, jan./fev. 2002.

BARBOSA, P. R.; CARVALHO, A. I. *Organização e funcionamento do SUS*. Florianópolis – Departamento de Ciências da Administração/UFSC; [Brasília]: CAPES: UAB, 190 p., 2006.

BARROS, N. F. et al. *Yoga e promoção da saúde*. Ciência & Saúde Coletiva, Rio de Janeiro, v. 19, n. 4, p. 1305-1314, abr. 2014.

BARROS, N. F.; SIEGEL, P.; SIMONI, C. *Política Nacional de Práticas Integrativas e Complementares no SUS: passos para o pluralismo na saúde. Cadernos de Saúde Pública,* Rio de Janeiro, v. 23, n. 12, p. 3066-3096, dez. 2007.

BESSA, José Henrique do Nascimento et al. *Efecto del Reiki sobre el bienestar subjetivo: estúdio experimental Efeito do Reiki no bem-estar subjetivo: estudo experimental. Enferm. Glob.* [Online]. 2017, vol. 16, n. 48, pp. 408-428. Â EpubÂ 01-Oct-2017. ISSN 1695-6141.Â http://dx.doi.org/10.6018/eglobal.16.4.259141.

BHAGAVAD GITĀ: A canção do senhor. Tradução do sânscrito para o inglês Dra. Annie Besant; tradução do inglês para o português Ricardo Lindemann. 2. ed. rev. Brasília: Editora Teosófica, 2014.

BÍBLIA de Jerusalém. São Paulo: Paulus, 2008.

BORELLA, A. et al. *O livro de ouro do yoga*. Rio de Janeiro: Ediouro, 2007.

BRASIL. Coordenação de Estudos Legislativos CEDI. *Lei n. 8.080, de 19 de setembro de 1990*. Dispõe sobre as condições para promoção, proteção e recuperação da saúde, a organização e o funcionamento dos serviços correspondentes e dá outras providências. Diário Oficial da União, Brasília/DF, 1990.

BRASIL. Ministério da Saúde. Gabinete do Ministro. *Portaria nº 671, de 3 de maio de 2006.* Aprova a Política Nacional de Práticas Integrativas e Complementares (PNPIC) no Sistema Único de Saúde. Diário Oficial da União, Brasília/DF, 2006.

BRASIL. Ministério da Saúde. Gabinete do Ministro. *Portaria nº 849, de 27 de março de 2017.* Inclui Arteterapia, Ayurveda, Biodança, Dança Circular, Meditação, Musicoterapia, Naturopatia, Osteopatia, Quiropraxia, Reflexoterapia, Reiki, Shantala, Terapia Comunitária Integrativa e Yoga à Política Nacional de Práticas Integrativas e Complementares. Diário Oficial da União, Brasília/DF, 2017.

BRASIL. Ministério da Saúde. Secretaria-Executiva. Núcleo Técnico da Política Nacional de Humanização. *Humaniza SUS*: a clínica ampliada. Brasília: Ministério da Saúde, 2004. (Série B. Textos Básicos de Saúde).

BRENNAN, Barbara Ann. *Mãos de luz*: Um guia para a cura através do campo de energia humana. São Paulo: Editora Pensamento, 2006.

BUTLER, L. D. et al. *Meditation with Yoga, group therapy with hypnosis, and psychoeducation for long-term depressed mood: a randomized pilot trial.* J. Clin. Psychol., v. 64, n. 7, p. 806-20, July 2008.

CONGRESSO REGIONAL DE PSICOLOGIA 2, 1996, Belo Horizonte. Subsídios para os encontros preparatórios. Belo Horizonte: Conselho Regional de Psicologia, 1996.

Dacal, Maria del Pilar Ogando e Silva, Irani Santos. *Impactos das práticas integrativas e complementares na saúde de pacientes crônicos. Saúde em Debate* [online]. 2018, v. 42, n. 118 [Acessado 27 dezembro 2018], pp. 724-735. Disponível em: <https://doi.org/10.1590/0103-1104201811815>. ISSN 2358-2898. https://doi.org/10.1590/0103-1104201811815.

DAVIM, R. M. B.; TORRES, G. V.; DANTAS, J. C. *Efetividade de estratégias não farmacológicas no alívio da dor de parturientes no trabalho de parto.* Revista da Escola de Enfermagem da USP – REEUSP, São Paulo, v. 43, n. 2, p. 438-445, jun. 2009.

DE' CARLI, J. *Reiki universal.* 10ª. ed. São Paulo: Madras, 2006.

_____. *Reiki: apostilas oficiais.* 3ª. ed. rev. São Paulo: Madras, 2011.

_____. *Reiki: Os poemas recomendados por Mikao Usui.* São Paulo. Editora Nova Senda, 2013.

DE ROSE, A. *Yoga prāṇāyāma*: muito além da respiração. 2ª. ed. Porto Alegre: Rígel, 2007.

DEMARZO, M.; GARCIA-CAMPAYO, J. *Manual prático mindfulness*: curiosidade e aceitação. Tradução Denise Sanematsu Kato. São Paulo: Palas Athena, 2015.

DI BIASE, F. *O homem holístico*: a unidade mente natureza. Petrópolis, RJ: Vozes, 2000.

ELIADE, Mircea. *Yoga, imortalidade e liberdade.* São Paulo: Editora Palas Athena, 1996.

ELIAS, M. T. (Mahamuni das). A fisiologia da respiração e o psiquismo humano. In: Encontro Paranaense, Congresso Brasileiro de Psicoterapias Corporais, XIV, IX, 2009. *Anais.* Curitiba: Centro Reichiano, 2009. CD-ROM.

EMOTO, M. *As mensagens da água.* Barueri, SP: Ísis, 2004.

EVANGELHO segundo Tomé, o Dídimo. In: *APÓCRIFOS: os proscritos da Bíblia.* Compilados por Maria Helena de Oliveira Tricca. São Paulo: Mercuryo, 1992. P. 315-332.

FERRARI, A. J. et al. Burden of depressive disorders by country, sex, age, and year: Findings from the global burden of disease study 2010. PLOS Medicine. v. 10, n. 11, p. e1001-1547, 5 nov. 2013.

PACHECO, AILLA. *Essencial'mente Yoga: Uma leitura Psiconeurocientífica sobre respiração, meditação e medicina integrativa.* Belo Horizonte: Editora Laszlo, 2018.

_____. *Respiração para Transformação: Cartas da Aillinha e exercícios respiratórios.* Belo Horizonte: Editora Laszlo, 2018.

ROHDEN, H. *Einstein, o enigma do Universo.* Campo Grande: Editora Alvorada, 1984.

ROQUETTE, F. F. et. al. *Multidisciplinaridade, interdisciplinaridade e transdisciplinaridade: em busca de diálogo entre saberes no campo da saúde coletiva*. RECOM – Revista de Enfermagem do Centro Oeste Mineiro, São João del Rey, v. 2, n. 3, p. 463-474, set/ dez. 2012.

SALLES, Léia Fortes et al. Efeito do Reiki na hipertensão arterial. *Acta paul. enferm*. São Paulo, v. 27, n. 5, p. 479-484, out. 2014. Disponível em <http://dx.doi.org/10.1590/1982-0194201400078>. Acesso em 27 de dezembro de 2018.

SILENIEKS, L.B.; KOCH, E.; HIGGINS, G. Silexan, um óleo essencial de flores de *Lavandula angustifolia*, não é reconhecido como benzodiazepínico em ratos treinados para discriminar uma sugestão de diazepam (Silexan, an essential oil from flowers of Lavandula angustifolia, is not recognized as benzodiazepine-like in rats trained to discriminate a diazepam cue). *Phytomedicine*, v. 20, p. 172-177, 15 jan. 2013.

SILVA, E.; SOUSA, J. L. de. *Utilização de práticas integrativas e complementares na promoção da saúde em uma unidade de saúde do Distrito Sanitário II da cidade do Recife-PE*. 8 mar. 2011.

SILVA, M. R.; DIAS, K. Z.; PEREIRA, L. D. Estudo das habilidades auditivas de resolução temporal e figura-fundo em dançarinos. *Revista CEFAC*, São Paulo, v. 17, n. 4, jul./ago. 2015.

SINGH, A. *Medicina moderna: rumo à prevenção, à cura, ao bem-estar e à longevidade*. Revista Latino-Americana de Psicopatologia Fundamental, São Paulo, v. 13, n. 2, p. 265-282, jun. 2010.

SIVANANDA, S. *O poder do pensamento pela ioga*. São Paulo: Editora Pensamento, 1978.

SOUSA, I. M. C. de; VIEIRA, A. L. S. Serviços públicos de saúde e medicina alternativa. *Ciência e Saúde Coletiva*, Rio de Janeiro, v. 10, supl. 0, set./dez. 2005.

SOUZA, J. L. S. de. O SUS e a introdução da prática de atividades físicas no ESF: uma revisão da importância para a promoção e prevenção nas DCNT e na saúde mental. *Revista Digital EFDeportes.com*, Buenos Aires, v. 16, n. 159, ago. 2011.

TEXIER, M.; VINCENT, P. *Yoga, mudrãs e chakras: os movimentos da energia vital.* São Paulo: Pensamento, 2010.

USUI, Dr. Mikao. PETTER, Frank A. *Manual de Reiki do Dr. Mikao Usui.* São Paulo: Editora Pensamento, 2001.

XAVIER, E. S. *Saúde quântica: a relação da teoria quântica com a área da saúde.* Revista Saúde Quântica, Maringá, v.1, n.1, p.11-15, jan./dez. 2012.

YOGANANDA, Paramahanda. A Yoga de Jesus. Self Realization Fellowship, 2011.

ZOMPERO, A. F.; GONÇALVES, C. E. S.; LABURU, C. E. Atividades de investigação na disciplina de Ciências e desenvolvimento de habilidades cognitivas relacionadas a funções executivas. Ciência & Educação, Bauru, v. 23, n. 2, abr./jun. 2017.

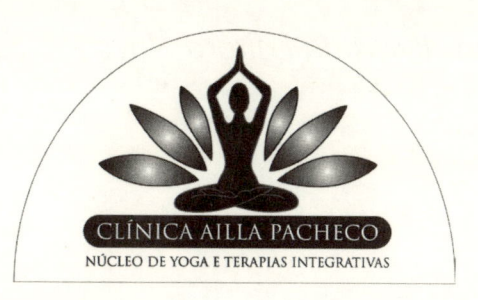

CLÍNICA AILLA PACHECO
Núcleo de Yoga e Terapias Integrativas

A *Clínica Ailla Pacheco: Núcleo de Yoga e Terapias Integrativas* foi desenvolvida para exercitar autoconhecimento, autocura, equilíbrio emocional, saúde integral e amor incondicional. A Clínica oferece práticas integrativas e tradicionais de saúde que tratam o indivíduo como um todo, em uma abordagem holística, promovendo o equilíbrio entre corpo, mente, energia, emoção e espírito. A sede da Clínica está localizada na cidade de Belo Horizonte, estado de Minas Gerais, no Brasil, porém, seu trabalho se expande por todo o mundo, tanto através das redes virtuais, quanto através de eventos e cursos ministrados por Ailla Pacheco em diversas partes do globo.

O Núcleo contempla tanto os atendimentos terapêuticos da "Clínica Ailla Pacheco" como os cursos de formação do "Instituto Ailla Pacheco". Dentre as atividades oferecidas, destaca-se a Psiconeuroterapia e a Neuromeditação, desenvolvidas por Ailla Pacheco e também o Yoga e o Reiki. Entretanto, o Núcleo oferece ainda, mais de 50 diferentes terapias, disponibilizando valiosas ferramentas para o cuidado integral do Ser. Há quase 10 anos a Clínica Ailla Pacheco vem se consolidando como um ponto de luz na terra, contribuindo para o despertar consciencial e a transformação de vidas de milhares de seres humanos.

Para mais informações, entre em contato:
Email: contato@aillapacheco.com.br
Telefone: +55 (31)3166-5797
Whatsapp: +55 (31)98372-9042

Conheça outros livros da Editora Nova Senda

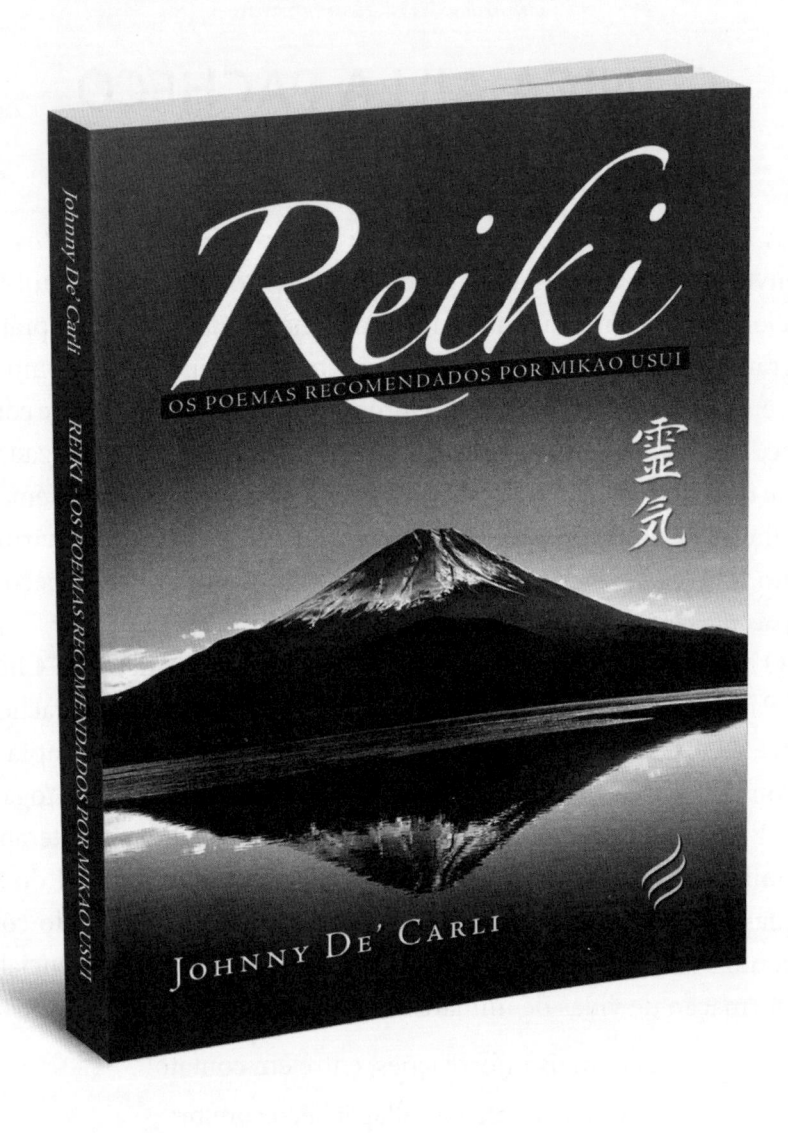

Reiki
OS POEMAS RECOMENDADOS POR MIKAO USUI

霊気

Johnny De' Carli

Conheça outros livros da Editora Nova Senda

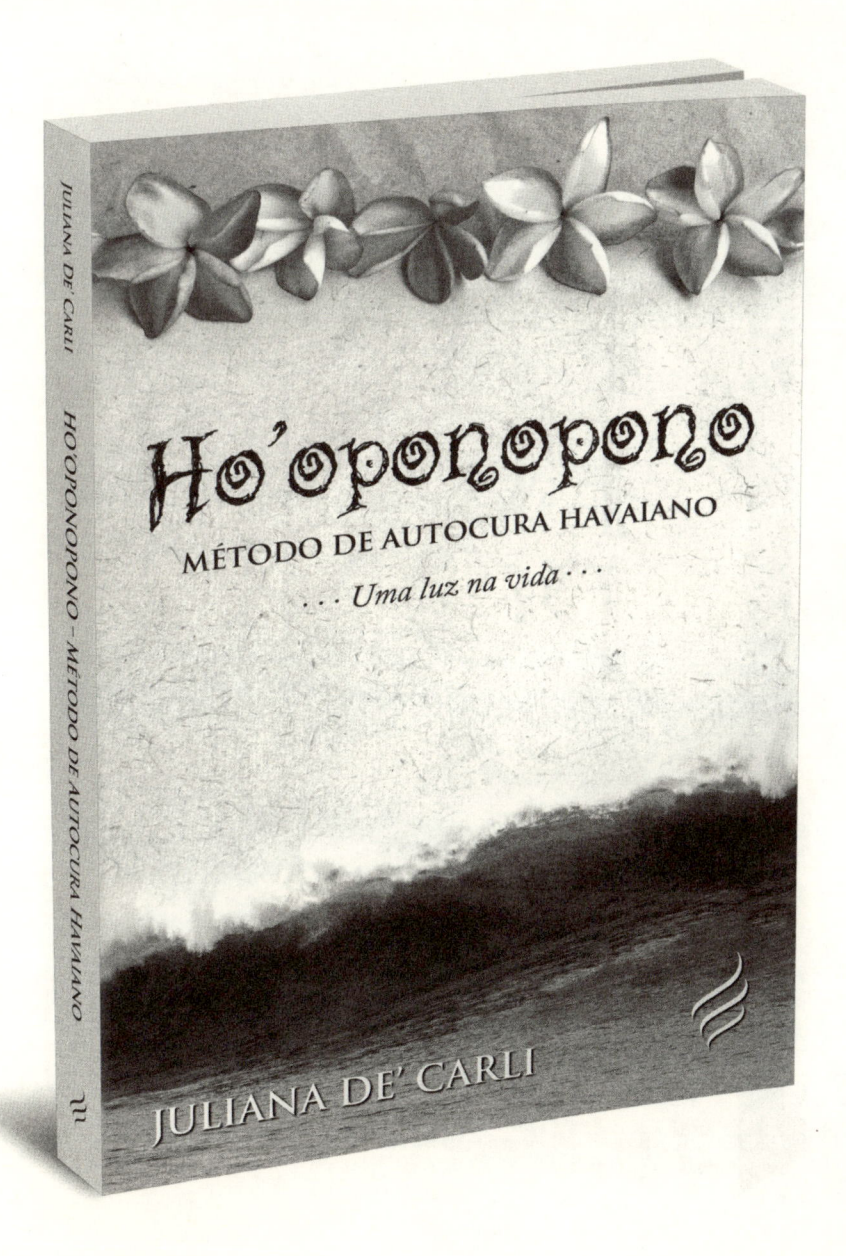

Ho'oponopono
MÉTODO DE AUTOCURA HAVAIANO
...Uma luz na vida...

JULIANA DE' CARLI

Conheça outros livros da Editora Nova Senda

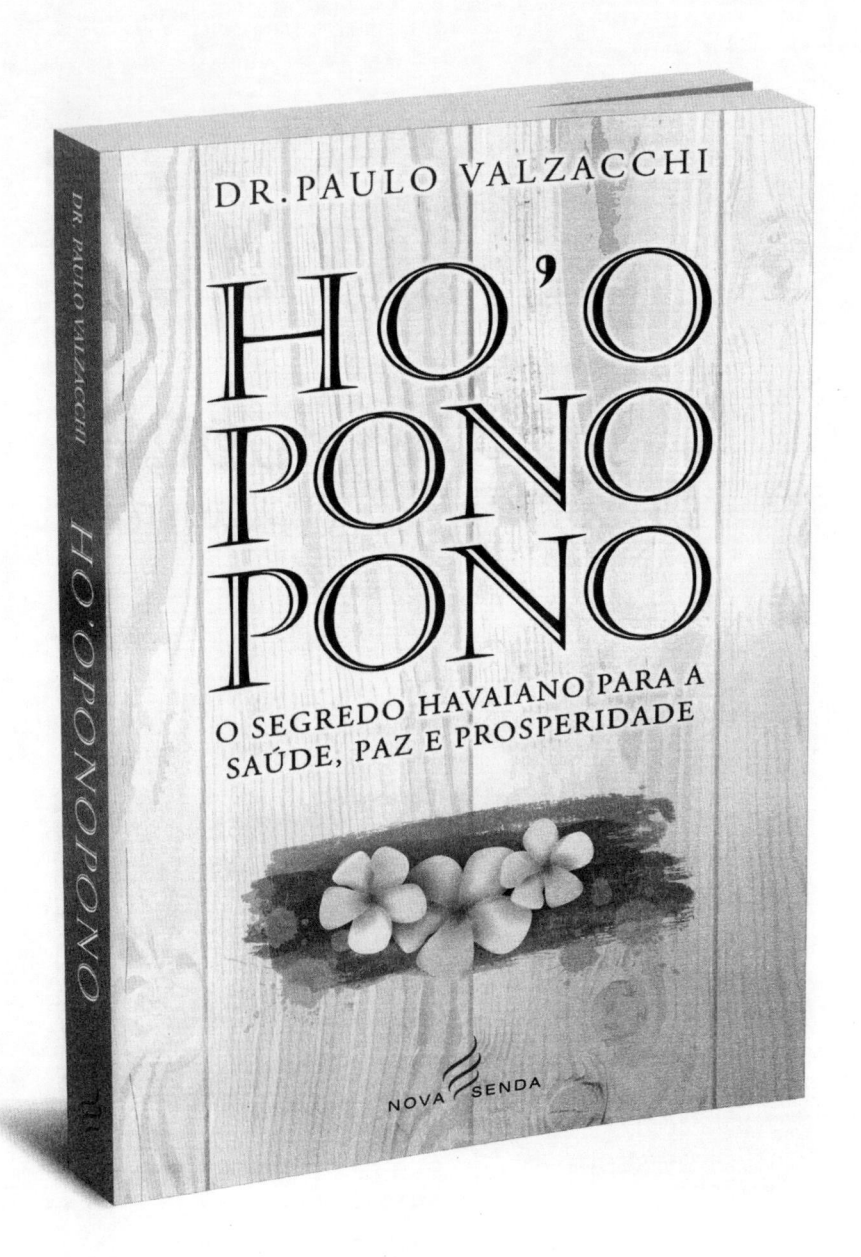

DR. PAULO VALZACCHI

HO'OPONOPONO

O SEGREDO HAVAIANO PARA A SAÚDE, PAZ E PROSPERIDADE

NOVA SENDA

Conheça outros livros da Editora Nova Senda

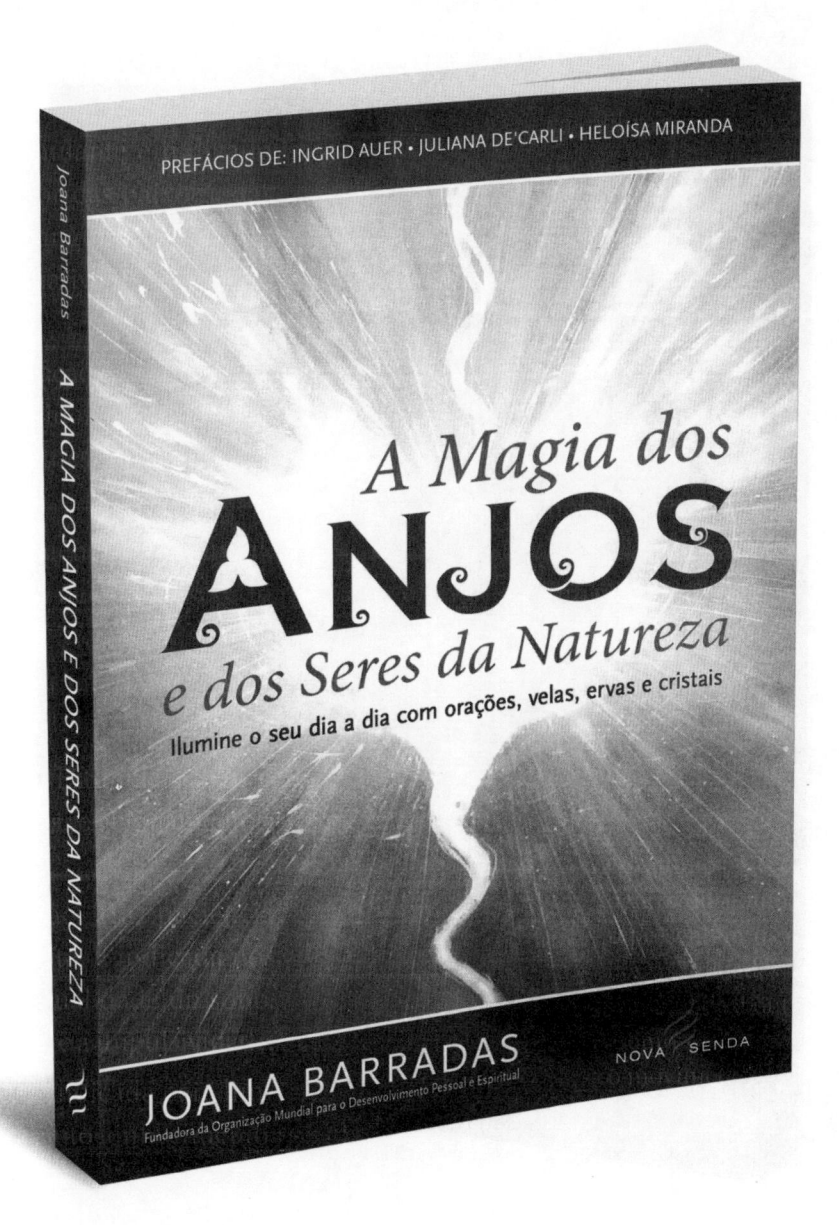

A Magia dos ANJOS e dos Seres da Natureza

Ilumine o seu dia a dia com orações, velas, ervas e cristais

PREFÁCIOS DE: INGRID AUER • JULIANA DE'CARLI • HELOÍSA MIRANDA

JOANA BARRADAS
Fundadora da Organização Mundial para o Desenvolvimento Pessoal e Espiritual

NOVA SENDA

Conheça outros livros da Editora Nova Senda

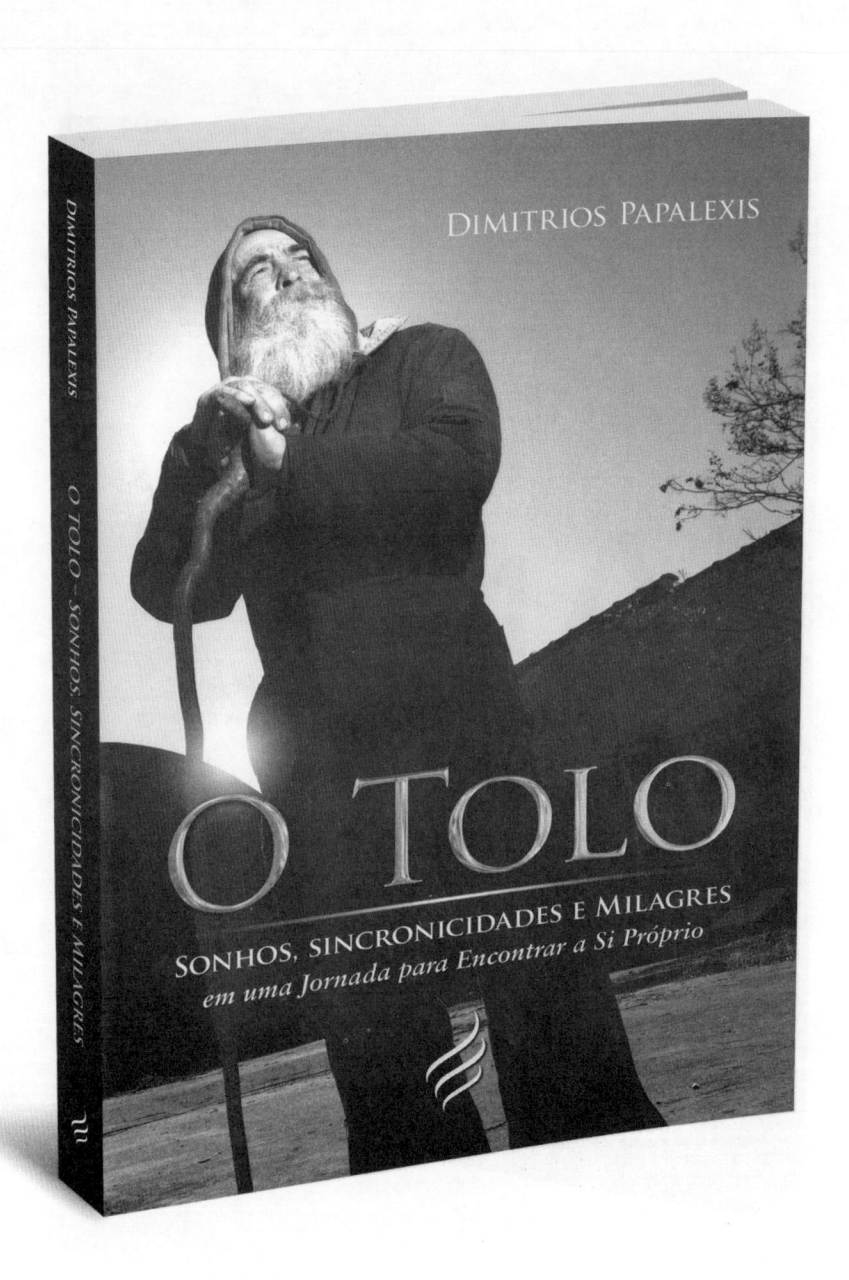

Conheça outros livros da Editora Nova Senda

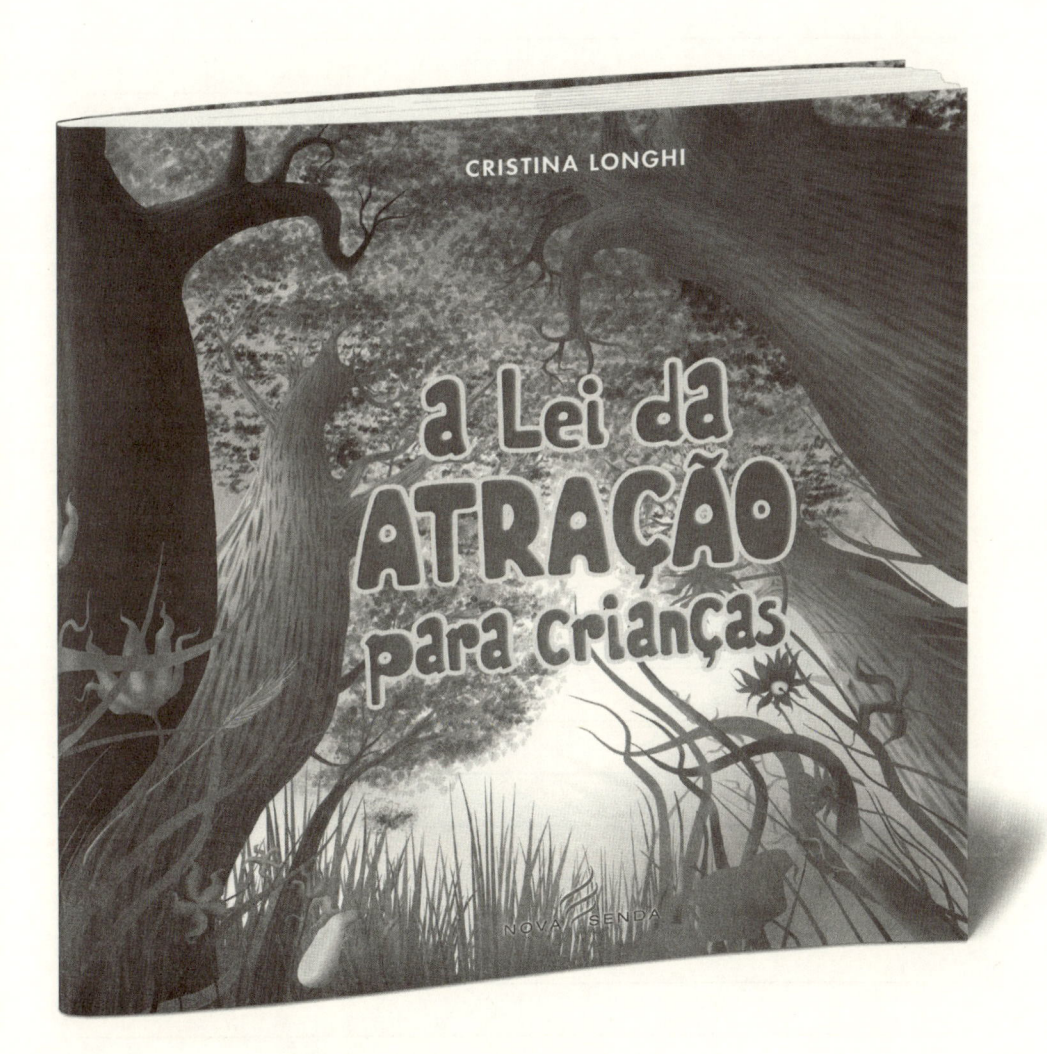

CRISTINA LONGHI

a Lei da ATRAÇÃO para crianças

NOVA SENDA

Anotações

Anotações

Anotações

1º Símbolo do Reiki: Choku Rei

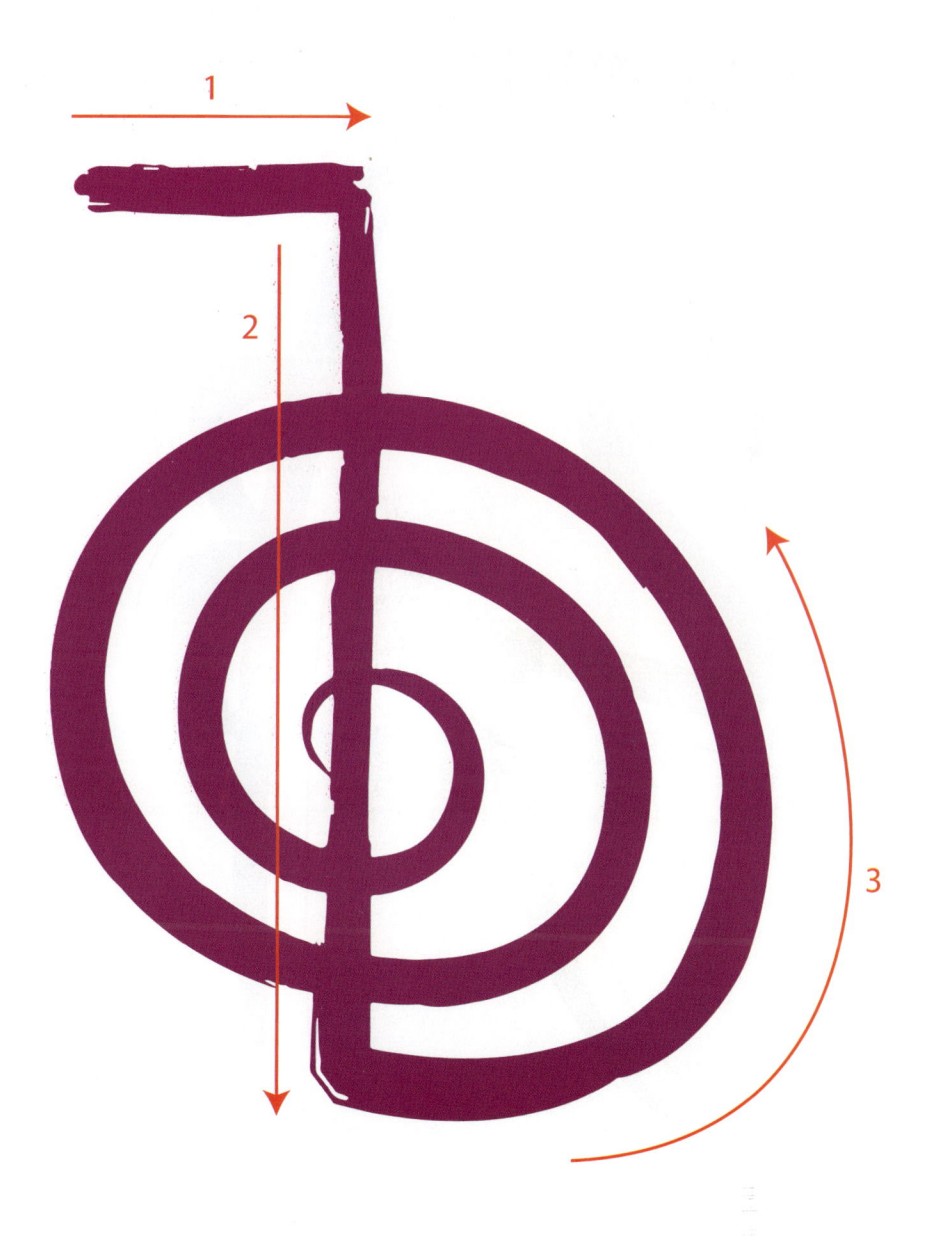

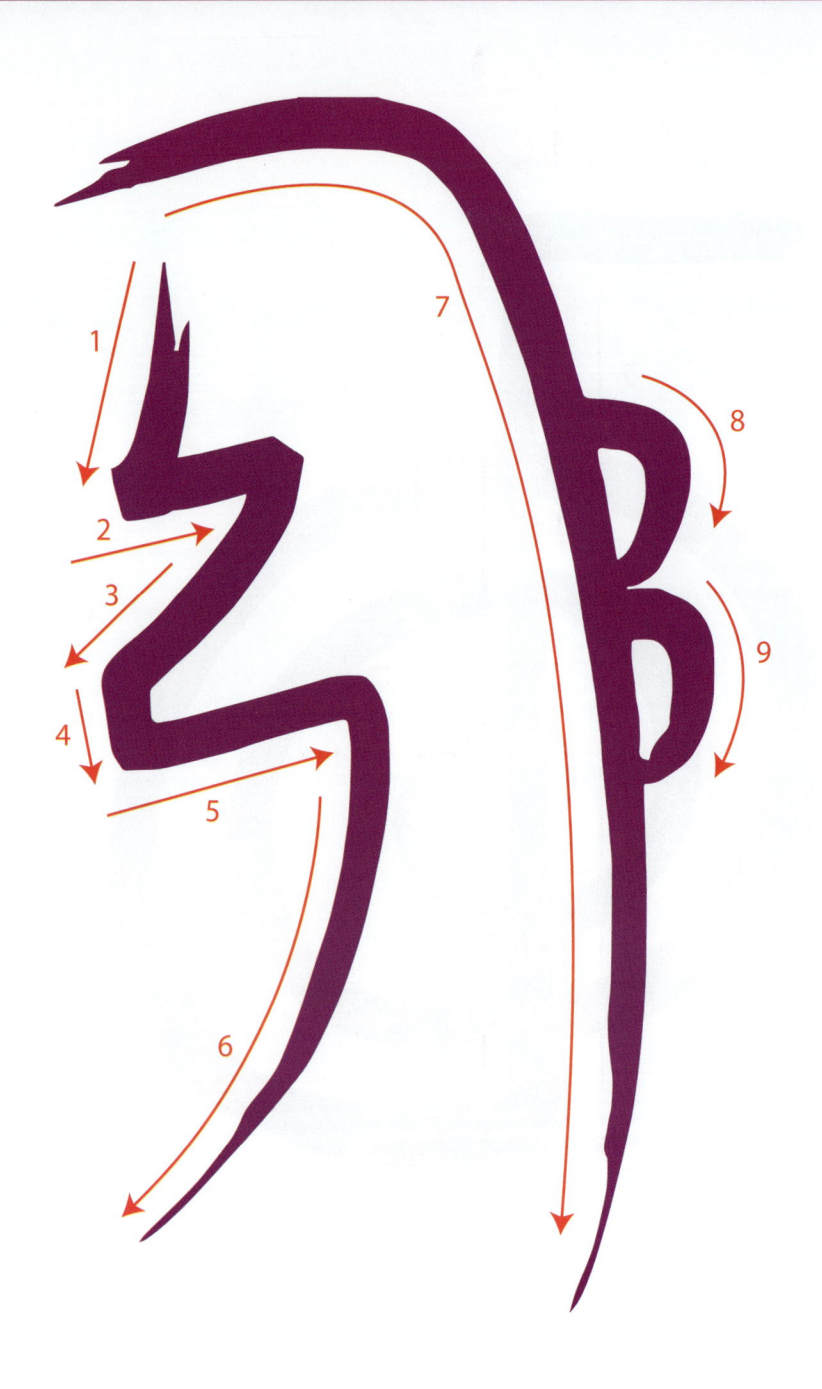

2º Símbolo do Reiki: Sei He Ki

3º Símbolo do Reiki: Hon Sha Ze Sho Nen

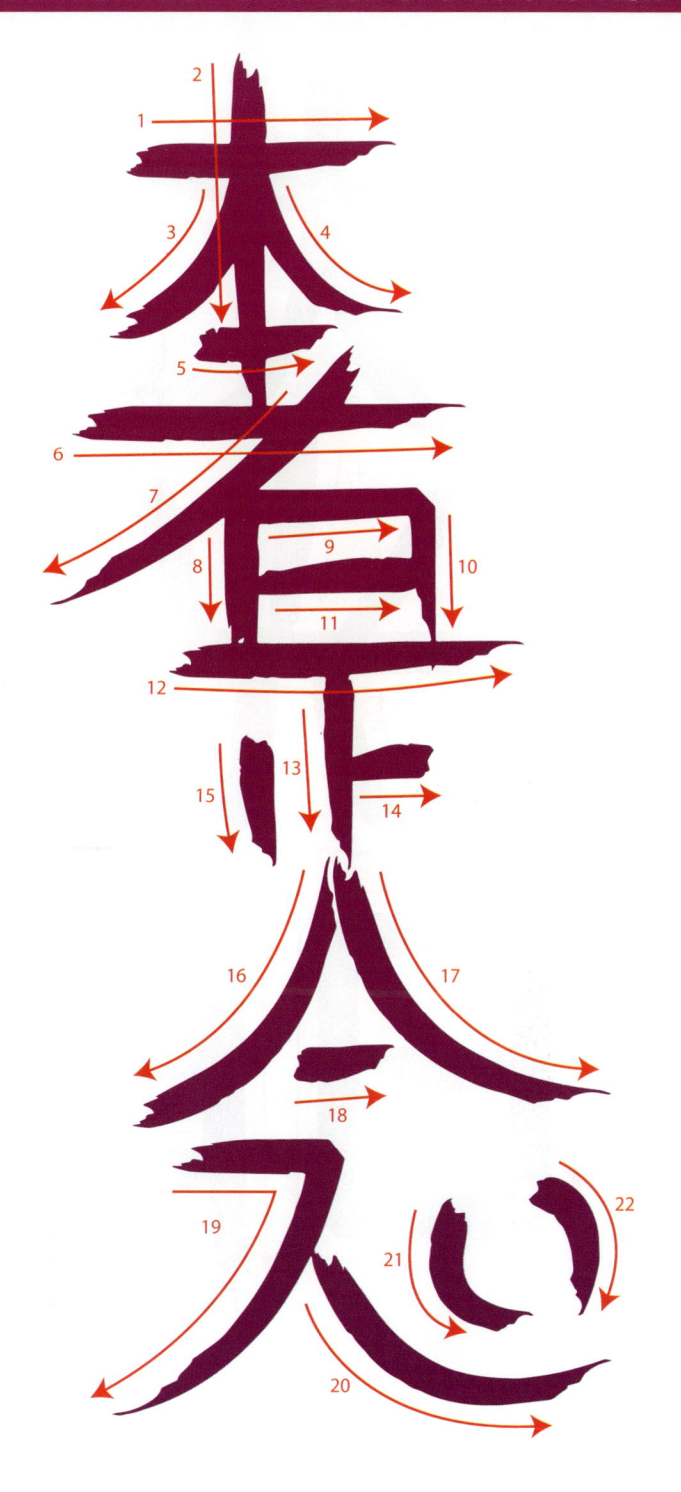

Quarto Símbolo – Dai Koo Myo

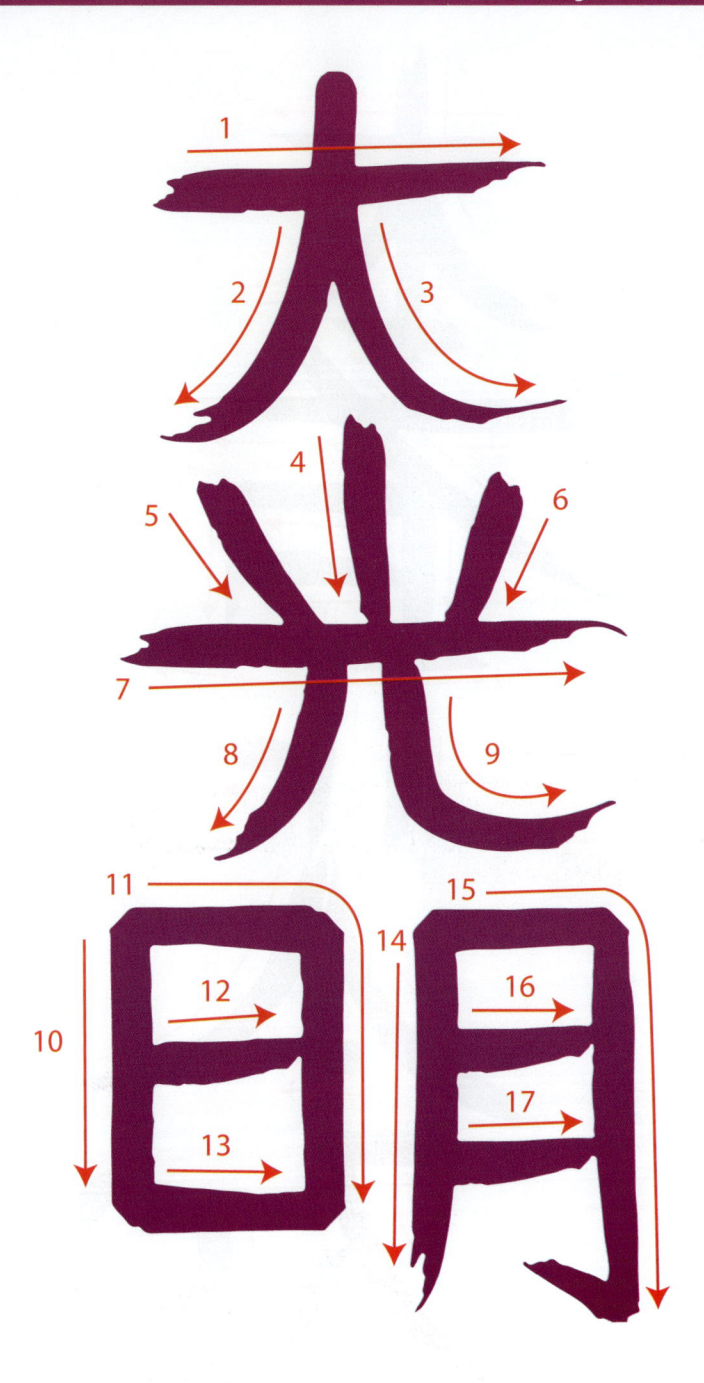

Hexagrama com Cristais

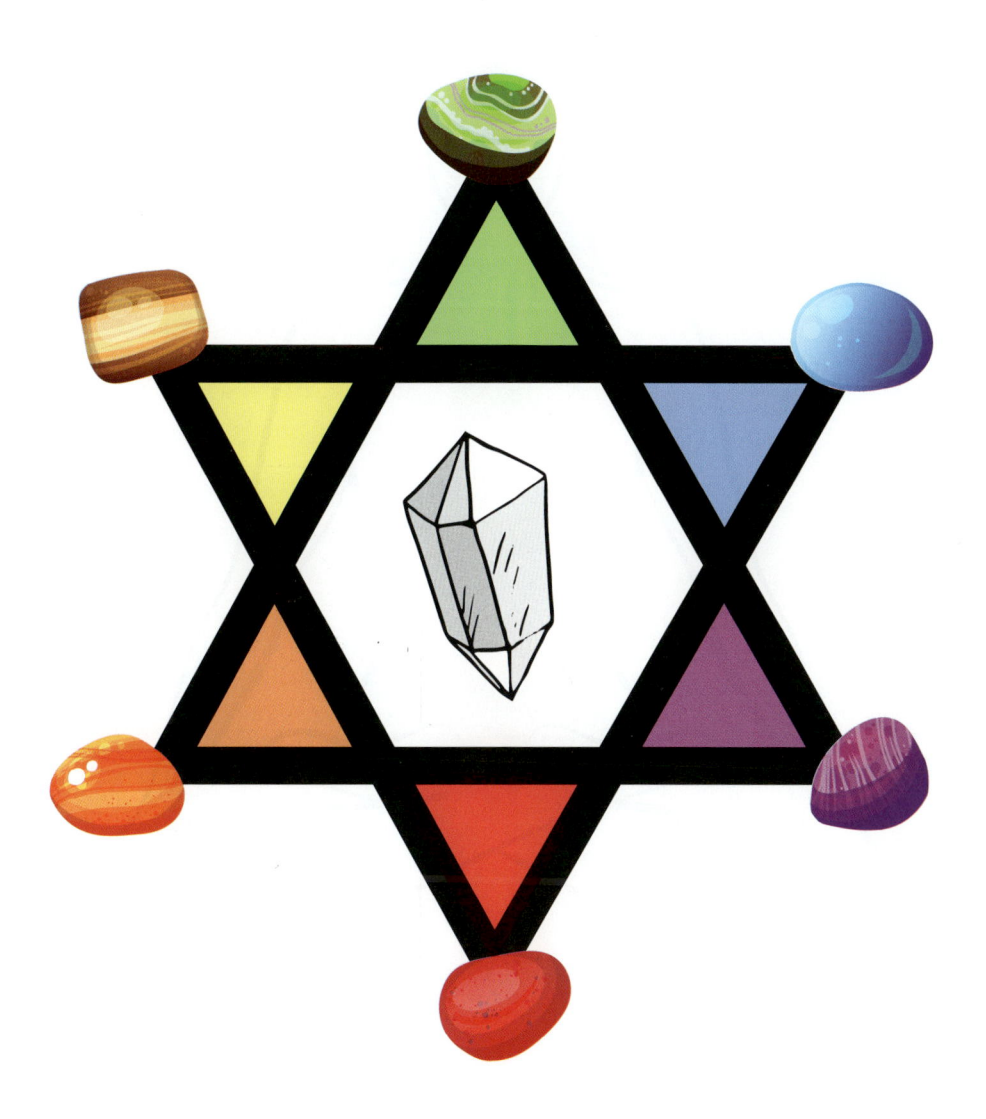

Os sete chakras principais do corpo humano

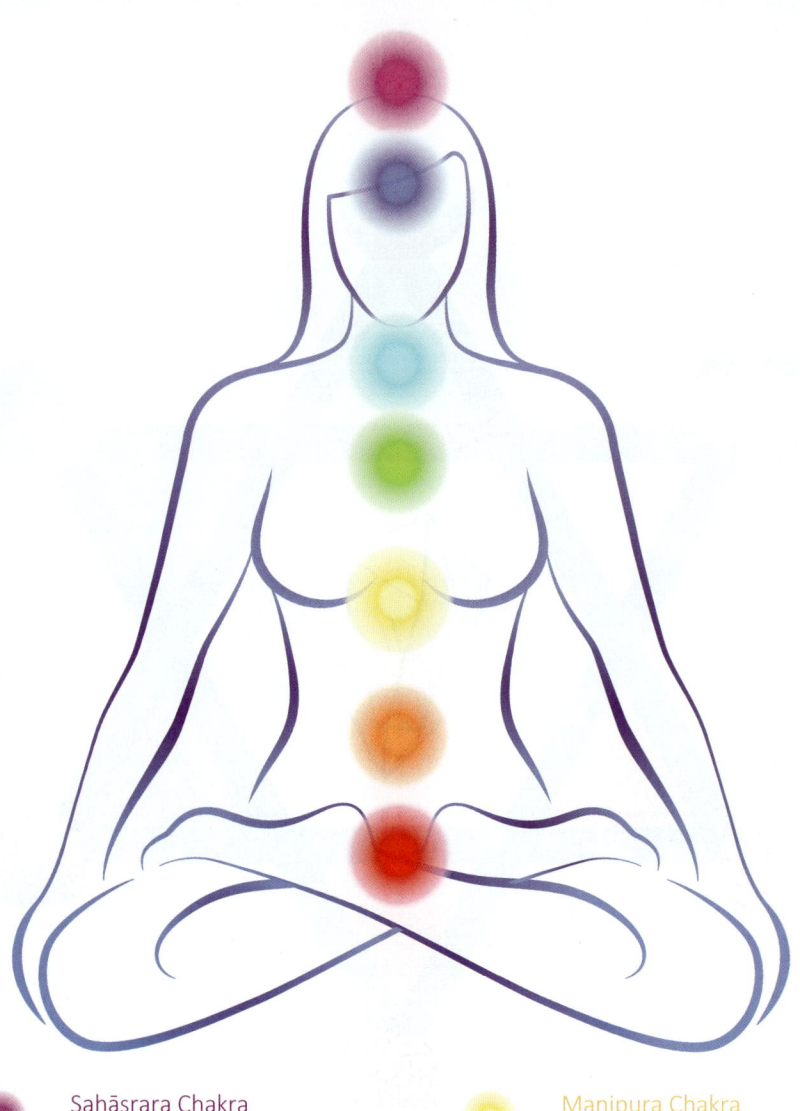

- Sahāsrara Chakra
  Chakra Coronário

- Ājña Chakra
  Chakra Frontal / do Terceiro Olho

- Vishuddha Chakra
  Chakra Laríndeo

- Anāhata Chakra
  Chakra Cardíaco

- Manipura Chakra
  Chakra do Plexo Solar

- Swādhisthāna Chakra
  Chakra Sexual / Umbilical

- Mūlādhāra Chakra
  Chakra Básico

Aillinha reverenciando com "Namastê"

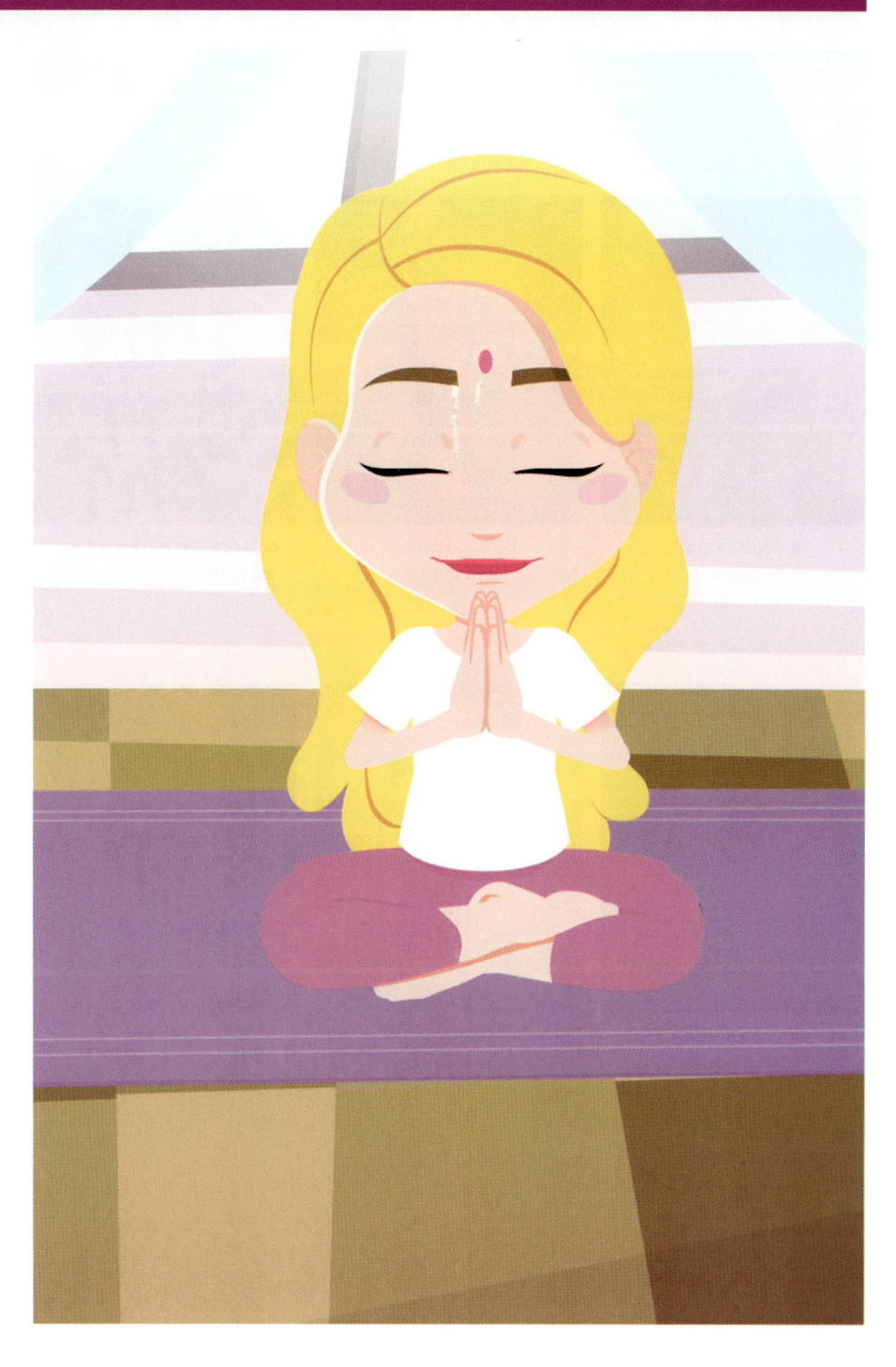

Reações de moléculas de água expostas à expressão verbal de diferentes sentimentos

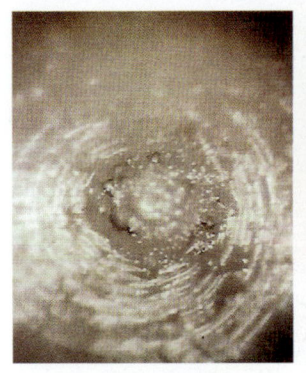

a. "seu idiota!", em japonês;

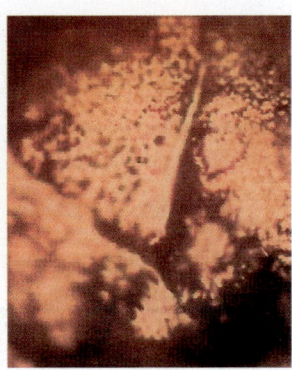

b. "seu idiota!", em inglês;

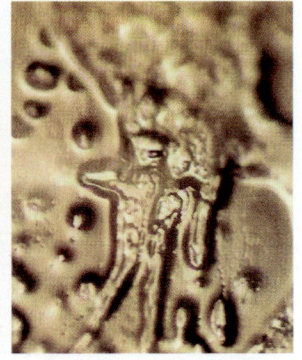

c. "você me enche o saco. eu te mato", em japonês;

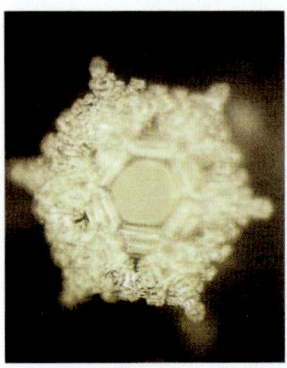

d. "Amor/Consideração", em japonês;

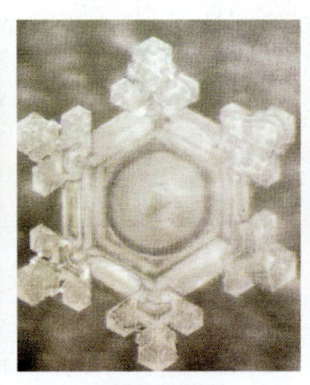

e. "Obrigado!", em japonês;

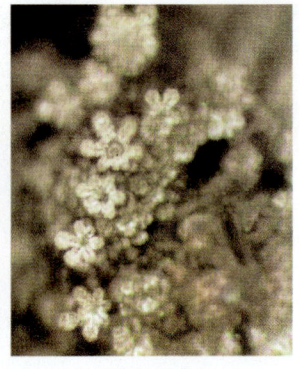

f. "Anjo", em japonês.